胃与肠

——消化道结核诊断与治疗及最新进展

（日）《胃与肠》编委会　编著
《胃与肠》翻译委员会　译

辽宁科学技术出版社
·沈阳·

图书在版编目（CIP）数据

胃与肠．消化道结核诊断与治疗及最新进展 /（日）《胃与肠》编委会编著；《胃与肠》翻译委员会译．—沈阳：辽宁科学技术出版社，2017.9
ISBN 978-7-5591-0319-2

Ⅰ．①胃…　Ⅱ．①胃…　②胃…　Ⅲ．①胃肠病—诊疗　②消化系统疾病—结核病—诊疗　Ⅳ．①R57

中国版本图书馆 CIP 数据核字（2017）第 148148 号

出版发行：辽宁科学技术出版社
（地址：沈阳市和平区十一纬路25号　邮编：110003）
印 刷 者：辽宁一诺广告印务有限公司
经 销 者：各地新华书店
幅面尺寸：182 mm × 257 mm
印　　张：8.5
字　　数：200 千字
出版时间：2017 年 9 月第 1 版
印刷时间：2017 年 9 月第 1 次印刷
责任编辑：唐丽萍
封面设计：袁　舒
版式设计：袁　舒
责任校对：栗　勇

书　　号：ISBN 978-7-5591-0319-2
定　　价：80.00元

编辑电话：024-23284363　13386835051
E-mail：1601145900@qq.com
邮购热线：024-23284502
http：//www.lnkj.com.cn

目　录

序	肠结核诊断的现状和问题点	八尾 恒良	5
主题	日本消化道结核的现状 ——关于近年日本国内报道病例的分析	小林 广幸	13
	小肠结核的诊断 ——内镜检查特征及鉴别诊断	平井 郁仁 等	24
	肠结核的影像诊断 ——以大肠病变为中心	前畠 裕司 等	35
	消化道结核的病理诊断	田边 宽 等	46
	消化道抗酸杆菌感染症的细菌学诊断方法	大楠 清文	54
	消化道结核的治疗和并发症	大川 清孝 等	64
会议纪要	结核菌素试验和INF-γ 释放试验在肠结核诊断中的意义	清水 诚治	75
主题病例	伴全身性淋巴结肿大的胃结核1例	八板 弘树 等	78
	1例肠镜下呈黏膜下肿物样改变的粟粒型结核	三上 荣 等	86
	抗结核药诊断性治疗有效的小肠多发溃疡1例	斋藤 雅之 等	93
	肠管病变高度急性期全周溃疡形成的回盲部结核1例	吉村 大辅 等	99
	1例内镜下十二指肠和回盲瓣呈特征性改变的 消化道非结核分枝杆菌病	永田 尚义 等	109
早期胃癌研究会病例	髓外胃浆细胞瘤1例	滨本 英刚 等	114
	横结肠外生长的巨大肿瘤，MALT 淋巴瘤 1 例	长末 智宽 等	125
	编辑后记	八尾 隆史	135

序 消化道结核的诊断与治疗及最新进展

肠结核诊断的现状和问题点

八尾 恒良[1]
汪旭 译

摘要● 1. 本文分析和讨论了最近 13 年报告的肠结核病例 102 例。①使用免疫抑制剂过程中发病的肠结核有 13 例（12.7%：其中急诊手术 4 例，术后死亡 1 例）。②原发肠结核占 37%，和以前报告相比比例降低。③便中结核杆菌的检查：在咳痰培养阴性时更有意义。④超过半数的报告病例是手术病例，其中穿孔、肠梗阻占 65%。2. 解析了 78 例影像诊断。①全结肠镜检查：肠管的变形、短缩、萎缩瘢痕带的诊断能力不如 X 线检查。在内镜诊断中有必要观察、描述、提示肠管的伸展和远景。②小肠检查：90% 的手术原因是小肠病变。在治疗前或治疗后有必要进行小肠 X 线检查。③对萎缩瘢痕带的诊断中放大内镜的应用值得期待。应当对其形成的机制进行了解和再研究。3. 活检诊断：有所提高。推测是近距离观察提高了诊断能力。

关键词 肠结核 内镜诊断 免疫抑制剂 萎缩性瘢痕带

[1] 佐田病院 〒810-0004 福冈市中央区渡辺通 2 丁目 4-28

前言

为了完成交付的课题，笔者尝试统计除了学会报告以外的肠结核的病例报告。另外，笔者拜读了本书中小林先生论文的草稿[1]，他全面统计探讨了 583 例报告病例（包括学会报告病例）。因为有不同的病例，笔者想避开重复引用，参照小林先生的论文，从笔者的统计方面追加对肠结核临床的有用点，并进一步从影像学方面分析报告病例。

从最近 13 年的病例报告看临床诊疗的问题点

1. 分析的对象

从《医学中央杂志》（日本）2003 年 1 月至 2016 年 5 月抽取了除学会报告的 131 例肠结核病例。其中除外没有记载肠管病变的①腹膜结核、肺结核、胸腺结核等 9 例；②胃十二指肠结核 9 例；③肛门结核 1 例，共 19 例；④合并大肠癌、阑尾癌 9 例也除外，另外没有图表提示的、记录不详细的单页论文也省略，共剩余 102 例作为研究材料。

在这 102 例中，89 例满足后述的①、②两个条件中的一个，是肠结核确诊的病例[2]。①肠管病变的活检标本、切除标本以及所属淋巴结证明有结核杆菌或干酪样类上皮细胞肉芽肿（以下称干肉）的有 78 例；② X 线、内镜检查提示有肠结核的形态，给予抗结核药后内镜检查确认病变治愈或改善的有 13 例（①、②有重复病例）。剩下 13 例有③用抗结核药后临床上明显改善，④提示特征的 X 线所见、内镜所见（回盲部变形，轮状、带状溃疡），⑤提示大型、愈合性的非干酪样类上皮细胞肉芽肿（以下称非干肉）等，作为考虑结核的可能性大的研究材料。

另外，病例报告署名作者的所属科室中，外科 44%，消化内科 27%，内科 22%，其他科室（呼吸科、急诊、其他）7%。

2. 从102例病例中看肠结核的问题点

1）比较特殊病例

和以前的报告病例[3]相比，这次选用的病例内容更加丰富，如从体检后要求精查的单纯便潜血阳性7例到表现为全身性炎症反应综合征（systemic inflammatory response syndrome，SIRS），进行激素小剂量冲击治疗的小肠结核病例[4]以及需要急诊手术的病例，多种多样。在研究病例中，因为类风湿性关节炎（7例）、肾移植术后及肾病（5例）、多发性肌炎（1例）、SIRS等在使用泼尼松（prednisolone，PSL）、甲氨蝶呤、他克莫司、环孢素等免疫抑制剂过程中诊断肠结核的有13例（12.7%）（其中急诊手术4例，术后死亡1例）。其中9例是2012年以后的病例。

印象比较深的有误诊为克罗恩病（Crohn' s disease，CD），在肠结核诊断前给予PSL等导致急诊手术[5]，还有按溃疡性大肠炎长期给予激素药，发生穿孔、急诊手术的病例[6]。

2）关于手术病例

和小林的统计[1]相同，在治疗过程中有55例（53.9%）实施了外科手术。手术原因有穿孔19例（手术病例的34.5%），肠梗阻或反复有肠梗阻症状27例（49.0%），其他9例（怀疑恶性肿瘤、大出血、肠管皮肤瘘等）。在以穿孔、肠梗阻为原因的46例中，抗结核药开始服用之前的占58.3%，服用开始后的占41.7%。

除了没有记载的3例，手术52例、59个病变的切除标本上的病变部位（有重复的）在结肠有6个病变（10.2%），回盲部（含末端回肠）有16个病变（27.1%），小肠有37个病变（62.7%）（空肠8.5%，回肠54.2%），手术原因90%与小肠相关。

小肠结核多为轮状、带状溃疡，在自然治愈和抗结核治疗的治愈过程中导致狭窄。而且，即使结核治愈了也有溃疡残留的情况[7, 8]。如果残留的溃疡反复发作愈合会加重狭窄。统计的数字也是这种病态的体现。

在临床上有必要考虑在开始治疗的前后，通过小肠X线造影检查、内镜检查来检查有无小肠病变，通过腹部单纯X线检查、CT检查观察治疗过程，避免错过手术时机。

3）肠结核的肺结核合并程度

将胸部X线所见、CT所见有“淡的阴影”“粒状影”“结节阴影”“炎症性变化”等没有记载“结核”的病例，以及“没有异常”，但胃液、咳痰培养结核杆菌阳性的病例（7例）并入肺结核合并群。“只有肠结核”的病例占37%，与上次的统计（54.2%）[3]相比减少了，与小林的统计[1]（前期33.7%，后期32.8%）基本一致。

4）便中结核杆菌的诊断意义

在施行咳痰培养和便或便汁的结核杆菌培养的11例中，咳痰的结核杆菌阴性而便中结核杆菌阳性的只有1例。

海老名等[9]（1951年）调查了139例的咳痰与便中的结核杆菌。尽管该论文中的表格混入了涂抹和培养检查非常不好理解，仔细阅读后，便中结核杆菌阳性者（95例）的92.6%咳痰中结核杆菌也阳性，阴性者（44例）的70.5%咳痰培养也阴性，根据这个结果，结论是粪便中结核杆菌培养阳性只有在咳痰培养阴性时才有肠结核的诊断意义。

即使是有新的检查方法，这个结论恐怕也不能改变。内镜检查时的肠液结核杆菌培养在判定有无肺结核困难时特别有用，应该比胃液培养简便[1]。

5）γ－干扰素释放试验（interferon–gamma release assay，IGRA，QFT®TB，T–SPOT®TB）[10, 11]

IGRA不需要患者再来医院，可以取代卡介苗（BCG），在2007年以后报道的71例病例中，有27例测定了IGRA，阳性23例，假阳性2例，阴性2例[12]。山本等[13]引用4篇国外论文[14–17]，QFT在肠结核或肺结核中的15%~33%是阴性，在CD中有6.6%是假阳性。在日本的使用指南[10, 11]中：①有时在自然经过中减弱、转阴；②活动性结核的辅助诊断（假阴性不能否定。阳性：也有结核以外的原因）；③在免疫功能低下的状态下可能要比记载的敏感度（80%~90%）低，在临床诊断中要加以注意。一般认为使用免疫抑制剂的患者即使是在治疗过程中也应该行T–SPOT检查。

表1 66 例 TCS 的内镜所见和诊断

所见	内镜诊断				总计
	确诊	疑诊	误诊	没有记载	
大肠病变					
1）回盲部变形	4（2）	5	1	1	11
2）轮状、带状溃疡	14（9）	12	3	4	33
3）其他的溃疡、糜烂	1	2	4	15	22
总计	19（11）	19	8	20	66*

数字：在诊断的记载中有胸部 X 线、活检所见的病例数。（ ）：作为内镜诊断记载的病例数。*：其中 7例与小肠病变共存。与**表 2** 重复。

肠结核影像诊断的现状

为了了解肠结核的诊断现状和问题点，从前述研究对象的 102 例中除掉没有 X 线造影像、内镜图像的 24 例。这 24 例中，有 22 例是因为穿孔、肠梗阻等急腹症进行手术，1 例是诊断性开腹，还有 1 例是剖检病例。

剩下 78 例（包括只有记录没有图像提示的 3 例）中分为：①进行结肠镜（total colonoscopy，TCS）检查组 66 例；②进行小肠 X 线造影检查，小肠镜检查组 19 例。TCS、小肠检查两者都进行的，重复收入①、②组，以下进行分析。

1. 66 例进行结肠镜检查的影像所见和诊断（表 1）

根据笔者的记载将所见分为：1）回盲部变形；2）轮状、带状溃疡；3）其他的溃疡、糜烂，3 组。记录的内镜诊断分为以下 4 组：①确诊："根据内镜所见诊断"，把"根据内镜所见和 QFT 诊断"的记录也纳入确诊病例；②疑诊：怀疑为肠结核，把鉴别诊断的其他病名和肠结核同时列举的病例也纳入疑诊病例；③误诊：误诊为其他疾病；④没有记录。然后查看提示的各病例的图像，逐项进行讨论。

1）回盲部变形（11 例）

有 11 例记录了 Bauhin 瓣开大、破坏，盲肠短缩等表现。所有的病例都提供了伸展的全景像。其中，①有 4 例确诊病例，但只有 2 例是单独通过内镜所见确诊的。②疑诊 5 例，其中 1 例活检标本诊断怀疑 CD 或结节病，但影像所见怀疑"肠结核"，给予抗结核药治疗[18]。③误诊 1 例[19]，尽管有典型的 X 线所见和内镜所见的记载和提示，按 CD 治疗，狭窄加重而手术切除。④没有影像诊断的记载，为了诊断行腹腔镜下淋巴结活检 1 例。

在 TCS 和灌肠 X 线造影都进行的 25 例中，内镜检查没有记录"回盲部变形"的 4 例在 X 线造影检查中都描述有典型的回盲部变形。在通过内镜检查诊断变形困难的同时，这 4 例中有 3 例的内镜图像只有接近像而没有提示回盲部远景的全体像。

2）轮状、带状溃疡（33 例）

全周性溃疡、全周性狭窄也包含在本项。合并回盲部变形的病例在前项 1）里。33 例中有 3 例 TCS 所见只记录了狭窄，但在切除标本、术中所见中记录了环形溃疡，所以也收录到这组。

①确诊 14 例，有通过间接所见或活检、培养所见一起诊断为"结核"的病例，通过内镜所见"诊断结核"的只有 9 例。②疑诊病例有 12 例。③误诊病例有 3 例，大肠癌 1 例（X 线造影检查有两侧变形、回盲部变形），恶性淋巴瘤或 IBD（inflammatory bowel disease）2 例。存在因为出血，观察条件不良以及不能伸展只能近距离观察的情况。

3）其他溃疡、糜烂等（22 例）

内镜所见的记载有：a. 黏膜下肿瘤（submucosal tumor，SMT）样隆起；b. 溃疡（深凿样、圆形、不规则、地图样等）、发红、糜烂等。

a. SMT 样隆起（3 例）[20–22]

没有 SMT 以外的影像诊断记载，都是由黏膜下层的结核结节形成的隆起。2 例单发（3mm，

10mm)，表面有溃疡、糜烂形成（黑丸分类Ⅱ型）[23]，剩余 1 例除了有回肠末端溃疡，在右侧结肠可见区域性弥漫性的无数 3mm 大的隆起。根据 Shibagaki 等 [22] 报告，表现为 SMT 隆起的大肠结核到 2015 年为止共有 5 例。

b. SMT 以外的糜烂、发红、溃疡性病变（19 例）

确诊、疑诊结核的只有 3 例（14%），通过病历和内镜所见确诊的 1 例 [24] 描述为“伴有渗出的圆形溃疡”。15 例（68%）有内镜所见的记载但没有影像诊断的记载。误诊有 4 例。

这个结果提示了如果没有回盲部变形、轮状、带状溃疡的病变表现，大肠结核的内镜诊断比较困难的现状。

在误诊的 4 例中，1 例没有认出全周性带状溃疡及回盲部变形，2 例误诊的原因考虑是因为内镜近距离观察没有把握病变的全体像。其他没有诊断记载的 15 例中，至少有 6 例提示的图像中，通过管腔变形和周边黏膜的状态，观察到含有萎缩瘢痕带的带状溃疡、环形溃疡中的溃疡、糜烂。

4）内镜检查的问题点

规范切除标本肉眼所见的 X 线造影检查在大肠结核诊断方面承担了很大作用，因此，①回盲部变形；②双侧性变形；③病变部肠管在长轴方向短缩；④萎缩瘢痕带等作为大肠结核的表现被广泛认同 [25-29]。白壁 [29] 等认为，因为大肠的肠腔宽大，和小肠相比，变形的诊断学意义更大。内镜检查虽然在局部精密检查方面有优势并且可以获取活检标本，是必不可缺的检查方法，但也存在以下问题：①溃疡型的判断：在 X 线造影所见、切除标本所见下，溃疡型是通过含有萎缩瘢痕带的区域判断的。内镜所见的溃疡型多是以白苔、发红、黏膜集中为指标判断的病例 [30-32]，很少有关于有无围绕糜烂、溃疡的萎缩瘢痕带的讨论。这个问题在后面萎缩瘢痕带部分会详细说明。②变形的诊断：在内镜下观察不是很容易，需要伸展管腔，远距离观察回盲部的变形和带状狭窄。尽管 Sato 等 [33] 阐述了伸展观察的必要性，但在提示不能通过伸展管腔远距离观察回盲部变形、横轴排列的溃疡的结核内镜诊断的论文中，也有通过近距离观察判断溃疡形态的病例。

本文病例中有 4 例 [12, 34-36] 记录了（部分）纵行化倾向、纵行（列）溃疡，在当时被怀疑是 CD。当时的内镜图像都是近接像，所以病变排列的判定较为困难，或者被视为带状溃疡的部分表现。在其他论文 [31, 32] 中，也有人认为肠结核纵行型、纵行排列的病例考虑是近接像或伸展不良的观察所见，或者是萎缩瘢痕带、带状溃疡中局部所见的表现。个人认为若用 TCS 客观地展现管腔变形或溃疡全体的形态、排列，必须在伸展观察下拍摄管腔 3/4 周以上的图像。

2. 19 例小肠病变的诊断（表 2）

有 19 例实施了小肠检查 [X 线造影检查 17 例，内镜检查 10 例，其中双气囊小肠镜（double balloon，DB）、单气囊小肠镜 2 例，EGD（esophagogastroduodenoscopy）] 1 例。其中有 12 例 TCS 检查没有异常，是通过小肠检查才发现有病变的。剩下 TCS 检查发现有病变的 7 例中，回盲部发红 3 例，乙状结肠“粘连”1 例，末端回肠发红、溃疡 3 例。

综合 19 例小肠 X 线造影所见和内镜所见，有 15 例是多发病变（78.9%），18 例有全周性、双侧性、轮状、带状、横行溃疡或狭窄的记载，有 1 例是横轴方向愈合的糜烂。仅记录狭窄的 3 例在切除标本或 X 线重新评估下表现为带状溃疡。

也就是说，发现的有小肠病变的病例基本上都有轮状、带状溃疡，80% 为多发。

19 例影像诊断中，确诊、疑诊结核的 13 例（68%），没有诊断病名记载的 6 例（32%）。6 例中有 5 例在检查后立即进行肠切除手术，可能是没有进行详细影像诊断分析的时间。

虽然小肠的轮状、带状溃疡、狭窄、双侧性变形很早就作为肠结核的特征性所见被记录下来 [26, 37-41]，但是在 CD 中也有一部分小肠病变可见上述表现 [38, 42]。在本次统计中，有小肠病变的肠结核伴有轮状、带状溃疡的比较容易诊断。可能是因为通过 DB 进行小肠内镜检查与针对大肠病变的 TCS 相比，做管腔全周性的伸展观察比较容易，对肠管的狭窄、狭小化的诊断也就容易多了 [43-45]。

表2 19 例小肠病变的诊断

所见	内镜诊断					总计
	确诊	疑诊	需鉴诊	误诊	没有记载	
只有小肠病变	3	4	0	0	5	12
合并大肠病变*	5	1	0	0	1	7*
总计	8	5	0	0	6	19*

数字：在诊断的记载中有胸部 X 线、活检所见的病例数。*：与大肠病变共存。与**表 1** 的 7 例重复。

3. 关于萎缩瘢痕带

78 个病例中，内镜所见记录萎缩瘢痕带的有 8 例[21, 36, 46–51]，都是在管腔伸展远景观察到的。伴有小炎性息肉的凸凹不平区域或缺乏血管透见的区域内，有多发糜烂、小溃疡，同时有瘢痕的粗糙黏膜面被认为是萎缩瘢痕带。

在 2 例记录“没有萎缩瘢痕带”的病例中，有 1 例在末端回肠可见清晰的萎缩瘢痕带，另 1 例在切除标本上可见萎缩瘢痕带。

Tandon 和 Prakash（1972 年）[52] 认为皱襞平坦化区域为瘢痕区域，白壁等[29]（1977 年）将其记录为伴有溃疡瘢痕的萎缩带（scarred area with discoloration），提出通过认识萎缩瘢痕可提高肠结核的诊断能力。政等[41] 对比了小肠结核标本与术后 X 线造影图像，捕捉到造影剂附着异常区域为“萎缩带”，提出萎缩带 + 带状溃疡是结核的 X 线造影图像的基本所见，他们用图示描述了在带状瘢痕或广泛的瘢痕带中可见的活动性溃疡。

只要看这些论文中的图片和示意图就可以解释不论是肉眼所见还是 X 线造影所见，（萎缩）瘢痕带就是在一定区域内存在很多瘢痕，正常的 haustra 或 Kerckring 皱襞部分消退、变形、消失（未固定肉眼标本可见黏膜表面平滑）的区域。所以在肉眼所见或 X 线造影所见上萎缩瘢痕带是肠结核的重要诊断依据。目前还没有反对观点。

萎缩瘢痕带作为内镜所见很早就有记录，但目前还没有一个确切的定义。Sato 等[33] 根据萎缩瘢痕带血管透见像消失，确诊了 11 例中的 10 例，但是没有普通内镜所见以外的证据。在报告有轮状排列、纵行溃疡的病例中，在溃疡的周围黏膜区域明显缺乏血管透见像。

萎缩瘢痕带提示肠结核病变有易治愈性，呈线状、带状排列，这个认识在影像诊断上是必不可缺的，但是内镜诊断也存在一些问题：①没有捕捉到管腔伸展开的大肠带状溃疡的萎缩瘢痕带全貌的病例；②没有边界部正常的血管透见像与瘢痕部的血管透见像是否有差异的研究讨论；③在用于诊断萎缩瘢痕带的诊断方法中，有常规内镜的血管透见像、色素喷洒、NBI（narrow band imaging）放大内镜[53]，但不能确定哪种方法是最好的。色素喷洒像并不能展现 X 线造影所见的萎缩瘢痕带的全貌[37, 45]。

通过常规内镜检查评价血管透见像，必须在伸展下距离合适的位置观察，一旦怀疑肠结核，进行内镜检查和诊断时必须考虑与 Peyer 斑的位置关系、皱襞、溃疡周边的萎缩瘢痕带的边界。

在使用 NBI 或色素喷洒放大观察法的炎症性肠病的临床研究中，可以看到有对末端回肠的 CD 小病变的研究，希望有以肠结核萎缩瘢痕带边界诊断为目标的观察。

“萎缩瘢痕带”的形成机制（**图 1**）

前面提到的吉野等[21] 报道了一个病例，从升结肠到降结肠多发 2~3mm 粟粒大隆起（黑丸分类Ⅰ型），在 40 天后数量增多，连在一起呈单轴方向愈合（**图 1a**），治疗后呈萎缩瘢痕带表现（**图 1b**）。这个结果提示萎缩瘢痕带不只是由多数溃疡瘢痕形成的，在黏膜肌层附近的结核结节（黑丸分类Ⅰ型）愈合后，不经过溃疡的作用过程也可能在治愈后形成萎缩瘢痕带。查看过去发表过的文章中的切除标本，肉眼所见的萎缩瘢痕区域中，很多病例在

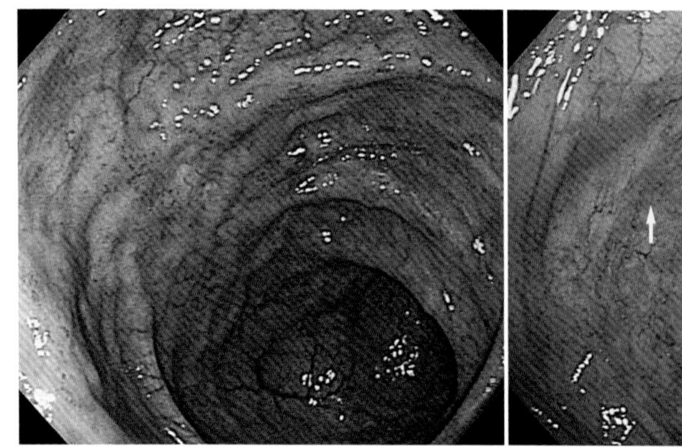

a | b **图1** 观察到萎缩瘢痕带形成过程的肠结核

a 第2次内镜检查。在初次检查（**图2**[21]）40天后。初次的颗粒样隆起向短轴方向愈合，发红，形成平坦隆起。隆起确认为是结核结节形成。

b 治疗开始3个月后的内镜所见。隆起消失，形成不规则血管透见像的区域（萎缩瘢痕带）（箭头：小瘢痕样所见）。**a**、**b**图的左上方的小区域考虑是正常的血管透见像区域。

〔**a**：吉野総平，他．多発性粟粒大隆起を結腸の広範囲に認めた無症候性腸結核の1例．胃と腸 44：1477-1482, 2009より転載，**b**：平川克哉先生（福岡赤十字病院）の御厚意による〕

皱襞走行变化、皱襞幅度变动的同时，还残存一部分正常皱襞。

关于萎缩瘢痕带的组织学的记录不多，Tandon等[52]、Hoon等[54]报告的病理学所见提示萎缩瘢痕带的黏膜肌层或纤维化的状况与发生在黏膜面的疾病的表现不同。

本书中讲述了小肠结核溃疡特征性的X线所见，在溃疡的边缘有细羽毛样立起，伴有细小的褶皱状微细黏膜像[40]。内镜所见也有不少[31, 32]把溃疡边缘发红、渗出作为肠结核溃疡的特征表现。这些所见可能表示肠结核的易治愈性，笔者希望以后能进一步积累病例并分析。

关于活检诊断

1. 结核杆菌的检出

活检标本中检出结核杆菌的[染色、培养、PCR（polymerase chain reaction）]有51例。除掉没有记载有无肺结核的病例，在合并活动性、陈旧性肺结核的28例中，15例阳性，阳性率为54%。而统计没有其他部位结核只有肠结核的结核杆菌活检阳性率为50%（8/16），与小林统计的结果一致（44.7%[1]），比上次统计的22.6%[3]大幅上升，与合并活动性肺结核的阳性率没有大的差异。结果不同可能是因为有无抗结核治疗和检查的时机不同。

PCR的检查率在这次研究对象中不超过1/3，所以不能考虑是PCR提高了活检结核杆菌检出阳性率。随着内镜的进步，靶向活检可以在近距离观察下准确地从溃疡部取材，这可能是阳性率提高的一个原因。

2. 干酪样肉芽肿

在77例活检标本中，除了没记录的22例，有11例检出干酪样肉芽肿，阳性率为19.6%，比上次[3]统计高，比小林的统计（10.9%）也高，考虑是活检的阳性率提高了。

3. 非干酪样肉芽肿

在进行活检的56例中，有27例（56%）检出非干酪样肉芽肿，其中18例（23%）没有检出结核杆菌，其解释成为临床诊断的重要信息。一般大型、愈合性的肉芽肿同CD相比多见于肠结核[55, 56]。

但是记载为大型愈合性非干酪样肉芽肿的病例只有2例，也有病例[5]将非干肉作为误诊CD的一个理由。

对随机选择报告中提示的22例病理组织的图像，在没有临床信息的条件下征询了本书执笔者之一的田边宽先生的意见。在记录非干肉的16例中，有5例判定为大型愈合性肉芽肿。所以将非干肉作为 CD 与肠结核鉴别的根据有必要依赖专家的判断，并将其整理为临床诊断资料[56]。

结语

通过本次分析，我们了解到日本目前肠结核诊疗的现状是，诊断能力在提高，结核发病情况也与1990—2000 年 AIDS（acquired immunedeficiency syndrome）猛增的欧美类似[57]。另外，最近肠结核的内镜下粟粒结核等弥漫性多发性发红、小糜烂、出血等表现，与以前切除标本的时代也不同。肺结核患者通过胶囊内镜检查，53% 有内镜所见[58]。期望在黑丸[23]、白壁和其他人研究的基础上发展日本的肠结核诊断学。

参考文献

[1] 小林広幸. 本邦における消化管結核の現況—近年の本邦報告例の解析. 胃と腸 52:145-156, 2017
[2] 八尾恒良. 最近の報告例からみた腸結核. 医最近の歩み 4:91-108, 1986
[3] 八尾恒良, 櫻井俊弘, 山本淳也, 他. 最近の腸結核—10年間の本邦報告例の解析. 胃と腸 30:485-490, 1995
[4] 川股聖二. SIRSを合併した小腸結核による乾性型結核性腹膜炎の1例. 結核 88:553-558, 2013
[5] 森脇義弘, 豊田洋, 小菅字之, 他. 緊急手術が回避できず術前鑑別診断が十分できなかった腸結核出血·穿孔の1例. 日救急医会誌 19:272-278, 2008
[6] 相馬大介, 吉見富洋, 島村淳一, 他. 長期ステロイド治療中に腸結核穿孔をきたした1例. 外科 76:542-545, 2014
[7] 渡辺英伸, 遠城寺宗知, 八尾恒良. 腸結核の病理. 胃と腸 12:1481-1496, 1977
[8] 腸結核(3)疑診例を中心に. 胃と腸 13:1185-1292, 1978
[9] 海老名敏明, 渡辺嘉太郎, 丹野三郎, 他. 腸結核の診断. 治療 33:198-203, 1951
[10] 日本結核予防委員会. クォンティフェロン®TBゴールドの使用指針. 結核 86:839-843, 2011
[11] 日本結核予防委員会. インターフェロン γ 遊離試験使用指針. 結核 89:717-725, 2014
[12] 稲葉直也, 知花洋子, 西福康之, 他. 腸結核におけるQuantiFERON®TBの意義—QuantiFERON®TB陰性の腸結核2症例. Gastroenterol Endosc 53:3310-3316, 2011
[13] 山本隆嗣, 倉島夕紀子, 大畑和則, 他. 嚢胞性疑腫瘍を形成し診断に難渋した盲腸結核の1例. 日臨外会誌 73:1998-2001, 2012
[14] Kim YS, Kim YH, Kim WH, et al. Diagnostic utility of anti-Saccharomyces cerevisiae antibody (ASCA) and Interferon-γ assay in the differential diagnosis of Crohn's disease and intestinal tuberculosis. Clin Chim Acta 412:1527-1532, 2011
[15] Pai M, Menzies D. Interferon-gamma release assays: what is their role in the diagnosis of active tuberculosis? Clin Infect Dis 44:74-77, 2007
[16] Menzies D, Pai M, Comstock G. Meta-analysis: new tests for the diagnosis of latent tuberculosis infection: areas of uncertainty and recommendations for research. Ann Intern Med 146:340-354, 2007
[17] Almadi AS, Ghish S, Aljebreen AM. Differentiating intestinal tuberculosis from Crohn's disease: A diagnostic challenge. Am J Gastroenterol 104:1003-1012, 2009
[18] 三橋敏武, 岡野隆, 本宮洋, 他. 開腹の既往があり, イレウスを繰り返した, 腸結核の1症例. 埼玉医会誌 43:454-459, 2009
[19] 海宝雄人, 佐久間敦, 青木泰斗. Crohn病との鑑別を要した腸結核の1例. Progress of Digestive Endoscopy 74:104-105, 2009
[20] Ong WC, Cheemalakonda R, Sekaran A, et al. Colonic tuberculosis mimicking a diminutive sessile polyp. Dig Endosc 17:257-258, 2005
[21] 吉野総平, 平川克哉, 谷口雅彦, 他. 多発性粟粒大隆起を結腸の広範囲に認めた無症候性腸結核の1例. 胃と腸 44:1477-1482, 2009
[22] Shibagaki K, Miyaike J, Onji M, et al. Submucosal tumor-like lesion originating from colon tuberculosis: a case report and review of literature. Clin J Gastroenterol 8:207-211, 2015
[23] 黒丸五郎. 腸結核の病理. 結核新書12. 医学書院, pp 28, 1952
[24] 矢ヶ部知美, 隅健次, 樋高克彦. 肺結核を合併した若年者重症腫結核の3症例. 日消誌 107:70-76, 2010
[25] Bodart P, Dive C, Van Trappen G. Radiologic differences between ileocecal tuberculosis and Crohn's disease. Am J Dig Dis 6:604-621, 1961
[26] 白壁彦夫. 腸結核のX線検査理論. 胃と腸 12:1455-1466, 1977
[27] 西俣寛人, 西俣嘉人, 大井秀久, 他. 腸結核のX線診断—鑑別診断を中心に. 胃と腸 30:507-513, 1995
[28] 渕上忠彦, 畑中正文, 岩下明德, 他. 腸結核—臨床診断と病理診断のディスクレパンシー. 病理と臨 2:185-192, 1984
[29] 白壁彦夫, 吉川保雄, 織田貫爾, 他. 大腸結核のX線診断. 胃と腸 12:1597-1622, 1977
[30] Tarumi K, Koga H, Iida M, et al. Colonic aphthoid erosions as the only manifestation of tuberculosis. Gastrointest Endosc 55:743-745, 2002
[31] 五十嵐正広, 勝又伴栄, 内藤吉隆, 他. 大腸結核のX線および内視鏡診断. 胃と腸 30:515-524, 1995
[32] 大川清孝, 青木哲哉, 上田渉, 他. 肉芽腫を認める下部消化管疾患. 胃と腸 51:1431-1440, 2016
[33] Sato S, Yao K, Yao T, et al. Colonoscopy in the diagnosis of asymptomatic patients. Gastrointest Endosc 59:362-368, 2004
[34] 渡邊千晶, 杉山昭彦, 渡邊諭, 他. 右下腹部痛を主訴とした若年者の腸結核の一例. 岐阜医師会医誌 27:75-78, 2014
[35] 菅原かおり, 高橋広喜, 杉村美華子, 他. Crohn病と鑑別を要した腸結核の1例. Gastroenterol Endosc 53:47-52, 2011
[36] 蒲池紫乃, 岩下明德, 津田純郎, 他. 縦走潰瘍·血管炎·肉芽腫を伴った腸結核疑診例の1例. 胃と腸 38:1207-1214, 2003
[37] 垂水研一, 藤田穣, 眞部紀明, 他. 腸結核. 胃と腸 43:1637-1644, 2008
[38] 西俣嘉人, 西俣寛人, 大井秀久, 他. 縦走潰瘍—X線診断の立場から. 胃と腸 31:465-478, 1996
[39] 中村裕一, 八尾恒良, 渡辺英伸, 他. 小腸クローン病のX線診断—特に類縁疾患との鑑別について. 胃と腸 10:1015-1026, 1975
[40] 八尾恒良, 小川清, 下田悠一郎, 他. 腸結核の小腸X線像の分析. 胃と腸 12:1467-1480, 1977

[41] 政信太郎, 入佐俊昭, 西俣寛人, 他. 全割による再構築からみた小腸結核のX線像—瘢痕を中心として. 胃と腸 12:1497-1509, 1977
[42] 今村健三郎, 渕上忠彦, 八尾恒良, 他. 多発性輪状潰瘍を伴ったクローン病の1例. 胃と腸 17:1003-1007, 1982
[43] 蔵原晃一,八板弘樹, 浅野光一, 他. 狭窄を来す小腸疾患の診断—X線診断の立場から. 胃と腸 51:1661-1674, 2016
[44] 福本晃, 眞部紀明, 田中信治, 他, ダブルバルーン小腸内視鏡が診断過程で有用であった小腸結核の1例. 胃と腸 40:1553-1558, 2005
[45] 岸昌廣, 平井郁仁, 矢野豊, 他. 狭窄を来す小腸疾患の診断—内視鏡診断の立場から. 胃と腸 51:1676-1682, 2016
[46] 三浦智史, 清水孝王, 中村潤一郎, 他. 小腸·小腸瘻を形成した腸結核の1例. 日消誌 107:416-426, 2010
[47] 山根建樹, 秋山直, 石井隆幸, 他. 結核性十二指腸主乳頭炎の1例. 日消誌 107:248-256, 2010
[48] 久保井礼, 野村秀幸, 松原不二夫, 他. 内視鏡所見により診断された高齢者腸結核の1例. 共済医報 54:218-223, 2005
[49] 松本由美, 安永祐一, 浜部敦史, 他. 抗結核療法中にイレウスを発症した腸結核の1例. 日消誌, 106:208-215, 2009
[50] 奥山俊彦. 岡本栄祐, 家村佳代, 他. 検診を契機に発見した原発性腸結核(大腸結核)の1例. 消化管の臨 8:49-53, 2003
[51] 足立洋心, 西村謙吾, 廣恵享, 他. 腸結核の1例. 日臨外誌 64:2482-2485, 2003
[52] Tandon HD, Prakash A. Pathology of intestinal tuberculosis and distinction from Crohn' s disease. Gut 13:260-269, 1972
[53] 松島加代子, 磯本一, 石居公之, 他. 小腸疾患における拡大観察の意義. 胃と腸 49:1309-1316, 2014
[54] Hoon JR, Dockerty MB, Pemberton J de J. Ileocecal tuberculosis including a comparison of this disease with nonspecific regional enterocolitis and noncaceous tuberculated enterocolitis. Int Abstr Surg 91:417-440, 1950
[55] 田辺寛, 池田圭介, 岩下明德. Crohn病と腸結核—典型的肉眼像·組織像, 肉芽腫の鑑別. 胃と腸 50:1762-1771, 2015
[56] 八尾隆史. 消化管疾患における肉芽腫の病理学的特徴と鑑別診断. 胃と腸 51:1409-1417, 2016
[57] Horvath KD, Whelan RL. Intestinal tuberculosis: return of an old disease. Am J Gastroenterol 93:692-696, 1998
[58] 斎藤美和子, 鈴木朋子, 新妻一直. 便中結核菌塗抹陽性を示す肺結核患者における小腸病変の検討. 結核 91:373, 2016

主题 消化道结核的诊断与治疗及最新进展

日本消化道结核的现状

——关于近年日本国内报道病例的分析

小林 广幸[1]
孙晓梅 译

摘要●本文收集了近21年（1995—2015年）在日本报道的消化道结核病例583例，包含以往的八尾统计的病例（1985—1994年）在内，重点分析了肠结核的临床表现。结果显示与八尾统计结果相同，肠结核好发部位由高至低，依次是结肠、回盲部及小肠。但是，近年来，大肠结核的报道减少，小肠结核的报道增加了，高龄患者的比例也增加了。在消化道结核的辅助检查中，从结核菌素试验，逐渐向IGRA转变，另外，随着CT的普及，肺结核的诊断能力提高了，近年来，原发性肠结核也减少到了原来的1/3。即使在今天，肠结核的确诊也并不容易，半数以上病例会导致肠梗阻、肠穿孔而需要手术治疗。今后，要注意生物制剂应用后引发的肠结核发病。本文最后还提及了肠外消化道（食管、胃、肛门）结核的特点。本次的分析结果也显示即使是在现在，肠结核的X线所见、内镜所见在诊断上的重要性仍然没有改变。

关键词 肠结核 临床表现 诊断 并发症 抗TNF-α抗体制剂

[1] 福岡山王病院消化器内科 〒814-0001 福岡市早良区百道浜3丁目6-45
E-mail : hikobaya@kouhoukai.or.jp

前言

从医学核心杂志检索收集近年来（1995—2015年）在我国（日本）报道的消化道（从食管到肛门）结核病例，除去重复报道、记载不充分的总论、会议汇编，以及在本国感染后在日本发病的外国患者以外，学会摘录302篇326例，病例报道221篇257例，共583例病例作为研究对象，充分解析了消化道结核的临床表现。

此外，本次的统计数据中，以10年为基准，分为前期统计数据（1995—2004年报道的291例）和后期统计数据（2005—2015年报道的292例），也包含本次统计之前10年间八尾等[1]文献报道的统计数据（1985—1994年报道的259例，以下称八尾统计）在内，对于肠结核随着年代有所变迁的情况也适当地进行了比较研究。

日本国内登记的结核病患者的变化状况

在日本，肺结核患者占全部结核患者的80%左右，但是，从1987年开始登记之后，除去1999年（结核非常状态宣言）外，患者数量确实是逐渐减少的，至2015年已经减少到原来的半数（14 581人）以下（**图1**）。另一方面，在日本，活动性肠结核作为肺外结核开始登记是从1998年（1995年的八尾统计之后）开始的，虽然肠结核从登记开始并没有像肺结核那样以每年300例左右的速度减少，但是2013年以后逐渐减少，到2015年新发肠结核患者数只有248人[2]。另外，从数字上看，肠结核的男性患者比例稍低，但经过年龄调整统计后，

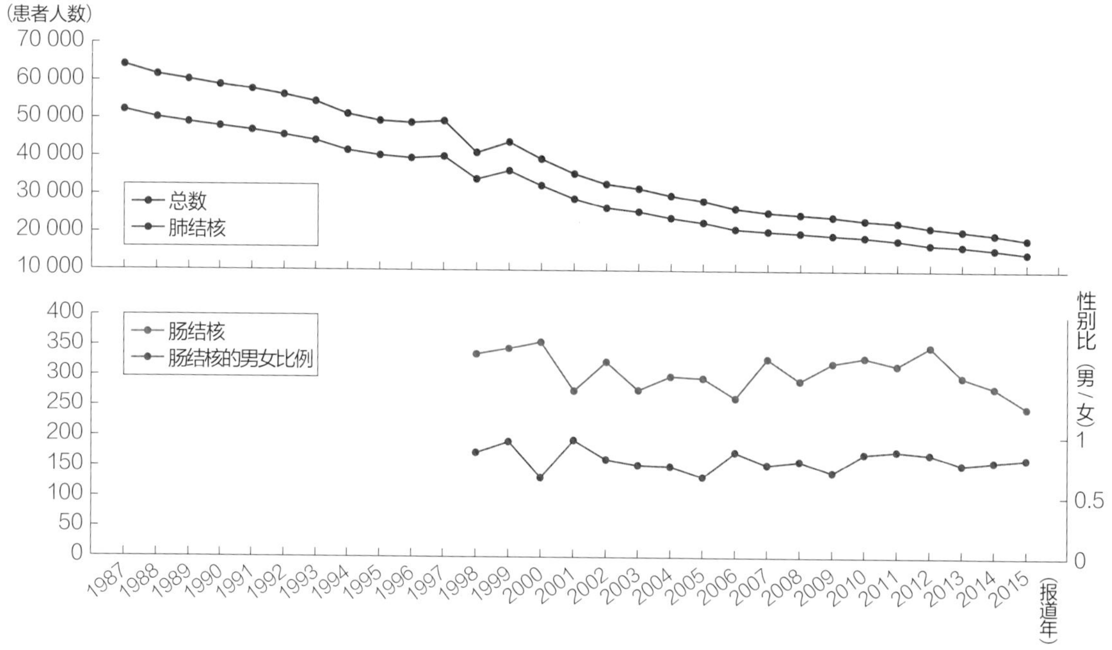

图1 日本新登记结核患者的变迁

表1 消化道结核的发病部位

发病部位	八尾统计 1985—1994年 (n=259)	此次统计 前期 1995—2004年 (n=291)	此次统计 后期 2005—2015年 (n=292)
食管	—	24 (8.2%)	28 (9.6%)
胃	2 (0.8%)	11 (3.8%)	11 (3.8%)
十二指肠	14 (5.4%)	14 (4.8%)	7 (2.4%)
小肠	93 (36.0%)	76 (26.1%)	97 (33.2%)
回盲部	115 (44.6%)	118 (40.5%)	103 (35.2%)
阑尾	5 (1.9%)	2 (0.7%)	3 (1.0%)
大肠			
结肠	171 (66.3%)	132 (45.4%)	103 (35.2%)
直肠	4 (1.6%)	5 (1.7%)	2 (0.7%)
肛门	—	9 (3.1%)	14 (4.8%)

各发病部位的病例数有重复。(　)：各统计期间发病部位的频度。

男女比例几乎没有差别，与其他肺外结核相同，显示出高龄患者（60~70岁）居多[3]。

顺便提一下，肠结核仅次于其他肺外结核，如结核性胸膜炎、肺门淋巴结以外的淋巴结结核、粟粒结核，数量居第四位[2]。另外，结肠之外的食管、胃、肛门等消化道结核，作为肺外结核的“其他脏器结核”分类汇总至日本厚生劳动省，所以无法掌握实际数量。

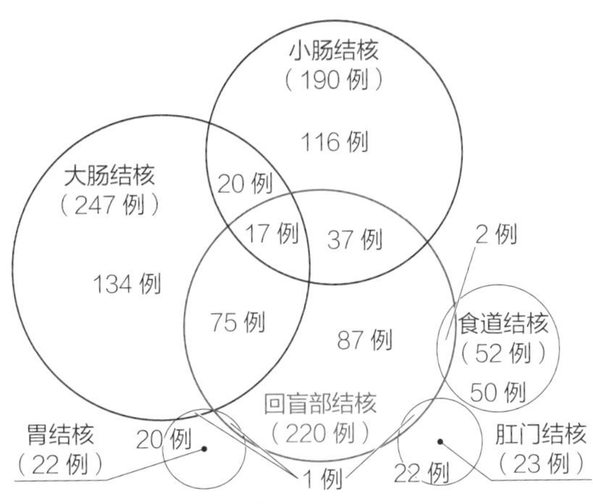

图2 消化道结核的相关图示
大肠：结肠＋直肠＋阑尾；小肠：十二指肠＋空肠＋回肠

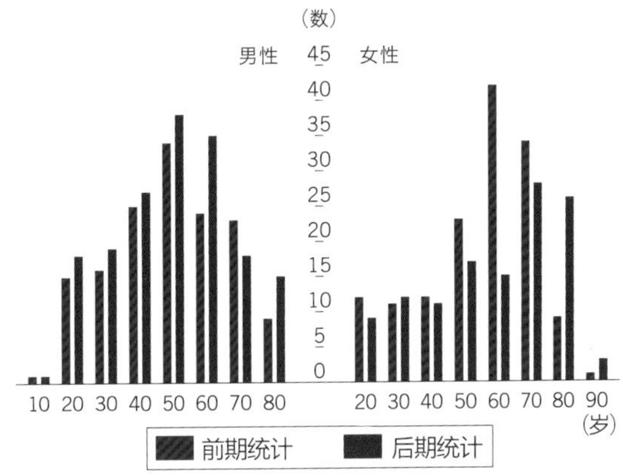

图3 消化道结核病例的性别、年龄

消化道结核文献报道病例的探讨

1. 患病部位（表 1，图 2）

从消化道结核的患病部位看，无论是前期统计还是后期统计，胃和十二指肠等上消化道结核的病例很少，与之前八尾的统计相同，好发部位由高至低，依次是结肠、回盲部和小肠（**表 1**）。其中，结肠结核的报道例数，从八尾的统计→此次的前期统计→后期统计，至最近是逐渐减少的。这大概是因为随着结肠镜检查的大量普及，活动性肠结核成为比较常见的疾病，典型病例报道减少了的缘故吧。另一方面，除外十二指肠的小肠结核报道例数近年增加了，后期统计 2005 年以后，几乎每年都有几例通过气囊小肠镜诊断的或者结核狭窄扩张治疗的病例（共 15 例）[4]。另外还有报道狭窄病变禁忌的胶囊内镜检查诊断的 3 例中，有 1 例胶囊内镜滞留[5]。近年来，小肠病例数增加，这也是与应用新的检查手段的病例很容易发表论文，因此出现了偏差有关吧。

此外，消化道结核中，所谓的肠结核患者，包括小肠、回盲部、结肠等多个部位发病的情况也不少见。从这个观点出发，此次的统计病例中与消化道相关的结核病例如**图 2** 所示。如此看来，大肠（结肠和直肠，包括阑尾）结核、包括十二指肠在内的小肠结核病例，和预想的一样，存在很多包含回盲部病变的重复统计病例，肠结核（图中的小肠＋回盲部＋大肠）583 例中 491 例，占 84.2%，另外，肠结核以外的食管、胃、肛门结核几乎都只是单个部位发病，和其他部位合并发病的只有回盲部结核 4 例，大肠结核 1 例。

2. 性别、年龄（图 3）

从此次文献报道病例总体看，前期统计病例男性 147 例（50.5%），女性 144 例（49.5%），没有男女性别差异，后期男性 171 例（58.6%），女性 121 例（41.4%），男性患者比例增加了（**图 3**）。由于之前八尾统计中报道了肠结核女性居多（56.0%），因此笔者集中把肠结核 491 例作为对象进行研究。结果发现前期男性 119 例（48.0%），女性 129 例（52.0%）；后期男性 134 例（55.1%），女性 109 例（44.9%），也都是男性的比例增加了。

另外，从好发年龄来看，前期男女均为 40~60 岁之间，而后期全体患者均年龄上浮 10 岁左右，特别是 80 岁以上的超高龄女性患者显著增加了。

3. 结核菌素试验和 IGRA（表 2，表 3）

583 例患者中 195 例（33.4%）进行了一直沿用至今的结核辅助检查方法结核菌素（以下简称结素）试验，总体阳性率是 77.9%。按照部位统计看，上消化道（食管、胃、十二指肠）结素试验的阳性率为 80% 以上，比空肠以下的肠结核阳性率高（**表 2**）。另一方面，γ－干扰素释放试验（interferon-

表2 结核菌素试验

发病部位	病例数	强阳性	阳性	阴性	不明	结素反应阳性率(%)*
食管	52	3	10	2	37	86.7
胃	22	1	6	1	14	87.5
十二指肠	21	3	7	2	9	83.3
小肠**	173	13	23	15	122	70.6
回盲部	221	22	37	27	134	68.6
大肠**	247	26	47	20	154	78.5
肛门	23	0	3	0	20	100
全消化道	583	49	103	43	388	77.9

各发病部位的病例数有重复。

*：结素反应阳性率 =（强阳性 + 阳性 /强阳性 + 阳性 + 阴性）×100%。**：小肠包括空肠和回肠，大肠包括结肠、直肠和阑尾结核。

表3 γ－干扰素释放试验（IGRA）*

发病部位	病例数	阳性	阴性	不明	结素反应阳性率†
食管	24	11	0	13	100
胃	8	1	0	7	100
十二指肠	5	4	0	1	100
小肠††	77	16	0	61	100
回盲部**	92	28	2	62	93.3
大肠††	96	31	2	63	93.9
肛门	2	1	0	1	100
全消化道	275	72	3	157	96.0

各发病部位的病例数有重复。

*：IGRA适用于医疗保险制度的 2006年以后收集的 275例病例的解析。**：包括 1例判断不明的回盲部病例。†：IGRA阳性率 =阳性 /（阳性 + 阴性）×100%。††：小肠包括空肠和回肠，大肠包括结肠、直肠和阑尾结核。

gamma release assay，IGRA）是在八尾统计以后被开创的结核辅助检查新方法[6]。因此，探讨了 IGRA 进入医保的 2006 年以后的消化道结核病例 275 例，其中 75 例（27.3%）进行了 IGRA 检查，总体阳性率高达 96.0%，特别是例数较少的上消化道结核（食管、胃、十二指肠）全部为阳性（**表3**）。

八尾统计的 128 例患者中，约半数病例进行了结素试验，此次统计的病例中，接受结素试验的患者由前期的 129 例（44.3%）减少到后期的 66 例（22.6%），近年来，结核的辅助检查手段由结素试验向 IGRA 转变了。但是，此次结素试验阴性病例的前期 30 例（23.3%），后期 13 例（19.7%），和八尾统计的 27 例（21.2%）几乎占相同的比例，显示了约 20% 的消化道结核患者还是存在结素试验假阴性的可能。另外，此次的统计中，同时接受了结素试验和 IGRA 两项检查的患者有 27 例，一致阳性的 23 例（85.2%），一致阴性的 1 例（3.7%），不一致的 3 例（11.1%）。

作为消化道结核的辅助检查手段，IGRA 虽然比结素试验显得更为有用，但是有关这两项检查手段对诊断的意义，在另一篇清水医生的论文（见 p.76）中有详细的解说，非常希望大家能认真阅读。

4. 肠结核的临床表现

1）肠结核的临床症状（**表4**）

此次的统计显示肠结核的主要症状是腹痛、腹泻、呕血和 / 或便血、发热、呕吐、腹部肿块和

表4 肠结核的临床症状

	八尾统计 1985—1994年 ($n=245$)		此次统计 前期 1995—2004年 ($n=239$)		此次统计 后期 2005—2015年 ($n=226$)	
	例数	频度	例数	频度	例数	频度
腹痛	134	54.7%	110	46.0%	130	57.5%
腹泻	40	16.3%	28	11.7%	29	12.8%
呕血和/或便血	35	14.3%	22	9.2%	13	5.8%
发热	32	13.1%	29	12.1%	50	22.1%
腹部饱满	29	11.8%	18	7.5%	19	8.4%
呕吐	26	10.6%	29	12.1%	33	14.6%
腹部肿瘤	25	10.2%	12	5.0%	12	5.3%
体重减少	24	9.8%	14	5.9%	13	5.8%
食欲不振	22	9.0%	11	4.6%	14	6.2%
便秘	10	4.1%	4	1.7%	1	0.4%
贫血	8	3.3%	15	6.3%	9	4.0%
全身倦怠	6	2.4%	15	6.3%	11	4.9%

体重减少等，和八尾统计的一样，腹痛的发生率几乎占半数以上，因此只从临床症状上很难推断是肠结核。

2）合并肠外结核（**表5**）

按照八尾统计的标准，此次前期、后期探讨了肠外结核的发病部位，发现活动性肺结核的合并率在前期为41.4%，后期为53.9%，比八尾统计的结果大幅增加了。而仅限于肠结核，也就是原发性肠结核的结果显示，它的发生率与八尾统计的约半数（54.2%）相比，前期33.7%，后期32.8%，由此推断近年来肠结核病例中，原发性肠道病变占总体病变的30%左右。

这可能是由于近年来在肺结核的诊断手段上，出现了更精准的影像学和细菌学检查手段的原因（**表6**）。也就是说，前期统计肺结核的影像学检查以胸部X线为主，后期统计以胸部CT为主，前期统计接受CT检查35例（23.0%），后期统计急剧增加到87例（67.4%）。加上痰和胃液的涂片检查、细菌培养[液态培养基MGIT（mycobacteria growth indicator tube）法][7]，特别是基因学的结核杆菌群确定诊断方法——基因扩增法[PCR（polymerase chain reaction）][8]检查例数也显著增加[前期14例（5.6%），后期60例（24.7%）]，精准度高的各种检查方法逐渐用于肺结核的诊断中。八尾[1]等学者在以前的统计中，强调了胸部X线检查阴性的病例不能成为否定肠结核的依据，此次统计也做了这方面的研究，笔者等更想强调的是，即使胸部X线上没有结核所见，也不能作为否认肺结核存在的依据。

过去，据黑丸[9]（1952年）报道，从400例肺结核患者的病理解剖标本中发现，97%的病例合并了肠结核，而肠结核病例的99%合并了肺结核，虽然这说明肠结核是伴随肺结核的二次疾病，但也可以说是抗结核药物普及之前，也就是说未治疗的肺结核患者晚期的自然病程导致的。其次，结核治疗普及后的八尾统计（1995年）[1]推断，其中接近半数的病例可能是原发性肠结核。比较近期的铃木等学者[10]（2002年）发表的病理解剖简报中也探讨了肠结核的发病率，140 358例解剖病例中5 103例（3.6%）检出结核及陈旧性结核，其中肠

表5 合并其他部位结核

	合并其他部位结核（+）				
	合并肺结核*		合并肺结核之外的结核**	只针对肠结核†	没有记载
	活动性	陈旧性			
八尾统计（n=259）（1985—1994 年）					
实际数	39（7）	46（3）	7	109	58
频度	19.4%	22.9%	3.5%	54.2%	
此次的前期统计（n=248）（1995—2004 年）					
实际数	75（6）	44（1）	1	61	67
频度	41.4%	24.3%	0.6%	33.7%	
此次的后期统计（n=243）（2005—2015 年）					
实际数	97（8）	19（0）	5	59	63
频度	53.9%	10.6%	2.8%	32.8%	

（ ）：喉、食管、胃、肛门、肝脏、骨髓、脊柱、髂腰肌、脑等肺结核以外合并其他部位结核的病例。
*：包含合并胸膜炎病例。**：胃、肝脏、胆囊、脊柱、胆囊结核等。†：包含合并腹膜结核病例。

表6 合并肺结核的诊断方法

	前期统计（n=248）	后期统计（n=243）
肺影像学诊断		
胸部 X 线	117	42
胸部 X 线 + CT	31	42
胸部 CT	4	45
无记载	96	114
痰、胃液的结核杆菌检查病例		
结核杆菌染色，培养（阳性率）	101（51.5%）	131（58.0%）
结核杆菌 PCR（阳性率）	14（71.4%）	60（56.7%）

PCR：polymerase chain reaction。

结核 80 例（0.05%），其中 71 例（88.8%）合并肺结核。从结核的感染、发病机制、进展模式[11]看，初次感染肺部的病例很多，可以预言，今后如果肺结核的诊断精准度提高的话，原发性肠结核的发生率就会更加减少。

3）各种诊断方法的实用性（**表 7**）

其次探讨了肠结核各种诊断方法的实用性。

首先，粪便结核杆菌培养在合并活动性结核的病例中，与八尾的统计相同，此次统计前期、后期均 50% 左右呈阳性，说明粪便结核杆菌培养作为一种辅助检查方法是有用的，但是对于仅限于肠结核的病例中，只有 20% 左右的阳性率，不存在时代变迁的影响。不管在合并活动性结核的病例中，粪便结核杆菌培养是否能作为肠结核的确诊依据，但对于不合并活动性结核的病例，其诊断价值很低。虽说如此，由于在内镜检查时吸引肠液检查是很简单的，近年来 MGIT [7] 4 周时间就能判定结果，因此内镜检查时如果疑诊肠结核，就应该实施肠液的检查。

其次，利用肠道病变的活检组织进行的各种检查（结核杆菌培养、结核杆菌 PCR、抗酸染色、组织内肉芽肿），在合并活动性结核病例中阳性率是很高的。另外，活检组织的结核杆菌培养阳性率与八尾的统计（合并活动性结核病例 27.2%，全部病例 25.4%）不同，此次统计结果阳性率处于较高水平（合并活动性结核病例 84.6%，全部病例 44.7%），活检标本的诊断方法是最为有用的检查手段。笔者推测，其主要原因就像前面提到的 MGIT，这些新的检查方法提高了诊断敏感性[7]（详细记载培养

表7 肠结核的粪便，活检标本的结核杆菌，肉芽肿，PCR

	合并其他部位结核（+）			只针对肠结核[†]	没有记载	检查病例
	合并肺结核[*]		合并肺结核之外的结核[**]			
	活动性	陈旧性				
	172(14)	63(1)	6	120	130	491
粪便结核杆菌培养						
阳性	25	2	1	8	6	42
阴性	22	14	1	32	22	91
阳性率	53.2%	12.5%	50.0%	20.0%	21.4%	31.6%
阳性率比较（前期/后期）	45.5%/60.0%	20.0%/0%	0%/50.0%	20.8%/18.8%	22.2%/20.0%	28.4%/35.6%
活检标本结核杆菌培养						
阳性	11	5	2	16	8	42
阴性	2	8	0	22	20	52
阳性率	84.6%	38.5%	100%	42.1%	28.6%	44.7%
阳性率比较（前期/后期）	71.4%/100%	37.5%/40.0%	0%/100%	33.3%/47.8%	27.3%/29.4%	40.5%/48.1%
活检标本结核杆菌 PCR						
阳性	8	2	1	15	8	34
阴性	4	6	1	24	19	54
阳性率	66.7%	25.0%	50.0%	38.5%	29.6%	38.6%
阳性率比较（前期/后期）	50.0%/70.0%	25.0%/25.0%	0%/50.0%	42.9%/36.0%	28.6%/30.8%	35.3%/40.7%
活检标本结核杆菌染色						
阳性	19	6	0	10	10	45
阴性	33	26	3	49	35	146
阳性率	36.5%	18.8%	0%	16.9%	22.2%	23.6%
阳性率比较（前期/后期）	24.0%/48.1%	22.7%/10.0%	0%/0%	15.6%/18.5%	30.4%/13.6%	22.3%/23.9%
活检标本肉芽肿						
干酪性	12	4	0	4	4	24
非干酪性	38	14	4	28	27	111
无肉芽肿	16	15	1	32	22	86
干酪样肉芽肿的阳性率	18.2%	12.1%	0%	6.3%	7.5%	10.9%
阳性率比较（前期/后期）	32.3%/5.7%	13.0%/10.0%	0%/0%	8.6%/3.4%	11.5%/3.7%	16.4%/4.8%

（ ）：喉、食管、胃、肛门、肝脏骨髓、脊柱、髂腰肌、脑等肺结核以外合并其他部位结核的病例。
*：包含合并胸膜炎病例。**：胃、肝脏、胆囊、脊柱、胆囊结核等。†：包含合并腹膜结核病例。PCR：polymerase chain reaction。

方法的论文只有数篇，因此未做分析）。另外，活检组织的结核杆菌 PCR 阳性率（合并活动性结核病例中占 66.7%，全部病例中占 38.6%）仅次于结核杆菌培养，可以说也比较实用。另一方面，活检结核杆菌染色的阳性率在合并活动性结核病例中只有 36.5%，不合并活动性结核的肠结核病例中更只有 16.9%，诊断的实用性低。但是，八尾[1]等指出，这些检查方法严格地说，即使在合并活动性结核的病例中也不能作为确诊肠结核的检查手段。唯一能作为确诊肠结核的干酪样肉芽肿，其阳性率更低，合并活动性结核病例中占 18.2%，不合并活动性结核的肠结核病例中只占 6.3%，全部病例中阳性率除去没有记载的 270 例外占 10.9%，加上这部分病例后显示阳性率更低，只占 4.9%（24/491），这

表8 肠结核并发症和治疗方法

	并发症的治疗			
	手术	保守治疗	其他	统计
肠结核诊断时的并发症（前期/后期）				
通过障碍*	76（43/33）	10（6/4）	1（0/1）	87（49/38）
穿孔	50（21/29）	1（0/1）		51（21/30）
消化道肿瘤	50（32/18）	2（2/0）	1（1/0）	53（35/18）
肿瘤（疑诊）**	25（15/10）			25（15/10）
出血	13（8/5）	4（2/2）	1（1/0）	18（11/7）
其他	15（8/7）	3（1/2）		18（9/9）
统计	229（127/102）	20（11/9）	3（2/1）	252（140/112）
并发症发生率（前期/后期）	46.6%（50.8%/40.3%）	4.1%（4.4%/3.7%）	0.6%（0.8%/0.4%）	51.3%（56.5%/46.1%）
抗结核治疗后的并发症（前期/后期）				
通过障碍*	42（20/22）	6（1/5）		48（21/27）
穿孔	26（12/14）		1（1/0）	27（13/14）
多脏器功能不全			8（6/2）	8（6/2）
消化道肿瘤	1（0/1）			1（0/1）
其他	2（0/2）			2（0/2）
统计	71（32/39）	6（1/5）	9（7/2）	86（40/46）
并发症发生率（前期/后期）	14.5%（12.9%/16.0%）	1.2%（0.8%/2.1%）	1.8%（2.8%/0.8%）	17.5%（16.1%/18.9%）

*：由肠结核引起肠梗阻、肠套叠，也包含由于合并肿瘤引起的狭窄。**：术前误诊为肿瘤的病例。

个结果和之前的八尾的统计结果（3.7%）[1]没有太大差距。

如上所述，虽然与过去相比，结核的检查手段提高了，但是即使是近年来的各种检查方法，也有半数以上的病例是阴性的，因此如果影像学所见怀疑结核的话，也许应该尽可能利用更多的检查手段来证明结核杆菌的存在。

4）并发症（**表8**）

如上所述，多数情况通过活检确定结核杆菌很困难，而是由于各种并发症接受手术、从切除标本中查到结核杆菌或干酪样肉芽肿确诊的情况占多数。因此，在探讨确诊时的并发症时发现，肠结核491例中有229例（46.6%）诊断时进行了手术治疗。其中通过障碍病例（由于肠结核造成的肠管狭窄、肠梗阻、肠套叠等）[12]最多，其次是肠穿孔[13]，无论前期统计病例还是后期统计病例，许多病例合并了消化道肿瘤。另外，在活动性肠结核中病变部位可以触及腹部肿块，影像学诊断也和肿瘤较难鉴别的病例，因为疑诊恶性肿瘤而手术治疗也不在少数[14]。而且，也有合并结核性腹膜炎，因为怀疑癌性腹膜炎而开腹手术的病例[15]，这是需要注意的。另一方面，由于抗结核药物治疗有效而加重肠结核病变局部狭窄，引起通过障碍[16]、穿孔[17]的71例（14.5%）病例，在抗结核治疗后又接受了手术治疗。

像这样包括从诊断到治疗的全部病例在内，报道肠结核的病例中，一半以上进行了手术（肠切除）治疗。病例报道的偏倚性很强，从笔者的经验推测，实际诊疗遇到的肠结核手术病例比这低很多，但是即使分前期和后期，这些并发症的发病率也没有太大的差别，可以说，即使是时至今日，在肠结核上也要时刻关注并发症的问题。

表9 抗 TNF-α 抗体制剂应用期间肠结核发病病例

报道年份	抗TNF-α抗体制剂	合用免疫抑制剂	性别	年龄	结素	IGRA	肠道病变部位	基础疾病	合并肠外结核	活检组织结核杆菌	肉芽肿	至发病的时间（月）
2007 [17]	伊那西普	ST	男	76	不明	不明	回肠	RA	肺、腹膜	阳性	非干酪性	1
2009 [20]	英夫利昔	无	女	35	阴性	阳性	回盲部 十二指肠	CD （误诊）	—	阳性	非干酪性	3
2010 [21]	英夫利昔	无	女	77	不明	阳性	小肠	RA	腹膜	未活检	干酪性	48
2011 [22]	英夫利昔	AZA	男	23	不明	不明	回盲部	CD （误诊）	肺、 纵隔淋巴结	不明	干酪性	2
2012 [23]	英夫利昔	ST+MTX	女	55	不明	不明	下部回肠	RA	肺 （粟粒结核）	阳性	干酪性	24
2014 [24]	伊那西普	ST+MTX	女	88	不明	阳性	回盲部	RA	食管、 纵隔淋巴结	阳性	非干酪性	6

IGRA：interferon-gamma release assay。ST：激素。AZA：硫唑嘌呤。MTX：甲氨蝶呤。RA：rheumatoid arthritis，风湿性关节炎。CD：Crohn' s disease，克罗恩病。

5）生物制剂应用后发病的肠结核（**表 9**）

近几年出现的抗 TNF-α（tumor necrosis factor-α）抗体制剂在类风湿性关节炎（RA）、克罗恩病（CD）等炎症性肠病（IBD）的治疗上，可以说是转换治疗的典范，具有戏剧性的治疗效果。但是从反面看，它又是结核发病的高危因素[18, 19]。报道指出，这些抗 TNF-α 抗体制剂应用后的结核发病，大多都在用药 1 年之内发生，而且肺外结核的发生率较高。

本次统计的直到 2015 年的文献报道中，应用抗 TNF-α 抗体制剂期间发病的肠结核病例 6 例（**表 9**）[17, 20-24]，其中 4 例是用药 1 年之内发病的，这 4 例中有 2 例[20, 22]年轻患者是因为误诊为 CD，在应用生物制剂时出现病情恶化才被确诊的。调查了英夫利昔单抗（类克）开始临床应用后（2016 年 2 月 23 日当时）[25]其治疗的全部适应证病例发现，结核发病的 285 例中包含肠结核在内的消化道结核 11 例（RA8 例，CD3 例），阿达木单抗（修美乐）临床应用后（2015 年 3 月）[26]的调查报道了结核发病的 52 例中肠结核病例 1 例。

在生物制剂鼎盛的今天，活检标本确认非干酪样肉芽肿时，有必要更充分考虑消化道专科病理医师的意见和 X 线、内镜检查所见，来判断究竟是肠结核还是 CD。

6）合并癌的情况

八尾[27]等详细统计分析（2002 年）了肠结核相关结肠癌的情况显示：虽然很少，但是也有肠结核病灶为结肠癌原发灶的病例。在此次的统计中，合并消化道癌症的病例 53 例（前期 34 例，后期 19 例），除去 2 例胃癌，其他 51 例都是肠癌（十二指肠 1 例，回盲部 8 例，右半结肠 34 例，左半结肠 5 例，直肠 3 例，未记载部位的结肠癌 2 例）。虽然没有详细的病理组织学记载，但是一些学会抄录也报道了肠癌与结核病灶连续的病例。其中，结核的结肠黏膜作为肠癌发源地、伴随不典型增生的病例有 3 例[28-30]。与溃疡性结肠炎相比，由肠结核导致炎性致癌的报告很少，正如八尾等记载的那样，时至今日，肠结核相关癌症的社会意义不大。

5. 肠外消化道结核（表 10）

肠外消化道结核病例中，食管结核 52 例（前期 24 例，后期 28 例），胃结核 22 例（前期 11 例，后期 11 例），肛门结核 23 例（前期 9 例，后期 14 例），前后期对比发病比例没有太大差别。主诉症状为发病部位特有的局部症状较多，没有找到能与其他部位结核相鉴别的肠结核特有症状。

1）食管结核

肺结核（59.6%）与肺外结核（76.9%）合并的病例较多，有 38 例（73.1%）是颈部或纵隔淋巴结

表10 肠结核以外的消化道结核的临床表现

	食管（$n=52$）	胃（$n=22$）	肛门（$n=23$）
主要症状	吞咽困难（40.4%）	上腹部痛（31.8%）	肛门部痛（39.1%）
	胸痛，烧心（26.9%）	吐血，便血（22.7%）	便血（4.3%）
	发热（15.4%）	食欲不振（13.6%）	肛门不适感（4.3%）
病变部位	食管上段（13.5%）	胃上部（40.9%）	
	食管中段（67.3%）	胃中部（31.8%）	
	食管下段（3.8%）	胃下部（22.7%）	
	部位不明（15.4%）	部位不明（4.5%）	
影像学所见	SMT 型（50.0%）	溃疡型（68.2%）	肛瘘（82.6%）
	溃疡型（32.7%）	结节型（18.2%）	肛周脓肿（8.7%）
	其他（17.3%）	其他（13.6%）	溃疡（8.7%）
其他部位结核	肺结核（59.6%）	肺结核（40.9%）	肺结核（95.7%）
	肺外结核（76.9%）	肺外结核（18.2%）	肺外结核（8.7%）

SMT：submucosal tumor。

结核发生食管浸润、穿破的病例。因此，好发部位在食管中部，呈现黏膜下肿物（submucosal tumor，SMT）所见，伴有中央溃疡形成的病变居多[31]。食管结核短时间内出现 SMT 样隆起表面形成溃疡，之后逐渐平坦，这是食管结核的一个特征。食管腔内很光滑，随着吞咽运动结核杆菌很难附着，而且食管黏膜是抵抗性很强的鳞状上皮，所以原发性食管结核的病例非常少见，据报道原发食管结核只有 3 例（5.8%）[32]。

2）胃结核

以往的报道显示，胃结核在淋巴组织较多的幽门前区较易发生[33]。此次统计中没有明确胃结核的好发部位。病变形态与以往的报道相同，大多呈现不规整的溃疡样病变，但是没能总结出结核的特征性溃疡所见。胃内原发病灶也很少，据报道，因为胃切除发现干酪样肉芽肿而确诊结核的病例有 6 例（27.3%），合并胃癌的病例[34]有 3 例。

3）肛门结核

肛门部结核病变，也就是结核性肛瘘，除了未记载的 1 例外，22 例均合并肺结核（活动性结核 20 例，陈旧性结核 2 例）。结核蔓延的年代（1955 年）肛瘘的病原菌大多是结核杆菌，但是时至今日，大肠杆菌已成为肛瘘的主要病原菌了。虽然数量极少，但也有结核合并痔、肛瘘、癌肿的病例存在，即使是现在，在难治性肛瘘的诊断和治疗中，也要时刻把结核放在心上，必要时行进一步病理组织学或者细菌学检查。

结语

从此次文献统计分析看，虽然与以往相比，结核的检查手段进步了，活动性肺结核的诊断能力提高了，但是遗憾的是，和八尾统计时一样，近年来肠结核确诊困难的病例仍很多，这也证明，即使是现在，肠结核的 X 线、内镜所见等影像学检查的重要性仍然是不变的[35]。

希望本文发表后，大家都能认真地读取消化道结核的影像学资料内容[36]。

致谢

撰写本文时，收集查阅了200余份文献，在此特向医学书院编辑部致以诚挚的谢意。

参考文献

[1] 八尾恒良，櫻井俊弘，山本淳也，他．最近の腸結核—10年間の本邦報告例の解析．胃と腸 30:485-490，1995
[2] 公益財団法人結核予防会結核研究所疫学情報センター．結核の統計．http://www.jata.or.jp/rit/ekigaku/toukei/pertinent_material/
[3] 青木正和，森享．第6巻 肺外結核症·非結核性抗酸菌症，平

成25年改訂版. 結核予防会, 2013
[4] 福本晃, 眞部紀明, 田中信治, 他. ダブルバルーン小腸内視鏡が診断過程で有用であった小腸結核の1例. 胃と腸　40:1553-1558, 2005
[5] 今川宏樹, 岡志郎, 田中信治, 他. カプセル内視鏡の滞留をきたした小腸結核の1例. Gastroenterol Endosc　51(Suppl 1):1016, 2009
[6] Menzies D, Pai M, Comstock G. Meta-analysis: New tests for the diagnosis of latent tuberculosis infection: areas of uncertainty and recommendations for research. Ann Intern Med 146:340-354, 2007
[7] 安齋栄子. 小川K培地とMGIT培養における抗酸菌検出状況の比較. 病体生理　37:110-114, 2003
[8] 長沢光章. 細菌感染症の遺伝子検査—抗酸菌結核菌を中心に. 医学検査　54:1053-1060, 2005
[9] 黒丸五郎. 腸結核症の病理. 結核新書(12). 医学書院, 1952
[10] 鈴木弘文, 長尾啓一, 宮崎勝. 病理剖検輯報の記載から見た腸結核の動向と問題点. 結核　77:355-360, 2002
[11] 四元秀毅, 山岸文雄, 永井英明. 医療者のための結核の知識, 4版. 医学書院, pp 15-33, 2013
[12] 松本由美, 安永祐一, 浜部敦史, 他. 抗結核療法中にイレウスを発症した腸結核の1例. 日消誌　106:208-215, 2009
[13] 新宅谷隆太, 坂部龍太郎, 長谷諭, 他. 救命した86歳小腸結核穿孔の1例. 日臨外科会誌　75:1287-1291, 2014
[14] 林悟, 武田義敬, 北澤理子. 悪性腫瘍と術前診断した腸結核症の1例. 日臨外科会誌　65:410-413, 2004
[15] 宮本康二, 清水幸雄, 松波英一, 他. 穿孔により発症し急激な転帰をとった腸結核及び結核性腹膜炎の1例. 外科治療　81:380-383, 1999
[16] 村上望, 平野誠, 宇野雄祐, 他. 抗結核療法中に穿孔をきたした小腸結核の1例. 日臨外科会誌　60:2924-2928, 1999
[17] 下寺佐栄子, 中川国利, 薮内伸一, 他. イレウスを発症した腸結核の1例. 仙台赤十字病医誌　16:29-34, 2007
[18] Cantini F, Niccoli L, Goletti D. Adalimumab, Etanercept, Infliximab, and the risk of tuberculosis: Data from clinical trials, national registries, and postmarketing surveillance. J Rheumatol Suppl　91:47-55, 2014
[19] Wang Q, Wen Z, Cao Q. Risk of tuberculosis during infliximab therapy for inflammatory bowel disease, and spondyloarthropathy: A meta-analysis. Exp Ther Med　12:1693-1704, 2016
[20] 山本俊勇, 濱野真吾, 伊藤恵介, 他. インフリキシマブ投与により悪化した腸結核の一例. Gastroenterol Endosc　51(Suppl 2):2238, 2009
[21] 岡野美々, 大木岳志, 金子由香, 他. 腹腔鏡による観察が有用であった小腸結核・結核性腹膜炎の一例. 日内視鏡外会誌　15:598, 2010
[22] 三登久美子, 赤司俊介, 澤井里絵, 他. 当初クローン病と診断されインフリキシマブ投与後に粟粒結核を発症した腸結核の1例. 日内会関東会　583:44, 2011
[23] 山口智之, 片岡直己, 冨田雅史, 他. インフリキシマブ投与中に腸結核による回腸直腸瘻を合併した粟粒結核の1例. 日臨外会誌　73:1722-1726, 2012
[24] 穴澤梨江, 鈴木優毅, 三輪秀樹, 他. エタネルセプト投与中に発症した食道・腸結核の1例. 結核　89:711-716, 2014
[25] 田辺三菱製薬株式会社. レミケードの製造販売後調査結果(全疾患版). 2016
[26] エーザイ株式会社・アッヴィ合同会社. ヒュミラ安全性情報—市販後における結核発病症例の検討. 2015
[27] 八尾恒良, 岩下明徳, 八尾建史. 本邦の報告例からみた腸結核関連大腸癌—萎縮瘢痕帯は高い発癌のポテンシャルを有するのか?　胃と腸　37:1036-1046, 2002
[28] 平田一郎, 浜本順博, 江頭由太郎, 他. 大腸結核瘢痕部に"DALM"を合併した1例. 胃と腸　37:1101-1108, 2002
[29] 小林拓, 岩男泰, 杉野吉則, 他. 腸結核に合併し特異な形態を呈した大腸癌の1例. 胃と腸　42:1033-1040, 2007
[30] 應田義雄, 西上隆之, 樋田信幸, 他. 陳旧性腸結核と考えられる背景粘膜から発生した早期大腸癌の1例. Gastroenterol Endosc　52:3303-3308, 2010
[31] 石川成範, 矢野修一, 若林規良, 他. 結核性縦隔リンパ節炎により食道穿孔をきたした粟粒結核の1例. 結核　84:159-164, 2009
[32] 神戸大介, 中谷敏也, 藤永幸久, 他. 内視鏡で経時的変化を観察し得た食道結核の1例. Gastroenterol Endosc　56:21-27, 2014
[33] 石井洋光, 奥村泰之, 奥村権太, 他. 胃結核の1例. 南大阪病医誌　49:13-17, 2001
[34] 平原典幸, 西健, 川畑康成, 他. 腹腔鏡補助下幽門側胃切除を施行した早期胃癌に合併していた胃結核の1例. 日消外会誌　40:1679-1683, 2007
[35] 矢野一麿, 岡崎好夫, 衛藤隆一, 他. 結核性痔瘻に併存した痔瘻癌の1例. 日消外会誌　30:1819-1822, 1997
[36] 二木了, 東大二郎, 二見喜太郎, 他. 診断に苦慮した結核性肛門周囲膿瘍の1例. 臨と研　88:1577-1580, 2011

Summary

Current Status of Alimentary Tract Tuberculosis in Japan
—A Review of the Literature (1995—2015)

Hiroyuki Kobayashi[1]

A total of 593 reports of the last 21 years (1995—2015) on alimentary tract tuberculosis in Japan were collected. This study was focused on the analysis of the clinical features of intestinal tuberculosis, including antique changes with the former Yao paper (1985—1994). The results were as follows.

The disease part was high rate in the following order: large intestine, ileocecal lesion, and small intestine. However, reports have indicated that the incidence rate of tuberculosis in the large intestine decreased, whereas that of the small intestine increased. In addition, the number of infected elderly patients (over 80 years of age) was increasing. The auxiliary tubercular diagnostic method was shifting to IGRA from the tuberculin reaction. Because of the advancements in the diagnostic imaging of lung tuberculosis, the incidence of primary tuberculosis of the intestine decreased to approximately 30% in the recent years. More than 50% of the intestinal tuberculosis cases were surgically treated using stenosis, perforation, etc. Nowadays, a great attention must be given to the onset of tuberculosis induced by anti-TNF-α antibody therapeutic agents. Finally, the features of some other parts of the alimentary tract (the esophagus, stomach, and anus) tuberculosis were outlined.

This analysis showed that a confirmed diagnosis of intestinal tuberculosis is difficult; therefore, the use of diagnostic imaging, such as barium enema and colonoscopy, is important.

[1] Institute of Gastroenterology, Fukuoka Sanno Hospital, Fukuoka, Japan

主题　消化道结核的诊断与治疗及最新进展

小肠结核的诊断

——内镜检查特征及鉴别诊断

平井 郁仁[1, 2]
二宫 风夫
别府 刚志
安川 重义
岸 昌广
高田 康道
佐藤 祐邦
矢野 丰
八尾 建史
松井 敏幸
植木 敏晴[1]
中马 健太[3]
田边 宽
池田 圭祐
岩下 明德
艾新波　译

摘要●回顾性总结笔者所在科室回盲部外的14例小肠结核病例的诊治经验，发病年龄约67.6±13.7岁，男女性别比为4∶10，结核菌素试验及γ-干扰素释放试验阳性者4例（28.6%）。内镜检查观察病变形态多样性及溃疡活动性，其中，活动性溃疡9例（64.3%），4例表现为环形溃疡（28.6%），4例表现为环形狭窄（28.6%）。病理活检、结核杆菌培养及内镜检查治疗后评估，明确诊断者达（28.6%），10例为肠结核疑诊患者，其中有6例为诊断性抗结核治疗病例。肠结核的明确诊断非常困难，需要与克罗恩（Crohn）病等炎症性肠病相鉴别。而且，炎症性肠病患者抗TNF-α抗体的治疗前结核杆菌的筛查和潜在结核感染的处理非常有必要。

关键词　**肠结核　结核菌素试验　抗原特异性的γ-干扰素释放试验　克罗恩病　抗TNF-α抗体　潜在性结核感染**

[1] 福岡大学筑紫病院炎症性腸疾患センター
〒818-0052 福岡県筑紫野市大字俗明院1丁目1-1
E-mail : fuhirai@cis.fukuoka-u.ac.jp
[2] 地址同上，消化器内科
[3] 地址同上，病理部

前言

2014年日本总体结核登记病例数达47 845例，新发结核患者15.4/10万，活动性肺结核患者患病率10.6/10万，同欧美等国对比，仍处于较高水平[1]。日本同其他亚洲国家的结核患者未见明显减少，中部以上地区却有增加趋势[2]。基于上述情况，由于临床医生对结核感染性疾病的认识不足，肺结核及结核性疾病的准确诊断及治疗变得非常重要。肠结核好发于回盲部归因于其淋巴组织丰富。X线造影检查和内镜检查具有特征性变化，病变特点包括环形溃疡、狭窄，萎缩瘢痕带形成，回盲瓣变形，假憩室形成，肠管短缩。另外，由于小肠并非结核的好发部位，各种检查的诊断非常棘手。

现在，对本院回盲部病变为主的结核病例及不以回盲部为主要部病变部位的小肠结核病例小肠镜检查所见、诊断及治疗过程进行回顾性分析。而且，肠结核与炎症性肠病（inflammatory bowel disease，IBD）的鉴别诊断非常重要。肠结核患者经常被误诊为炎症性肠病，若诊断不当，应用抗TNF-α抗体将会导致严重的不良后果。炎症性肠病患者有可能合并结核感染，抗TNF-α抗体治疗前的结核筛查是必需的。本文拟探讨小肠结核的诊断及治疗，炎症性肠病和肠结核的鉴别诊断

表1 肠结核的诊断标准

1. 黏膜层外的肠壁、肠系膜及淋巴结处的结核杆菌培养阳性
2. 病变处的病理组织学检查证实有结核杆菌感染
3. 病变处的病理组织学检查提示有干酪样坏死伴肉芽肿
4. 外科手术见典型的肠系膜淋巴结处结核感染的肉眼形态学表现

以上满足 1 项即可确诊肠结核。

〔Paustian FF, et al. Intestinal tuberculosis. In Berk JE, WB Saunders (eds). Bockus Gastroenterology. 4th ed, Vol.3. Philadelphia, pp 2018-2036, 1985 より作成〕

及目前临床中的现实问题。

小肠结核病例的研究

1. 对象和方法

至 2015 年 3 月止，收集福冈大学筑紫医院消化内科双气囊小肠镜（double balloon enteroscopy，DBE）检查病例，收集典型的大肠结核、小肠结核确诊及疑诊病例 14 例。回顾分析患者的基础疾病、结核疾病相关筛查、小肠镜检查所见、结核诊断的正确与否及治疗经过。结核的诊断参照 Paustian 等 [3] 标准（**表 1**），抗结核治疗有效的病例亦符合上述诊断标准。病历记录了患者临床资料和治疗经过，确认记录了结核相关检查：结核菌素试验、γ－干扰素释放试验（interferon-Gamma release assay，IGRA）、抗酸杆菌培养及胸部 X 线检查。通过追溯内镜图片反映内镜下所见的病变特征。内镜肉眼形态参照黑丸 [4] 分类，包括较小病变（淋巴滤泡样隆起、阿弗他、糜烂）、活动性溃疡（圆形溃疡、地图状溃疡、环形溃疡）、非活动性病变的环形狭窄（**图 1**），并记录病理组织学所见。

2. 结果

1）患者背景

男性 4 名，女性 10 名，女性较男性多，发病年龄 67.6±13.7（33~84）岁，老年者居多。因为没有详细的问诊，研究不够充分，但知道有结核家族史者 3 例（21.4%）（**表 2**），1 例是医务工作人员，1 例是结核病患者，另 1 例是相同病区的患者。

2）结核相关检查（**表 2**）

结核菌素阳性者 13 例，其中 4 例患者表现为强阳性（30.8%），γ－干扰素释放试验阳性者 4 例。胸部 X 线检查中除 1 例检查结果不详尽，无法追踪或随访，4 例表现为陈旧性炎性改变，未见活动性肺结核病例。结核杆菌检出病例 4 例，大肠黏膜活检阳性者 3 例，胃液结核杆菌培养阳性者 1 例。

3）内镜检查特征

各种内镜的阳性检查结果详见**表 3**。观察淋巴滤泡样隆起、阿弗他、糜烂等较小病变。14 例患者中有 13 例内镜检查有上述较小病变（92.9%），3 例（21.4%）患者有活动性溃疡及环形狭窄。活动性溃疡患者有 9 例（64.3%），4 例（28.6%）表现为环形溃疡，4 例 (28.6%）表现为环形狭窄，溃疡瘢痕者 5 例 (35.7%)，2 例表现为环形溃疡瘢痕。也就是说，病变部位位于小肠的结核同位于回盲部、大肠的结核表现一致，主要表现为环形或者横向走行，形态的多样性与活动性溃疡的分级或分期具有相关性。另外，较小病变同活动性溃疡并存最多见，需要留意早期较小病变的临床病例。

4）结核的诊断依据、治疗经过

符合 Paustian 等 [3] 结核诊断标准（**表 1**）有 4 例（28.6%），非结核性肉芽肿者 1 例，典型的结核性肉芽肿者 3 例。本研究中，14 例患者全部接受抗结核治疗，其中，疑诊病例 10 例，抗结核治疗后病变部位再次评估，其中病变好转者 6 例，仍无法确定者 4 例（**图 2**）。4 例结核确诊患者中，2 例达到内镜下溃疡治愈标准，另外 2 例，1 例失访，1 例行外科手术。环形狭窄病例内镜下球囊扩张术（endoscopic ballon dilation，EBD）无效者选择外科手术。14 例患者中外科手术率 7.1%，另外，有 3 例患者有环形狭窄，2 例接受内镜下球囊扩张术，1 例经过抗结核治疗后进行随访观察，患者随访良好。

病例

［**病例 1**］ 确诊小肠结核 1 例（**表 2** 中病例 9）。

患者 60 岁，女性，无明显临床症状，实验室检查提示粪便潜血阳性，患者接受回结肠镜检查，回肠末端见小溃疡，患者接受双气囊小肠镜精查，

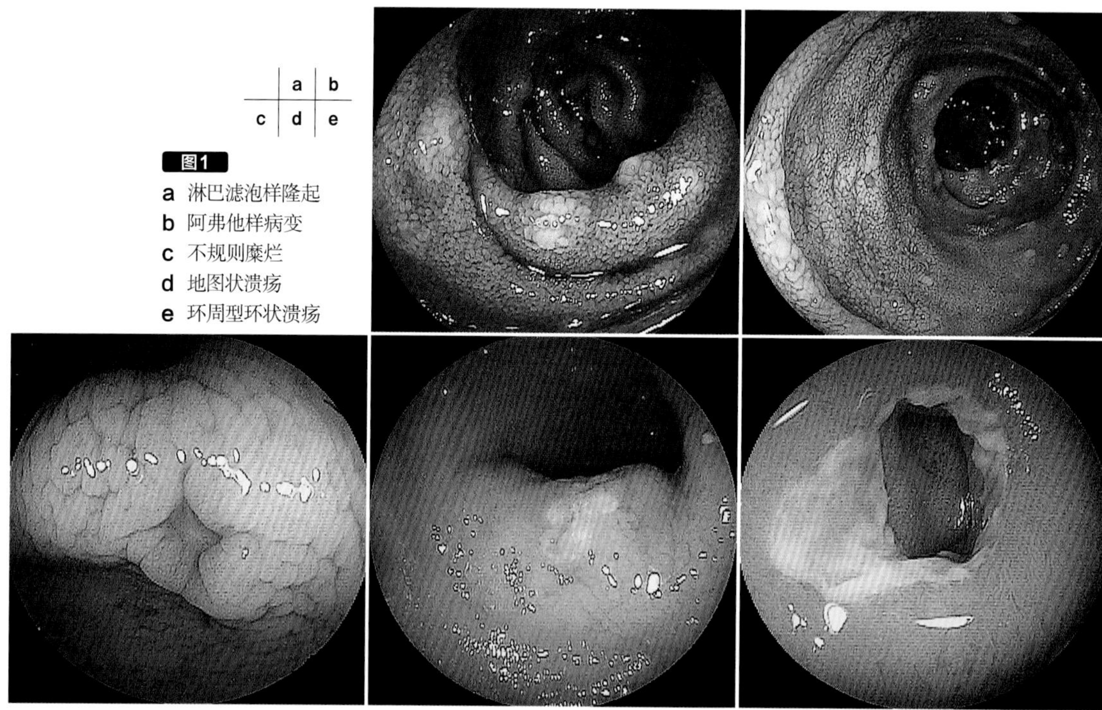

图1
a 淋巴滤泡样隆起
b 阿弗他样病变
c 不规则糜烂
d 地图状溃疡
e 环周型环状溃疡

表2 14 例小肠结核病例的患者背景及结核的相关性检查（n=14）

病例	性别	年龄(岁)	结核家族史	结核菌素试验	IGRA	胸部X线检查
1	男	66	有（1）	阳性	未检查	正常
2	女	74	无	阳性	阳性	正常
3	男	33	无	阳性	未检查	正常
4	女	73	无	阳性	未检查	正常
5	男	47	无	阳性	未检查	正常
6	女	60	有（1）	强阳性	未检查	正常
7	女	84	无	不明	未检查	不明
8	女	84	无	阳性	未检查	正常
9	女	68	无	强阳性	未检查	胸膜肥厚
10	男	73	无	阳性	未检查	胸膜肥厚
11	女	72	无	阳性	阳性	左下肺野异常
12	女	75	无	阳性	未检查	胸膜肥厚
13	女	73	有（2）	强阳性	阳性	正常
14	女	65	无	强阳性	阳性	正常

发现回盲部憩室，未见其他明显异常（**图3a**），回肠环形狭窄，病变邻近处见大小不规则的溃疡，圆形溃疡及溃疡周边炎性息肉（**图3b~e**）。临床疑诊肠结核，完成病理活检及结核杆菌培养。病理组织学Ziehl-Neelsen染色所见干酪样坏死是确诊结核的依据（**图3f~h**），小肠结核诊断明确。而且，结核菌素试验强阳性，胸部X线检查提示胸膜增厚。该患者接受标准的抗结核治疗方案（四联抗结核疗法：

表3 小肠结核病例内镜特征及阳性检查结果（n=14）

症例	内镜检查			
	小病变	活动性溃疡	环形狭窄	非活动性病变
1	淋巴滤泡样隆起、糜烂	环形溃疡	有	无
2	糜烂	无	无	无
3	糜烂、阿弗他	环形溃疡	无	无
4	糜烂	圆形及地图状溃疡	无	溃疡瘢痕
5	糜烂、阿弗他	无	无	无
6	淋巴滤泡样隆起、糜烂	圆形及地图状溃疡	无	无
7	淋巴滤泡样隆起、糜烂	无	无	溃疡瘢痕
8	淋巴滤泡样隆起、糜烂	小圆形溃疡	无	无
9	淋巴滤泡样隆起、糜烂	圆形、地图状及环形溃疡	有	无
10	糜烂、阿弗他	无	无	环形溃疡瘢痕
11	无	无	有	环形溃疡瘢痕
12	淋巴滤泡样隆起、糜烂	圆形溃疡	无	无
13	淋巴滤泡样隆起、糜烂	圆形及环形溃疡	无	无
14	淋巴滤泡样隆起、糜烂	圆形及地图状溃疡	有	溃疡瘢痕
所见阳性率	92.9%	64.3%	28.6%	35.7%

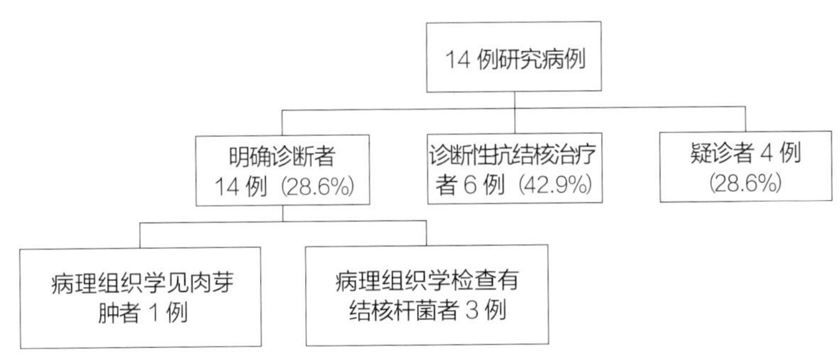

图2 14 例小肠结核的诊断研究信息（n=14）

异烟肼、利福平、吡嗪酰胺、乙胺丁醇），内镜复查提示患者恢复良好。

［**病例 2**］ 诊断性治疗病例（**表 2** 中病例 14）。

患者女，60 岁，既往有反复肠梗阻症状，遂于笔者所在科室接受双气囊小肠镜（DBE）精查。经肛门小肠镜检查提示回肠环形狭窄（**图 4a**），判断回肠狭窄为患者肠梗阻的病因。下行回肠见淋巴滤泡隆起、溃疡瘢痕、形态各异的不规则形溃疡（**图 4b~d**），临床疑诊肠结核，遂完善活检病理，结核杆菌培养检查。胃液结核杆菌培养阳性，活检病理未见特异性的干酪性肉芽肿。由于患者结核菌素试验强阳性，γ－干扰素释放试验（T-spot）阳性，高度怀疑肠结核，患者接受标准四联抗结核治疗。3 个月后复查，小肠镜检查提示溃疡好转，仍有狭窄，遂施行内镜下球囊扩张术（EBD）。抗结核治疗 6 个月后终止治疗，内镜下见溃疡愈合。小肠镜下球囊扩张术后 6 个月后复查小肠镜，溃疡治愈，狭窄明显改善（**图 4f**）。迄今为止，患者仍在随访中。

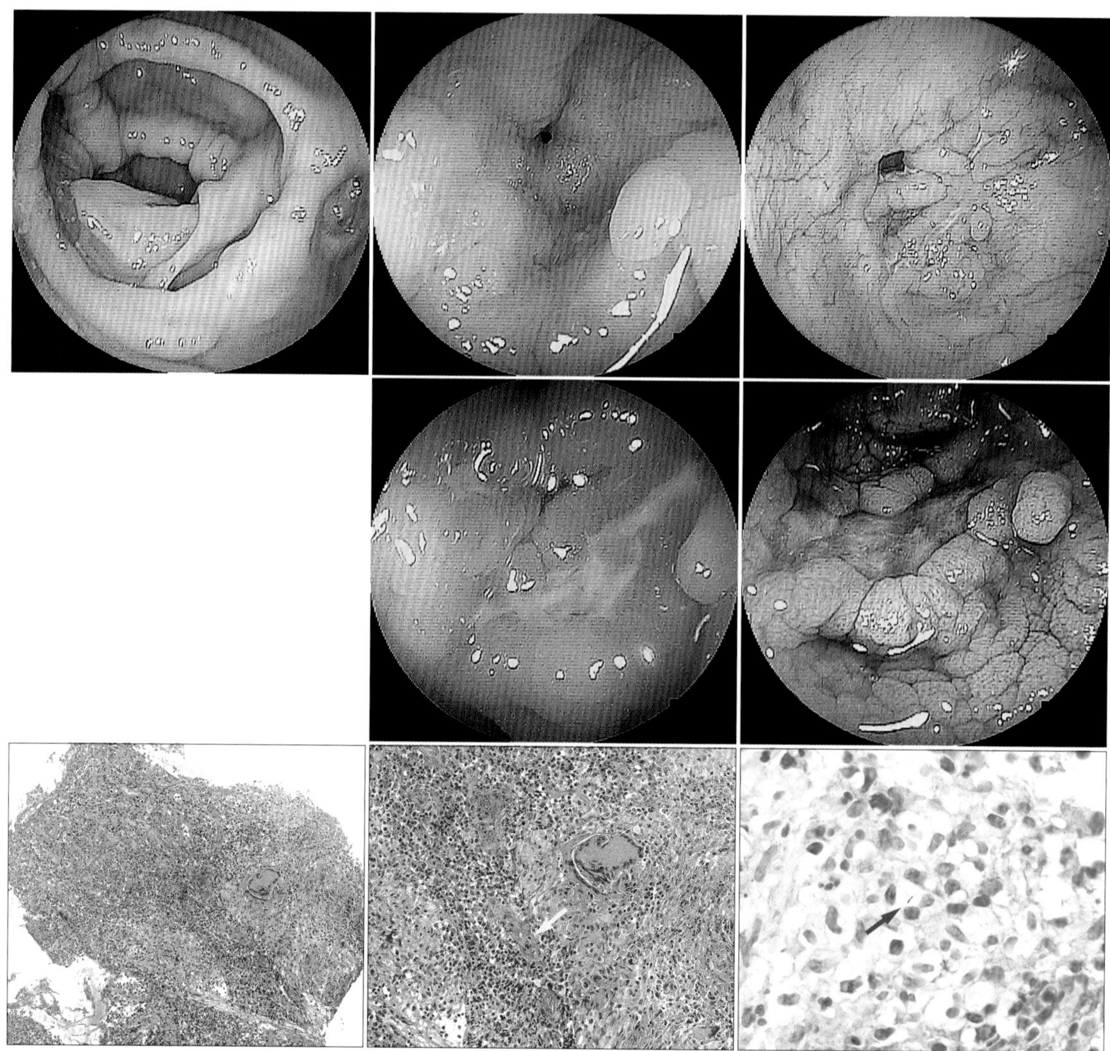

a	b	c
	d	e
f	g	h

图3 **［病例 1］**小肠结核确诊病例

a ~ c 经肛小肠镜检查（DBE）盲肠以上的结肠见憩室形成，无其他结核特征性所见（**a**）。回肠环形狭窄，邻近处有不规则溃疡形成及炎性息肉（**b，c**）。

d，e 狭窄邻近处的不规则溃疡的近距离观察，可见溃疡呈横向走行及非均一的白苔附着。

f ~ h 回肠环形溃疡处的活检病理组织图像。肉芽组织内见 Langhans 多核巨细胞（黄箭头）及类上皮肉芽肿（**f，g**）。抗酸染色（Ziel-Neelsen 染色）阳性（红箭头，**h**）。

讨论

1. 小肠结核的内镜诊断

日本仍然是结核发病蔓延国，结核患者接触性感染机会并不少。通过本次临床回顾分析及总结，3 名患者有结核家族史，2 名患者有结核可疑接触史。对于结核疑诊或者结核接触史的患者，详细的问诊非常重要，这是明确诊断的第一步。肠结核包括原发性结核和继发性结核。其中，原发性肠结核约占 50%，活动性肺结核约占 25%[5]。对于确诊结核感染的各种培养检查是必要的，本研究观察痰标本结核杆菌阳性的病例极其罕见。八尾教授发现肠结核患者粪便、胃液培养阳性者约 10%[6]。本文研究中肠结核患者粪便、胃液培养阳性者仅 3

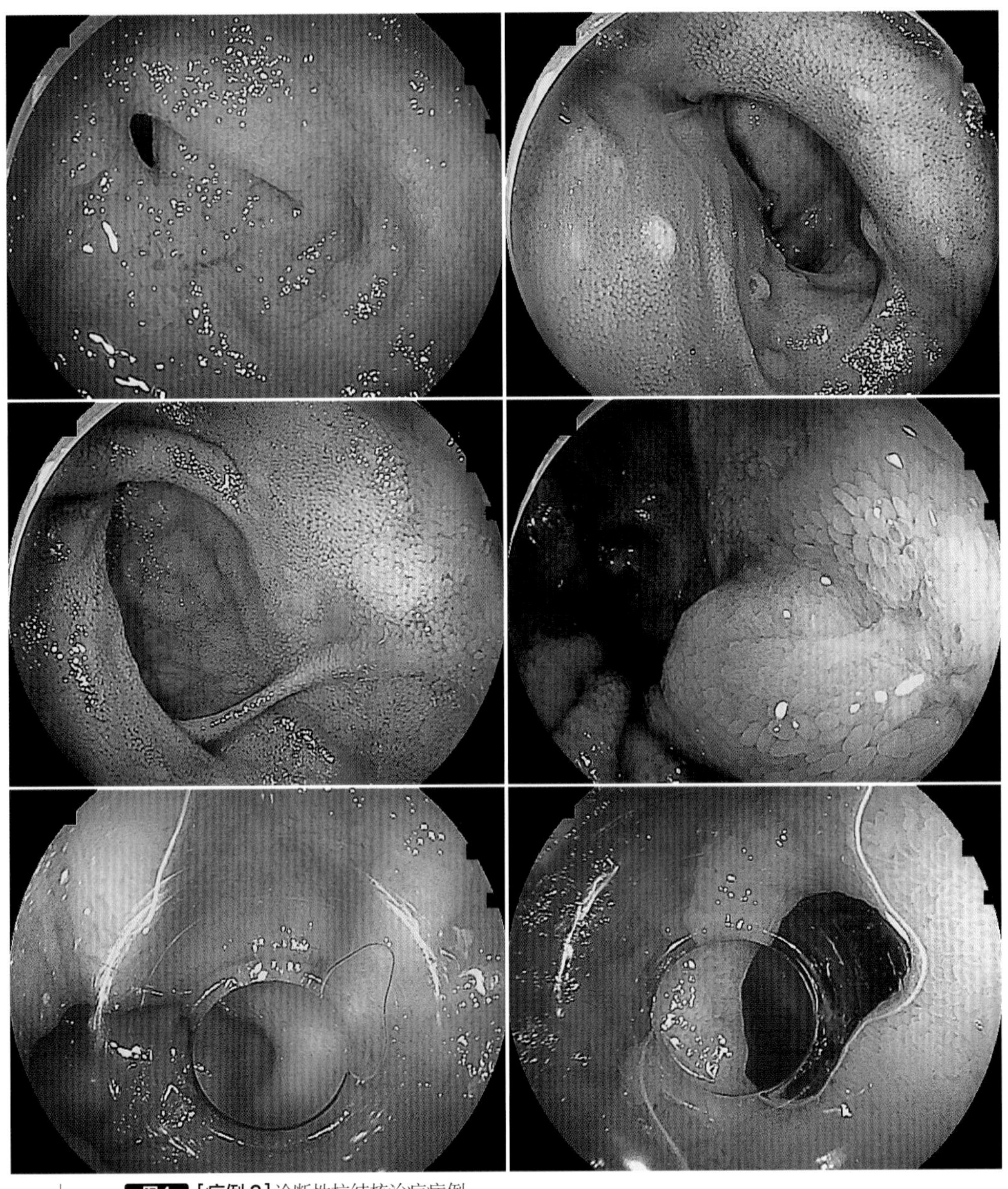

a	b
c	d
e	f

图4 ［**病例 2**］诊断性抗结核治疗病例

a ~ d 经肛小肠镜检查提示回肠环形狭窄（**a**），多发的淋巴滤泡样隆起（**b**），线状溃疡瘢痕（**c**），不规则的小溃疡（**d**）。

e，f 9 个月后复查小肠镜，溃疡瘢痕存在，经内镜下球囊扩张术后环形狭窄明显改善（**f**）。

例。即便如此，结核杆菌感染相关性筛查、活检材料及培养等检查对于结核杆菌感染的明确诊断是必要的。另外，Paustian 等[3]认为结核的诊断标准是病变组织存在干酪性肉芽肿。本讨论中［**病例 1**］为 4 例确诊病例的代表，病理组织学见干酪样肉芽肿，但是，确诊病例仅 28.6%，像［**病例 2**］的诊断性抗结核治疗病例（42.9%）及疑诊病例（28.6%）较多，也就是说，结核相关筛查、内镜检查等对小肠结核诊断更加具有临床意义。

在结核菌素试验阳性的病例，强阳性者 4 例怀疑活动性结核的可能性是存在的。γ-干扰素释放试验检查者病例较少，尽管全都是阳性，结核的相关性辅助诊断比较有限。本文研究观察，小肠结核的内镜特征同回盲部肠结核病例形态学特征一致[7]。溃疡病变呈非圆形的地图状溃疡，环形溃疡及环形狭窄者病例较多见。另外，溃疡分布不规则，伴有白苔附着，边界不清晰的病例也较多见。回肠末端、远端回肠是小肠结核的好发部位，需要引起临床重视。对于上述部位较多的较小病变的认识是诊断小肠结核的有利线索。笔者[8]认为小肠的较小病变，也就是说上述部位存在阿弗他溃疡、糜烂等病变具有重要的临床特征。肠结核诊断报告中对于 Peyer 斑的发现或者观察具有重要意义。由于本次研究病例数量较少，需完善病例样本量，开展更全面的研究。

本研究病例对象均接受抗结核治疗，1 例接受外科手术，8 例患者抗结核治疗后再次复查内镜，提示病变好转。高度疑诊结核及符合 Paustian 等[3]诊断标准确诊病例者并不多见。因此，如果对于小肠结核疑诊病例者进行诊断性抗结核治疗，抗结核治疗后内镜的复查非常有必要。评估抗结核治疗是否有效的时间是 3 个月到半年。

2. 小肠结核同其他炎症性疾病的鉴别诊断

正如前所述，小肠结核的明确诊断绝非易事。各种内镜检查、病理活检也是该病同其他炎症性肠病相鉴别的手段。病变好发部位、溃疡形态、是否伴发狭窄、病理组织学所见等都是着眼点。小肠结核与 *SLCOA*1 基因相关慢性肠病（Chronic enteropathy associated with *SLCO2A*1 gene，CEAS）[9]，NSAIDs 源性小肠病、克罗恩病等疾病的鉴别诊断非常重要。

CEAS 是日本专家首先提出来的一个疾病概念，曾经被称为非特异性多发性小肠溃疡病，该病与肠结核所致的狭窄形态非常类似，病变呈非对称性分布，具有典型的螺纹状分布（**图 5**）。而且，回肠末端通常是肠结核的好发部位，回肠狭窄也较多见，病变呈浅表性溃疡，边界清晰，近似于正常黏膜[10]。上述特征较容易与肠结核鉴别，活检病理组织学具有非特异性特征。

NSAIDs 源性小肠病同肠结核一致，具有横向走行溃疡、环形溃疡等形态。然而，肠结核的横行或者环形形态特征提示结核杆菌感染所致浸润性表现，病变范围不均匀，边缘不整齐，大小不等的白苔附着较多见（**图 1e**）。对比肠结核，NSAIDs 源性小肠病具有环形溃疡，边界清晰、大小均匀的白苔附着，Kerckring 皱襞与环形溃疡并行，呈环状排列（**图 6a**）。因此，肠结核、NSAIDs 源性小肠病的形态特征迥然不同，内镜鉴别诊断并不困难。NSAIDs 源性小肠病所致小肠狭窄较多见，典型表现为小肠溃疡改善后发生狭窄，若详细观察，不难发现 NSAIDs 源性小肠病与肠结核的差异（**图 6b**）。活检病理发现凋亡小体（apoptotic body），非常具有特异性[11]。

关于克罗恩病与肠结核的形态学鉴别诊断思路，诸多教材已经详细提及，如纵行溃疡形态、透壁性较小病变分布等，笔者就不在此赘述。Peyer 斑、肠系膜系膜侧横向走行、环形分布的形态各异的活动期的病变是肠结核的特征性表现。对比肠结核，克罗恩病好发于肠系膜侧，溃疡、阿弗他溃疡等较小病变呈纵行分布（**图 7a**），病变呈节段性或跳跃性分布具有重要的鉴别诊断意义。另外，肠结核患者可见到回盲部以上结肠肠管短缩、多发溃疡瘢痕形成。克罗恩病会导致回肠纵行方向变形。肠管狭窄、假性憩室、肠系膜侧肠管短缩及狭窄更多见于克罗恩病（**表 7b**）。上述检查所见是基于内镜检查、X 线造影检查而获得。日本难治性炎症性肠病调查研究机构制定了克罗恩病形态特征、病理组织学等诊断标准[12]，该诊断标准详细记录克罗恩病的形态特征、病理组织学及与其他疾病鉴别诊断要点。日本诊断标准较为严格，根据国外研究文献可知，国外克罗恩病与肠结核的鉴别诊断问题仍然存在[13, 14]。肠结核患者临床表现有纳差、消瘦、回盲部病变。便血、左半结肠病变，节段性病变分布及局灶性肠炎符合克罗恩病表现[15]。在某些地区，结核的患病率或者发病率呈下降趋势，但是克罗恩病发病率却有上升趋势。HIV 感染者、免疫抑制剂治疗者是结核感染的高危人群。为此，克罗恩病与肠结核的鉴别诊断极其重要，迫切需要

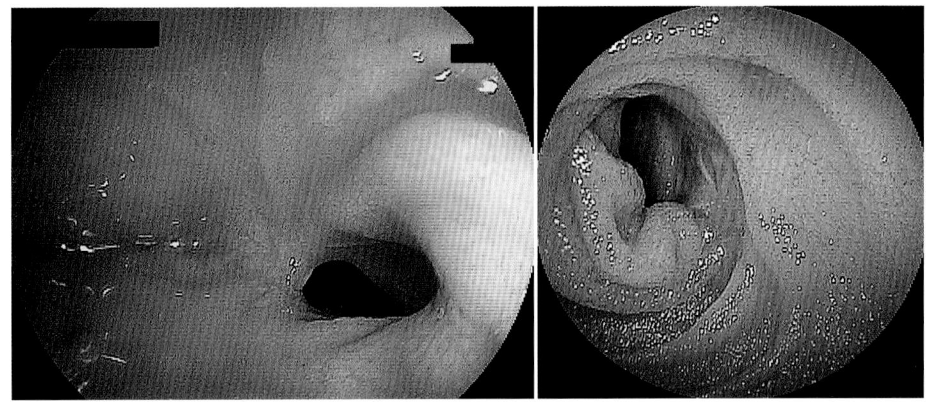

a | b

图5 CEAS 的内镜图像

a 经中心静脉肠外营养治疗后的回肠狭窄部邻近处的 2 条溃疡瘢痕存在，肠轴方向固定，呈斜向走行方向。

b 回肠肠管狭窄及浅表溃疡，溃疡边缘整齐，溃疡周边是正常的肠黏膜，Kerckring 皱襞呈斜向走行。

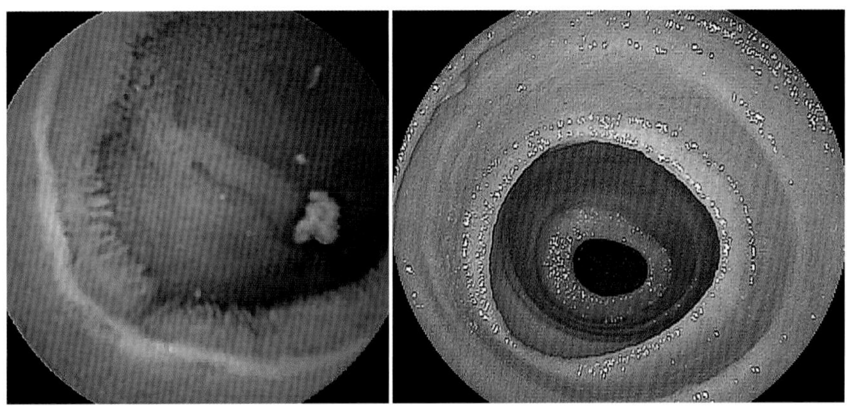

a | b

图6 NSAIDs 所致的小肠病变的内镜图像

a 胶囊内镜检查提示沿 Kerckring 皱襞方向的环形溃疡。

b NSAIDs 停药后的经口小肠镜检查所见。空肠多发的环形溃疡瘢痕及肠管狭窄。

寻求全球性的对策。

3. 抗肿瘤坏死因子抗体－α（TNF－α）抗体治疗与结核感染的治疗策略

抗 TNF－α 抗体是治疗 IBD 临床效果较佳的药物，目前，全世界范围内已广泛应用。应用该药物治疗过程中需要注意潜伏的结核感染再次被激活。抗 TNF－α 抗体治疗中，患者潜伏结核感染再次激活的风险是未接受抗 TNF－α 抗体治疗患者的 2~8 倍[16]。而且，抗 TNF－α 抗体联合免疫抑制剂的使用使得潜伏的结核再次感染风险明显增加，国外学者报道风险可高达 13 倍[17]。也就是说，随着 IBD 患者联合治疗的广泛应用，抗 TNF－α 抗体治疗前结核的筛查非常有必要。IGRA 检查前，要完善胸部 X 线检查、结核菌素试验及结核培养检查。但是，结核菌素试验受患者免疫抑制剂的使用影响。糖皮质激素治疗超过 1 个月、免疫抑制剂治疗超过 3 个月后，结核菌素试验检查结果基本为阴性。最初结核菌素试验阴性的患者，建议 1~8 周后再次复查结核菌素试验[18]。而且，最新的指南推荐接种卡介苗（BCG），IGRA 阳性患者进行结

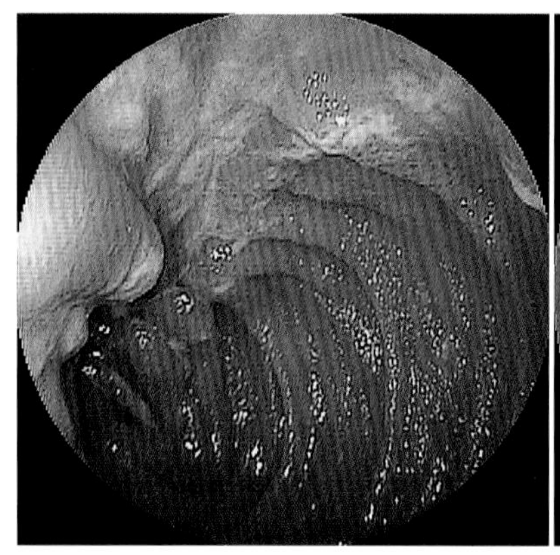
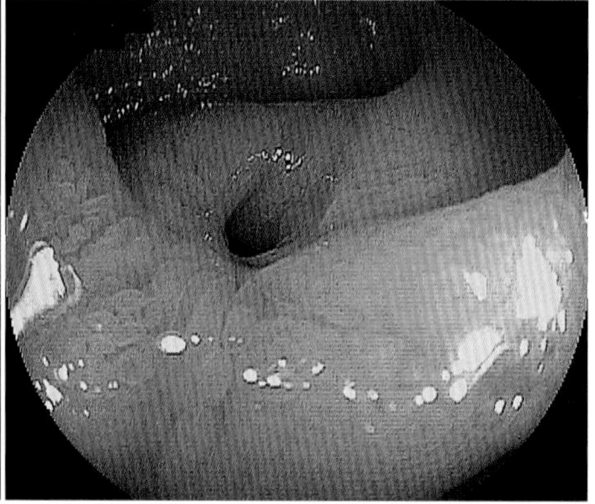

a | b

图7 克罗恩病的内镜图像（经肛小肠镜检查）
a 肠系膜附着侧的回肠水肿伴散在的纵行溃疡形成。
b 回肠严重狭窄伴临近处假性憩室形成。

核感染的筛查[19]。即使结核筛查被广泛推荐，全部接受结核筛查者并不多，研究报告显示结核筛完成率为73%~80%[20]。另外，欧洲临床研究报道，虽然患者经过严格的结核感染筛查，但是抗TNF-α抗体治疗后再次结核感染的病例仍然有散发的病例报告[21, 22]。而且，IBD患者免疫抑制剂治疗中结核的筛查方法同结核菌素试验、IGRA检查的优缺点尚未明确[23]。针对本国（日本）国情，结核菌素试验同IGRA两者联合应用于结核的筛查，见日本呼吸病学会推荐的结核防治规范流程图（**图8**）[24]。结核的感染是可预防的，部分患者抗TNF-α抗体治疗需要延迟，部分患者抗结核治疗的预防性药物应用是有必要的。Takeuchi等[25]研究发现，分析日本慢性类风湿性关节炎5000例患者接受英夫利昔（类克）治疗的病例，发现后期3000例、前期2000例患者合理地预防性抗结核治疗后，结核发病率明显减少。我们只是强调说明预防性抗结核治疗对于结核感染的发生有明显的预防效果，大家可以参考日本结核病学会制定的《潜伏期结核感染治疗指南》[26]。具体来说，对于某些潜伏性结核感染及疑诊患者，国内（日本）专家建议应用抗TNF-α抗体治疗前3周，口服异烟肼抗结核治疗（5mg/kg，最大剂量300mg/d），且异烟肼口服疗程至少6个月。笔者所在医院对于那些潜伏性结核及疑诊结核患者采取上述结核筛查应对策略。然而，欧美学者推荐异烟肼的口服治疗疗程为9个月（剂量为300mg/d），也考虑到结核治疗过程的耐药性[27]，因此，我们需要谨慎应对所有潜伏性结核及疑诊结核患者。

结语

回顾分析笔者所在医院14例小肠结核患者的临床资料、内镜表现、诊断过程及治疗经过。疾病诊断时年龄介于67.6±13.7岁，患者均为高龄，结核菌素试验、γ-干扰素释放试验（IGRA）检查全部为阳性。内镜检查发现形态各异试验及活动性溃疡并存。活动性溃疡者9例（64.3%），环形溃疡者4例（28.6%），明确诊断者较少，仅4例（28.6%），疑诊小肠结核者10例，6例经过抗结核治疗后，内镜复查提示小肠病变明显好转。

通过对笔者所在医院病例的深入探讨，不难发现回盲部特征性病变对于诊断小肠结核非常具有意义。由于大家认识到免疫异常在IBD发病原因中扮演着重要的角色，因此，将IBD的治疗带进了免疫抑制剂治疗的新时代。如何寻求更有效的结核感染筛查，值得每个临床医生思考。另外，免疫功能低下及应用免疫抑制剂治疗的患者、逐渐增高的结核感染率，这些需要引起临床医生的高度重

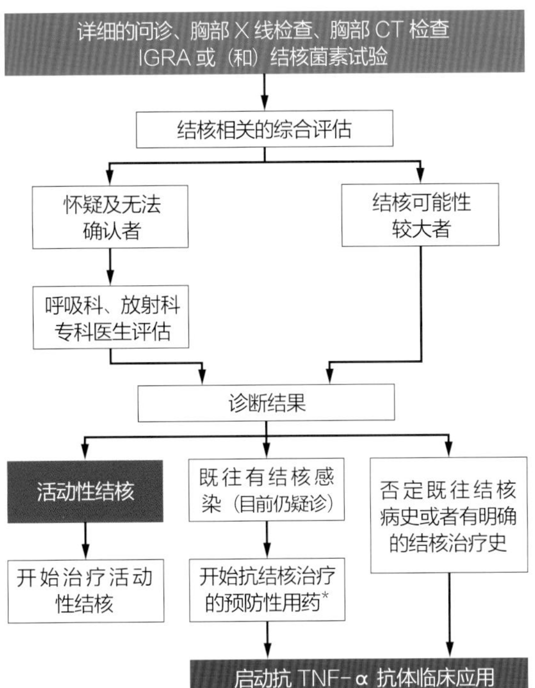

图8 生物学制剂治疗中的结核应对方案

*：应用抗TNF-α抗体治疗前3周，先口服抗结核药（异烟肼等），然后同时用药6~9个月。

〔日本呼吸器学会—生物学的製剤と呼吸器疾患·診療の手引き作成委員会（编）．生物学的製剤と呼吸器疾患診療の手引き．日本呼吸器学会，2014より改变して作図〕

视。

参考文献

[1] 平成26年結核登録者情報調査年報集計結果(概況). http://www.mhlw.go.jp/bunya/kenkou/kekkaku-kansen-shou03/14.html最終アクセス日2016年11月8日

[2] 結核の統計「結核の統計」資料編. http://www.jata.or.jp/rit/ekigaku/toukei/adddata/最終アクセス日2016年11月8日

[3] Paustian FF, Marshall JB. Intestinal tuberculosis. *In* Berk JE, WB Saunders(eds). Bockus Gastroenterology. 4th ed, Vol.3. Philadelphia, pp 2018-2036, 1985

[4] 黒丸五郎. 腸結核症の病理. 結核新書12. 医学書院, p 28, 1952

[5] 八尾恒良, 櫻井俊弘, 山本淳也, 他. 最近の腸結核—10年間の本邦報告例の解析. 胃と腸 30:485-490, 1995

[6] 八尾恒良, 岩下明德, 飯田三雄. 腸結核. 八尾恒良, 飯田三雄(编). 小腸疾患の臨床. 医学書院, pp 159-168, 2004

[7] 白壁彦夫, 吉川保雄, 織田貫爾, 他. 大腸結核のX線診断. 胃と腸 12:1597-1622, 1977

[8] 平井郁仁, 別府孝浩, 西村拓, 他. 小腸小病変に対する内視鏡所見および診断能の検討. 胃と腸 44:983-993, 2009

[9] Umeno J, Hisamatsu T, Esaki M, et al. A Hereditary Enteropathy Caused by Mutations in the SLCO2A1 Gene, Encoding a Prostaglandin Transporter. PLoS Genet 11:e1005581, 2015

[10] 平井郁仁, 松井敏幸. 慢性出血性小腸潰瘍症—いわゆる非特異性多発性小腸潰瘍症. 胃と腸 43:603-610, 2008

[11] 八尾隆史, 蔵原晃一, 大城由美, 他. 非ステロイド系抗炎症剤(NSAID)起因性腸病変の臨床病理学的特徴と病態. 胃と腸 42:1691-1700, 2007

[12] 松井敏幸. 潰瘍性大腸炎診断基準(案). 難治性炎症性腸管障害に関する調査研究, 平成22年度総括·分担研究報告書. pp 479-483, 2011

[13] Dutta AK, Sahu MK, Gangadharan SK, et al. Distinguishing Crohn's disease from intestinal tuberculosis: a prospective study. Trop Gastroenterol 32:204-209, 2011

[14] Zhang T, Fan R, Wang Z, et al. Differential diagnosis between Crohn's disease and intestinal tuberculosis using integrated parameters including clinical manifestations, T-SPOT, endoscopy and CT enterography. Int J Clin Exp Med 8:17578-17589, 2015

[15] Makharia GK, Srivastava S, Das P, et al. Clinical, endoscopic, and histological differentiations between Crohn's disease and intestinal tuberculosis. Am J Gastroenterol 105:642-651, 2010

[16] National Institute for Health and Clinical Excellence. Tuberculosis: Clinical diagnosis and management of tuberculosis, and measures for its prevention and control. National Institute for Health and Clinical Excellence, 2011

[17] Lorenzetti R, Zullo A, Ridola L, et al. Higher risk of tuberculosis reactivation when anti-TNF is combined with immunosuppressive agents: a systematic review of randomized controlled trials. Ann Med 46:547-554, 2014

[18] Obrador A, López San Román A, Muñoz P, et al. Consensus guideline on tuberculosis and treatment of inflammatory bowel disease with infliximab. Spanish Working Group on Crohn Disease and Ulcerative Colitis. Gastroenterol Hepatol 26: 29-33, 2003

[19] Rahier JF, Ben-Horin S, Chowers Y, et al. European evidence based consensus on the prevention, diagnosis and management of opportunistic infections in inflammatory bowel disease. J Crohns Colitis 3:47-91, 2009

[20] Smith MY, Attig B, McNamee L, et al. Tuberculosis screening in prescribers of anti-tumor necrosis factor therapy in the European Union. Int J Tuberc Lung Dis 16:1168-1173, 2012

[21] Jauregui-Amezaga A, Turon F, Ordás I, et al. Risk of developing tuberculosis under anti-TNF treatment despite latent infection screening. J Crohns Colitis 7:208-212, 2013

[22] Debeuckelaere C, De Munter P, Van Bleyenbergh P, et al. Tuberculosis infection following anti-TNF therapy in inflammatory bowel disease, despite negative screening. J Crohns Colitis 8:550-557, 2014

[23] Shahidi N, Fu YT, Qian H, et al. Performance of interferon-gamma release assays in patients with inflammatory bowel disease: a systematic review and meta-analysis. Inflamm Bowel Dis 18:2034-2042, 2012

[24] 日本呼吸器学会—生物学的製剤と呼吸器疾患·診療の手引き作成委員会(编). 生物学的製剤と呼吸器疾患診療の手引き. 日本呼吸器学会, 2014

[25] Takeuchi T, Tatsuki Y, Nogami Y, et al. Postmarketing surveillance of the safety profile of infliximab in 5000 Japanese patients with rheumatoid arthritis. Ann Rheum Dis 67:189-194, 2008

[26] 加藤誠也, 西村伸雄, 高梨信吾, 他. 潜在性結核感染症治療指針. 結核 88:497-512, 2013

[27] IUAT Committee on Prophylaxis. Efficacy of various durations of isoniazid preventive therapy for tuberculosis: five years of follow-up in the IUAT trial. International Union Against Tuberculosis Committee on Prophylaxis. Bull World Health Organ 60:555-564, 1982

Summary

Diagnosis of Small Bowel Tuberculosis-characteristics of Endoscopic Findings and Differential Diagnosis

Fumihito Hirai[1, 2], Kazeo Ninomiya, Tsuyoshi Beppu, Shigeyoshi Yasukawa, Masahiro Kishi, Yasumichi Takada, Yuho Sato, Yutaka Yano, Kenshi Yao, Toshiyuki Matsui, Toshiharu Ueki[1], Kenta Chuman[3], Hiroshi Tanabe, Keisuke Ikeda, Akinori Iwashita

[Background] It is difficult to diagnose intestinal Tbc (tuberculosis) without a typical lesion in the ileocecal region. The diagnostic methods for and clinical course of this condition remain unclear.

[Methods] We investigated the diagnostic methods including endoscopic findings, clinical course, and prognosis in subjects with intestinal Tbc without a typical lesion in the ileocecal region. There were 14 subjects (age: 67.6±13.7 years, male: female=4: 10) diagnosed and treated at our hospital.

[Results] TST (tuberculin skin test) and interferon-gamma release assay were positive in all subjects. Four subjects (28.6%) were strongly positive for the TST. Endoscopic findings tended to show various morphological lesions. An active ulcer was found in 9 subjects (64.3%) and an annular ulcer, which is a typical lesion of intestinal Tbc, and annular stenosis were found in 4 subjects each (28.6%). Using the diagnostic criteria defined by Paustian et al., among the 14 subjects, only 4 (28.6%) were diagnosed as having definite Tbc and 10 were diagnosed as having suspected Tbc. Among these 10 subjects without a definite diagnosis, 6 had improvement in small bowel lesions after the use of anti-Tbc drugs.

[Conclusion and discussion] This study suggests that it is difficult to correctly diagnose intestinal Tbc involving only the small bowel. Recently, an anti-TNF-α antibody, which is a risk factor for Tbc infection and latent Tbc exacerbation, has been widely used for treating CD (Crohn's disease). As both CD and intestinal Tbc often have small bowel lesions, morphological findings are very important for correctly diagnosing these diseases. Considering the risk of the incorrect use of the anti-TNF-α antibody for treating intestinal Tbc, it is necessary to make a strict differential diagnosis between these diseases using a morphological evaluation and proper screening for Tbc.

[1] Inflammatory Bowel Disease Center, Fukuoka University Chikushi Hospital, Chikushino, Japan

[2] Department of Gastroenterology, Fukuoka University Chikushi Hospital, Chikushino, Japan

[3] Department of Pathology, Fukuoka University Chikushi Hospital, Chikushino, Japan

主题　消化道结核的诊断与治疗及最新进展

肠结核的影像诊断

——以大肠病变为中心

前畠 裕司[1]
江崎 干宏
河内 修司[2]
八板 弘树[3]
金 玹志[4]
藤冈 审[5]
池上 幸治[6]
井原 勇太郎[7]
秋吉 大辅[8]
樋田 理沙[9]
平桥 美奈子
永田 丰[1]
冈本 康治
森山 智彦
松本 主之[10]
汪　旭　译

摘要●本文回顾性研究 54 例有活动性大肠结核的临床表现、X 线造影和内镜所见。24 例（44%）没有明显的临床症状，但是观察到以盲肠（74%）和升结肠（72%）为中心有不规则溃疡（63%）、轮状溃疡（56%）、糜烂（50%）等活动性病变。其中，80% 并存肠管变形、回盲瓣开大、萎缩瘢痕带等所见，也有 11% 仅有轻微活动性病变。而根据活检标本鉴定结核杆菌中，培养法 48%,（阳性）最高，只有 15% 确认为干酪样肉芽肿。根据以上结果，认为大肠结核的诊断应以提高 X 线造影、内镜检查所见为主要手段，对于只有轻微病变的病例有必要结合 IFN-γ 释放试验综合判断。

关键词　**大肠结核　轮状溃疡＊　不规则溃疡　肉芽肿　IFN-γ 释放试验**

＊：译者注：日本将消化道结核溃疡的镜下所见细分为轮状溃疡（溃疡的长轴与肠管的长轴垂直，溃疡宽度小于 2cm）和带状溃疡（溃疡宽度大于 2cm），国内统称为环形溃疡。本文翻译时，尊重原文表述上的差异，按原文翻译。

[1] 九州大学大学院医学研究院病態機能内科学
〒812-8582 福岡市東区馬出 3 丁目 1-1
E-mail : ymaehata@intmed2.med.kyushu-u.ac.jp
[2] 千早病院内科
[3] 松山赤十字病院胃腸センター
[4] 福岡ゆたか中央病院消化器科
[5] 福岡赤十字病院消化器内科
[6] JCHO 九州病院肝・胆・膵・消化管内科
[7] 九州中央病院内科
[8] 福岡山王病院消化器内科
[9] 九州大学大学院医学研究院形態機能病理学
[10] 岩手医科大学医学部内科学講座消化器内科消化管分野

前言

根据结核研究所流行病信息中心[1]的统计，尽管日本的结核患病率有逐渐减少的倾向，2014 年结核患者的新发登记也有 2 万人。其中多数为肺结核患者，新发肠结核患者有 281 人（1.4%）登记。肠结核是结核杆菌（mycobacterium tuberculosis）原发或继发于消化道或其旁淋巴结引起感染而发生的肠道炎症性疾病。关于其临床表现以及 X 线造影、内镜所见的特征，目前为止还没有详细的探讨[2-4]。随着检查仪器的进步，内镜检查成为消化道影像诊断的主流，遇到仅有轻微黏膜病变的肠结核病例的机会也不是很少了。此外，随着炎症性肠病内科治疗使用生物学制剂和免疫调节剂的情况增加，确诊肠结核也越来越重要。因此，本文以明确近期肠结核病例的临床表现和影像学所见的特征为目的，回顾性研讨笔者的经验病例。

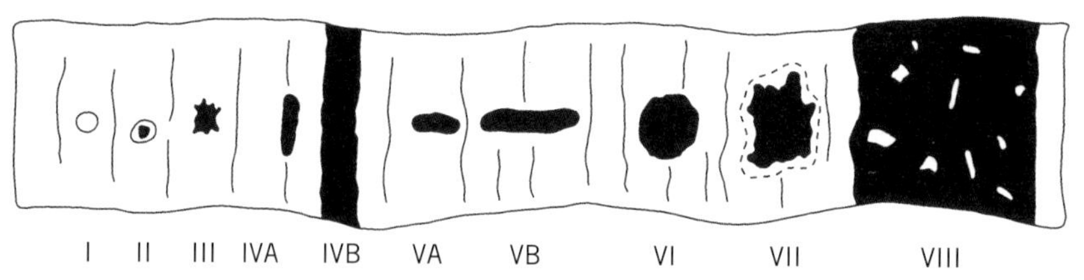

图1 黑丸分类

Ⅰ型：初期病变，可见小米粒~芝麻粒大的结核结节。Ⅱ型：结核结节的坏死物质突破黏膜向肠腔内排出，形成小溃疡。Ⅲ型：Ⅱ型变得略大，呈黄豆或扁豆大。Ⅳ型：肠管的横轴方向溃疡，即所谓的轮状溃疡或者带状溃疡（A：直径 2cm 以下；B：2cm 以上）。Ⅴ型：纵轴方向的溃疡（A：直径 2cm 以下；B：2cm 以上）。Ⅵ型：圆形或类圆形的溃疡，大小超过扁豆。Ⅶ型：不规则溃疡，大小超过扁豆。Ⅷ型：溃疡互相融合，形成广泛的溃疡。

对象和方法

1. 研究对象

1998—2016 年期间，以我科及相关单位诊断的 54 例活动性大肠结核为对象。大肠确认有活动性病变，需：①活检培养或组织内证明有结核杆菌；②活检组织证明有肉芽肿；③结核菌素试验或 IFN-γ 释放试验 [QFT（QuantiFERON®）或 T-SPOT®] 阳性，满足其中任意一点即可确诊。本研究不包括活动性病变仅局限于小肠的肠结核病例和陈旧性肠结核的病例。

2. 对影像学表现的评价

关于末端回肠以及盲肠~直肠的病变分布，在全结肠镜检查所见的基础上，计算出各个区域所见的阳性率。通过小肠 X 线造影检查、胶囊内镜检查或气囊小肠镜检查查出小肠病变的病例，对空肠以及回肠（不包括末端回肠）所见的阳性率也进行了探讨。

基于内镜检查所见，大肠病变按照黑丸[5]的分类标准进行分类（**图1**）。可分为Ⅰ型（结核结节），Ⅱ型（糜烂），Ⅲ型（小溃疡），Ⅳ型（轮状溃疡），Ⅴ型（纵行溃疡），Ⅵ型（类圆形溃疡），Ⅶ型（不规则形溃疡），Ⅷ（广泛带状溃疡），并研究各自的阳性率。在内镜所见以及 X 线造影所见的基础上，评价有无萎缩瘢痕带[6]、回盲瓣开大、炎症性息肉、肠管变形（肠管短缩或假憩室等）和肠管狭窄。

3. 结核杆菌感染的证明

关于结核杆菌感染的证明，本文探讨了活检标本的培养检查、PCR（polymerase chain reaction）法、Ziehl-Neelsen 染色的阳性率。在结核杆菌的间接证明及辅助诊断法方面，探讨了活检组织中干酪样肉芽肿及类上皮细胞肉芽肿的阳性率，结核菌素反应，IFN-γ 释放试验 [QFT（QuantiFERON®）或 T-SPOT®] 的阳性率。对同时进行 IFN-γ 释放试验和其他检查法的病例采用 McNemar 检验比较阳性率。*P* 值小于 0.05 判定时有统计学差异。

结果

1. 研究对象的临床表现

表 1 总结了研究对象的临床表现。男性 23 例，女性 31 例，诊断时平均年龄 64 岁（26~86 岁）。临床症状中腹痛 12 例，最多，其次为腹泻 10 例，便血、血便 7 例。但是有 24 例没有明确的临床症状，因为便潜血检查阳性或精查其他疾病进行结肠镜检查时被发现。血液检查中有 13 例（24%）CRP 值上升（>0.3mg/dl），只有 2 例（4%）呈白细胞高值（≥ 9000/μl）。18 例（33%）贫血（<12g/dl），10 例（19%）表现为低清蛋白血症（≤ 3.6g/dl）。另外，确认肺结核 19 例，结核性胸膜炎 3 例，22 例（41%）考虑继发性肠结核，其他 32 例没有明确发现其他脏器的结核病变，诊断为原发性肠结核。

表1 54 例大肠结核的临床表现

项目	
性别（男性:女性）	23:31
平均年龄（范围）	64（26~86）岁
临床症状（有重复病例）	
腹痛	12（22%）
腹泻	10（19%）
便血、血便	7（13%）
体重减少、呕吐、便秘、食欲不振、腹部胀满、发热	2（ 4%）
没有自觉症状	24（44%）
血液检查［中央值（范围）］	
白细胞	5 800（730～11 050）/μl
Hb	13.1（9.2～16）g/dl
Alb	4.2（2.5～5.0）g/dl
CRP	0.11（0.01～5.31）mg/dl
合并其他部位结核	
肺结核	19（35%）
结核性胸膜炎	3（ 6%）
没有（原发性）	32（59%）

2. X 造影、内镜所见

1）病变分布（**表 2**）

包括末端回肠在内的大肠各个部位所见阳性率如下：末端回肠 13 例（24%），盲肠 40 例（74%），升结肠 39 例（72%），深部大肠高发。横结肠病例中也有 16 例（30%）确认病变，从降结肠开始的远端大肠所见阳性率比较低。

39 例进行了小肠病变的检查，X 线造影检查 32 例，经肛门气囊小肠镜检查 4 例，胶囊内镜检查 3 例。其结果，X 造影检查 2 例、经肛门气囊小肠镜 1 例，共 3 例确认回肠病变，没有空肠病变。

2）病变发生率及影像学特征（**表 3**）

病变的形态中，以Ⅶ型（不规则溃疡，**图 2a**）34 例（63%）最多，其次为Ⅳ型（轮状溃疡，**图 2b**）30 例（56%），Ⅱ型（糜烂）27 例（50%），Ⅷ型（广泛带状溃疡，**图 2c**）7 例。另外 36 例（67%）病变溃疡表现为轮状或横行倾向（**图 2d**）。

作为其他影像学所见，有提示慢性过程的肠管变形，大约半数可以确认回盲瓣开大或萎缩瘢痕

表2 大肠结核的病变分布

部位	X线造影内镜所见
大肠（n=54）	
末端回肠	13（24%）
盲肠	40（74%）
升结肠	39（72%）
横结肠	16（30%）
降结肠	5（ 9%）
乙状结肠	2（ 4%）
直肠	1（ 2%）
小肠（n=39）	
空肠	0（ 0%）
回肠（末端回肠除外）	3（ 8%）

表3 X 线造影、内镜检查各种表现的阳性率

表现	阳性率
黑丸分类	
Ⅰ型（结核结节）	4（ 7%）
Ⅱ型（糜烂）	27（50%）
Ⅲ型（小溃疡）	21（39%）
Ⅳ型（轮状溃疡）	30（56%）
Ⅴ型（纵行溃疡）	3（ 6%）
Ⅵ型（圆形溃疡）	4（ 7%）
Ⅶ型（不规则溃疡）	34（63%）
Ⅷ型（广泛带状溃疡）	7（13%）
其他表现	
萎缩瘢痕带	24（44%）
回盲瓣开大	29（54%）
炎性息肉	17（31%）
肠管变形	31（57%）
肠管狭窄	13（24%）

带（**图 3**）。有 13 例（24%）确认肠管狭窄。另外，没有背景黏膜的变化，仅有糜烂和小溃疡这样轻微黏膜病变的病例也有 6 例（11%）存在。所有病例的病变周围都伴有再生性发红黏膜，4 例在结肠袋上有散在小溃疡（**图 2e**），其他 2 例为局限在盲肠的糜烂（**图 2f**）。

3. 结核杆菌感染的诊断（表 4）

54 例病例中进行结核菌素试验的有 27 例，没

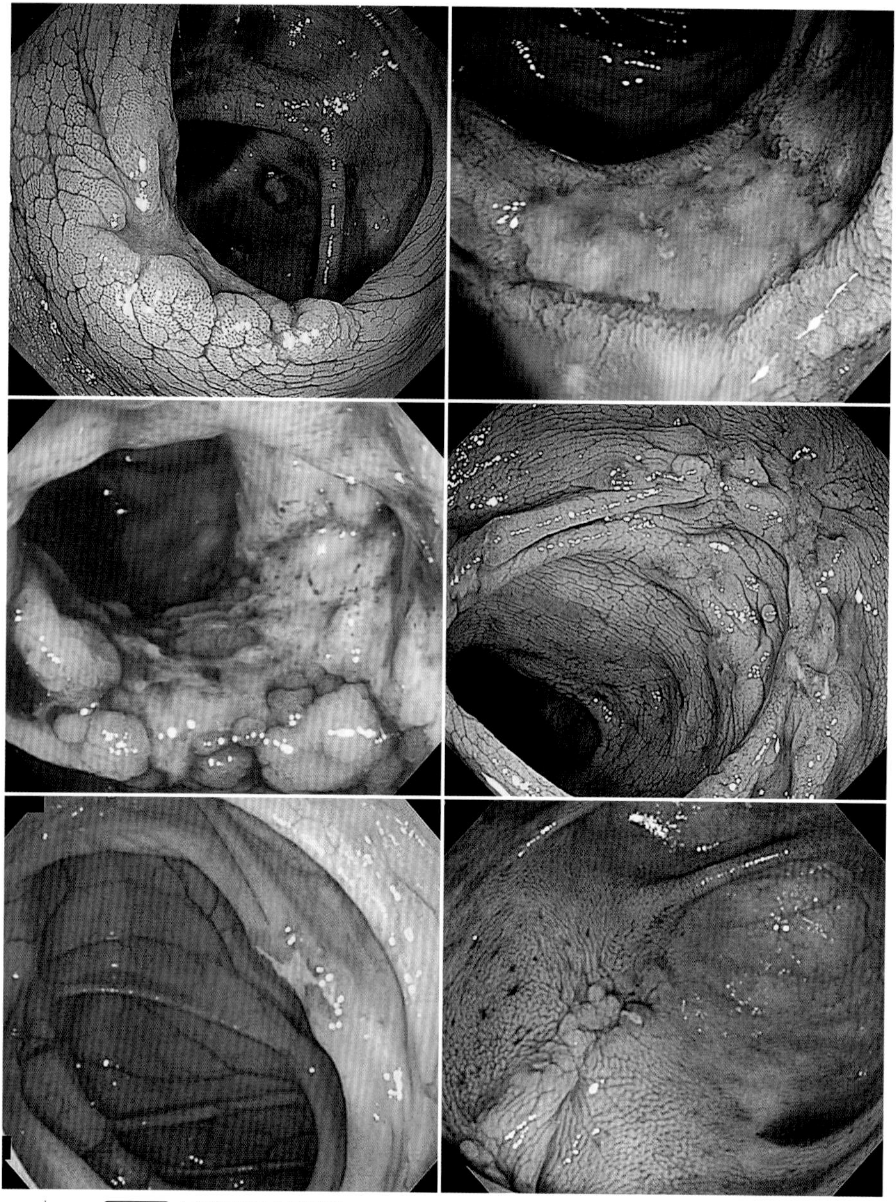

a	b
c	d
e	f

图2 大肠结核的内镜图像

a Ⅶ型（不规则溃疡）。可见不规则地图样开放性溃疡。
b Ⅳ型（轮状溃疡）。可见横行、浅的开放性溃疡。
c Ⅷ型（广泛带状溃疡）。可见横行、全周性幅度宽的不规则的开放性溃疡。
d 在横结肠多发伴有周围发红的糜烂，呈轮状排列。
e 在升结肠的皱襞上可见不规整小溃疡。
f 局限在盲肠的散在糜烂。

有阴性病例。IFN-γ 释放试验的阳性率也高达 89%。

用活检组织培养结核杆菌检查有 26 例（48%）阳性，PCR 法阳性 11 例（20%）。用活检标本病理组织学检查，确认类上皮细胞肉芽肿 35 例（65%），干酪性肉芽肿用 Ziehl-Neelsen 染色法检出结核杆菌分别只有 8 例（15%），7 例（13%）。结果表明，IFN-γ 释放试验与其他检查法阳性率相比，除了

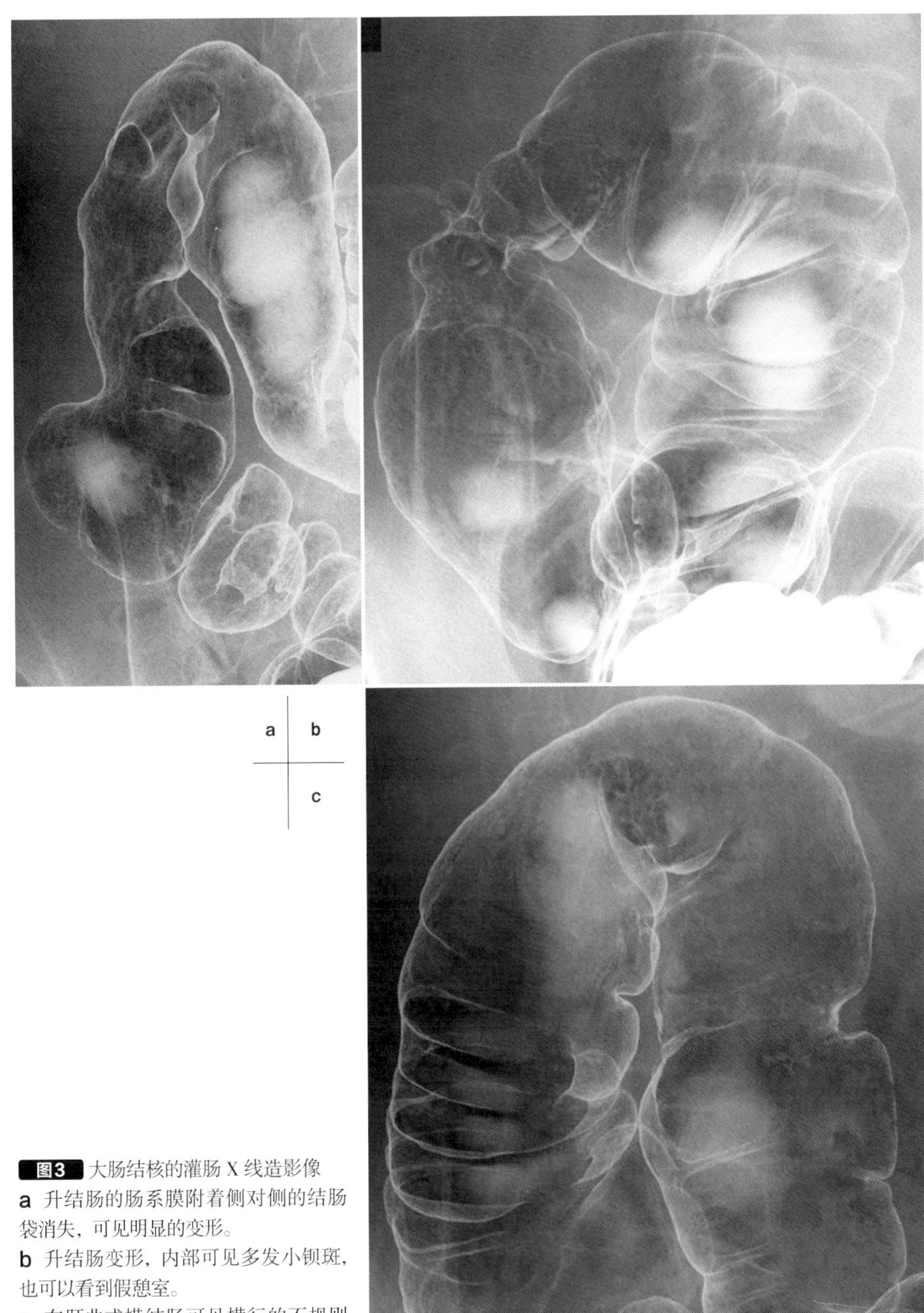

图3 大肠结核的灌肠 X 线造影像
a 升结肠的肠系膜附着侧对侧的结肠袋消失，可见明显的变形。
b 升结肠变形，内部可见多发小钡斑，也可以看到假憩室。
c 在肝曲或横结肠可见横行的不规则形的钡斑。

不能验定的结核菌素试验以外，IFN-γ 释放试验的阳性率比其他所有检查方法都高，有统计学差异。而且 IFN-γ 释放试验阴性的 4 例其他检查也是阴性（**表 5**）。

4. 治疗

所有病例使用异烟肼、利福平、乙胺丁醇、吡嗪酰胺、链霉素中 2~4 种药物进行抗结核治疗 2 周到 12 个月。4 例因副作用经过 2 周~3 个月的

表4 有关结核诊断各检查的阳性率

检查项目	阳性率
结核菌素实验（n=27）	
阴性	0（ 0%）
弱阳性	7（26%）
中等度阳性	3（11%）
强阳性	17（63%）
IFN-γ 释放试验（n=37）	33（89%）
活检标本的培养检查（n=54）	
结核杆菌培养	26（48%）
PCR 法	11（20%）
活检标本的病理组织学检查（n=54）	
类上皮细胞肉芽肿	35（65%）
干酪性肉芽肿	8（15%）
结核杆菌（Ziehl-Neelsen 染色）	7（13%）

IFN-γ：interferon-γ，PCR：polymerase chain reaction.

表5 IFN-γ 释放试验与各检查的阳性率比较

	IFN-γ 释放试验		P值*
	阴性	阳性	
结核菌素试验			
阴性	0	0	不能检测
阳性	3	11	
结核杆菌培养			
阴性	4	17	＜0.000 1
阳性	0	16	
PCR 法			
阴性	4	26	＜0.000 1
阳性	0	7	
类上皮细胞肉芽肿			
阴性	4	10	0.002
阳性	0	23	
干酪性肉芽肿			
阴性	4	29	＜0.000 1
阳性	0	4	
结核杆菌（Ziehl-Neelsen 染色）			
阴性	4	28	＜0.000 1
阳性	0	5	

*：McNemar 检验，IFN-γ：interferon-γ，PCR：polymerase chain reaction.

抗结核治疗后中止，其中药物过敏 2 例，肝功能损害 2 例。有 3 例（6%）需要外科切除术，因大肠狭窄行回盲部切除术 2 例，合并升结肠癌行右半结肠切除术 1 例。

5. 病例提示

［**病例 1**］ 需要与阿米巴结肠炎鉴别的病例。男性，30 多岁。

因血便行结肠镜检查时，在盲肠发现糜烂、黏液附着、伴有炎性息肉的发红颗粒状黏膜（**图 4a，b**）。周围散见轻微的溃疡瘢痕。需要与局限在盲肠的阿米巴结肠炎相鉴别。活检组织中确认类上皮细胞肉芽肿（**图 4c**）。Ziehl-Neelsen 染色结核杆菌阳性（**图 4d**）。结核菌素试验强阳性，T-SPOT 阳性。诊断大肠结核，开始抗结核治疗，6 个月后结肠镜检查确认治愈（**图 4e**）。

［**病例 2**］ 只有轻微黏膜病变的病例。男性，70 多岁。

患者以筛查早期胃癌为目的进行结肠镜检查时，在肝曲见伴有横行倾向的浅的小溃疡（**图 5a，b**），在横结肠内见糜烂、溃疡瘢痕（**图 5c**）。活检组织没有见到肉芽肿和结核杆菌，活检标本的结核杆菌培养、PCR 法检查都是阴性，但结核菌素实验强阳性。QFT 阳性，因此诊断大肠结核。抗结核治疗 6 个月后，结肠镜检查确认治愈。

［**病例 3**］ 合并高度狭窄进行手术的病例。女性，60 多岁。

患者在当地被诊断为大肠结核，开始服用抗结核药治疗。2 个月后右下腹部疼痛加剧，介绍到我院。结肠镜检查确认伴有回盲部开放性溃疡的高度狭窄，内镜不能通过（**图 6a，b**）。灌肠 X 线造影检查，可见长 2cm 左右的高度狭窄，确认狭窄没有明显的偏心性（**图 6c**）。进行回盲部切除术时，

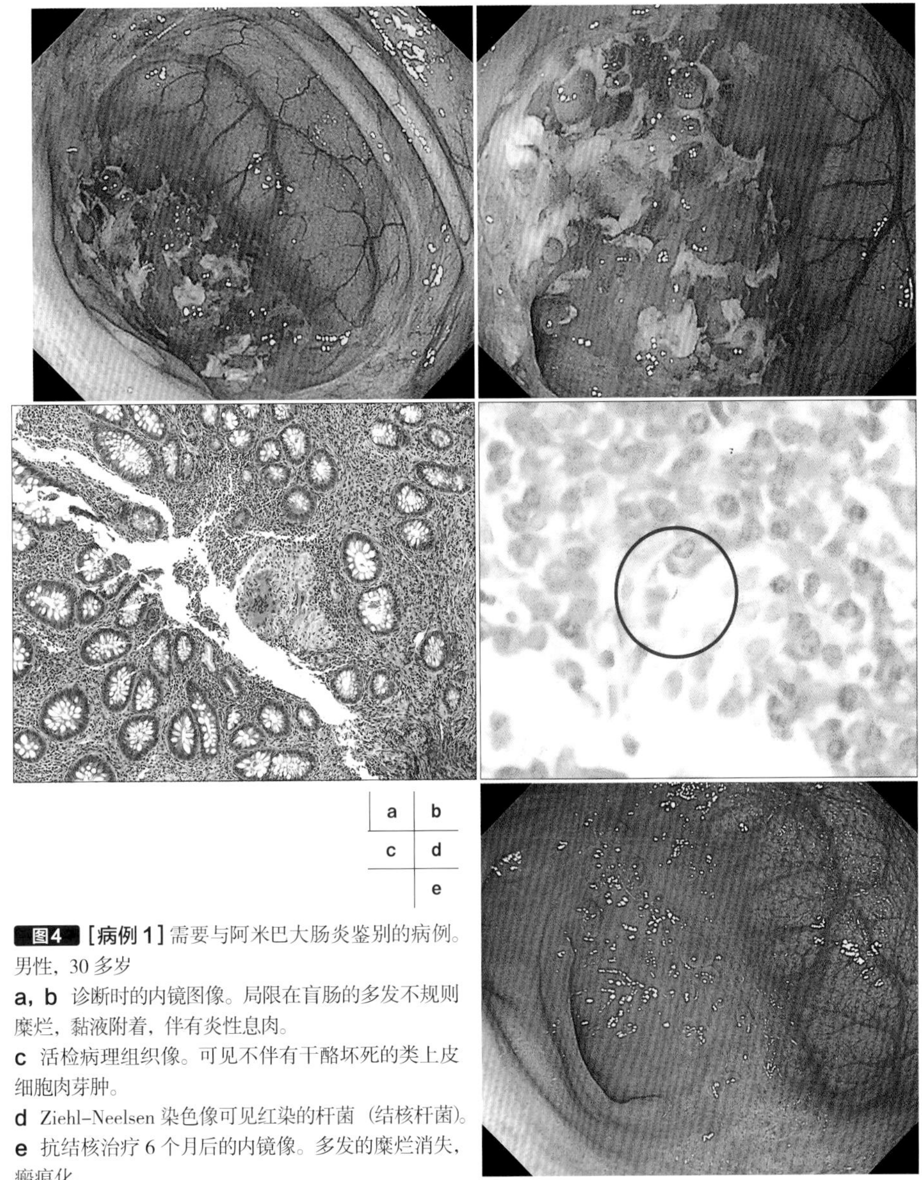

图4 **[病例 1]** 需要与阿米巴大肠炎鉴别的病例。男性，30 多岁

a，b 诊断时的内镜图像。局限在盲肠的多发不规则糜烂，黏液附着，伴有炎性息肉。

c 活检病理组织像。可见不伴有干酪坏死的类上皮细胞肉芽肿。

d Ziehl-Neelsen 染色像可见红染的杆菌（结核杆菌）。

e 抗结核治疗 6 个月后的内镜像。多发的糜烂消失，瘢痕化。

发现回盲部全周性肥厚（**图 6d**），伴有黏膜下层高度纤维化。

讨论

根据 1959 年 Paustian 等 [7] 提出的诊断标准：①黏膜层以外的肠壁或肠系膜、所属淋巴结组织的培养发现结核杆菌；②病变部位的病理组织学检查证明有结核杆菌；③病变部的病理组织学检查发现伴有干酪样坏死的肉芽肿；④肠系膜淋巴结发现结核杆菌，及手术时有典型的肉眼所见。其中，满足一项以上即可确诊肠结核。不过除了高度肠管狭窄或有瘘口形成等肠道并发症之外，肠结核并不建议手术。在消化道影像诊断技术不断进步的今天，基于 X 线造影或内镜所见进行诊断的病例已占大半 [2, 8]。根据目前的研究，肠结核的影像学特征大体确立。但是没有典型影像学所见的、通过

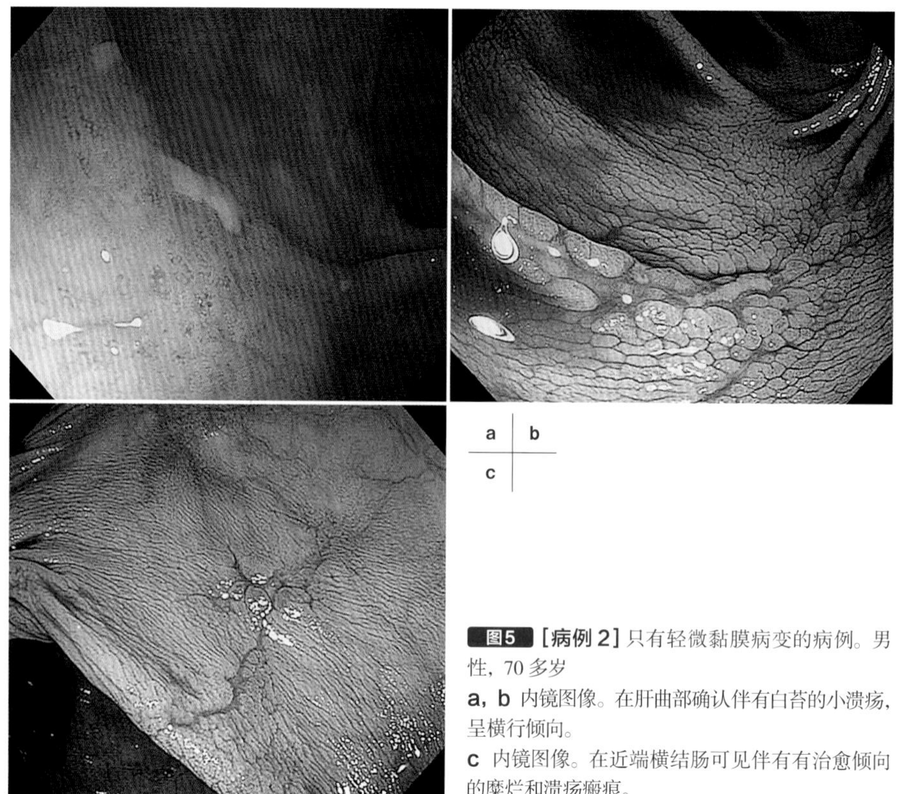

图5 **[病例 2]** 只有轻微黏膜病变的病例。男性，70 多岁

a，b 内镜图像。在肝曲部确认伴有白苔的小溃疡，呈横行倾向。

c 内镜图像。在近端横结肠可见伴有有治愈倾向的糜烂和溃疡瘢痕。

活检或培养检查也不能证明结核杆菌感染的病例也存在，这是事实。由于必须与本病相鉴别的炎症性肠病使用生物学制剂或免疫调节剂的治疗也增加，基于 X 线造影、内镜检查的肠结核诊断的临床意义目前仍然很高，因此，本文对最近诊治的大肠结核病例的临床以及影像学特征进行研讨。

肠结核典型的活动性病变是黑丸分类的Ⅳ型或Ⅷ型，即轮状溃疡和带状溃疡[3, 9]。另外，也散见一些与轮状溃疡相比形态不规则的溃疡或小溃疡，而且发生率较高的报告。以 16 例活动性大肠结核为研究对象，五十岚等[4]研究发现，不规则糜烂多达 88%。其次是轮状溃疡（69%）和不规则溃疡（63%），发生率也较高。实际上在本次研究中，分析溃疡形态类别的发生率时，不规则溃疡 63% 为最高。像肠结核这种多发性黏膜病变的炎症性疾病，典型病变未必是发生率最高的。因此，看到黏膜病变出现多种形态的时候，要知道肠结核有这种表现。

肠结核的黏膜病变好发于回盲部或右侧结肠[10, 11]。在统计[2]日本报告的 258 例中，肠结核的病变部位为空肠 15%，回肠 55%，回盲部 63%，结肠 45%。韩国的 Jung 等[9]研究也得到了同样的结果，肠结核回盲部或右侧结肠的患病率较高。远端结肠的结核患病率低，可以作为与克罗恩病的鉴别诊断要点之一。本文所做的研究结果与 Jung 等[9]的结果相一致，远端结肠的患病率更低。本文进行的研究中还发现，39 例小肠病变，除了末端回肠，口侧小肠的患病率极其低下。本次研究以有活动性大肠病变的肠结核病例为对象，因为有患者的便利，不仅观察到了大肠病变，也注意到了小肠病变的分布，这对与克罗恩病等其他炎症性疾患的鉴别诊断也很有帮助。

本研究中 24 例（44%）没有自觉症状，因结肠镜检查而诊断为肠结核，实际上这种无症状的肠结核病例近年来不断增加[12]，应加以注意。肠结核的 X 线造影和内镜所见，除了具有前述活动性

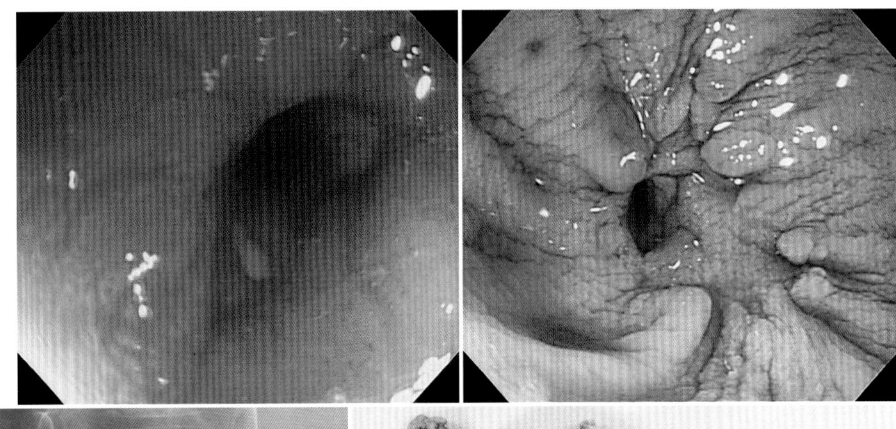

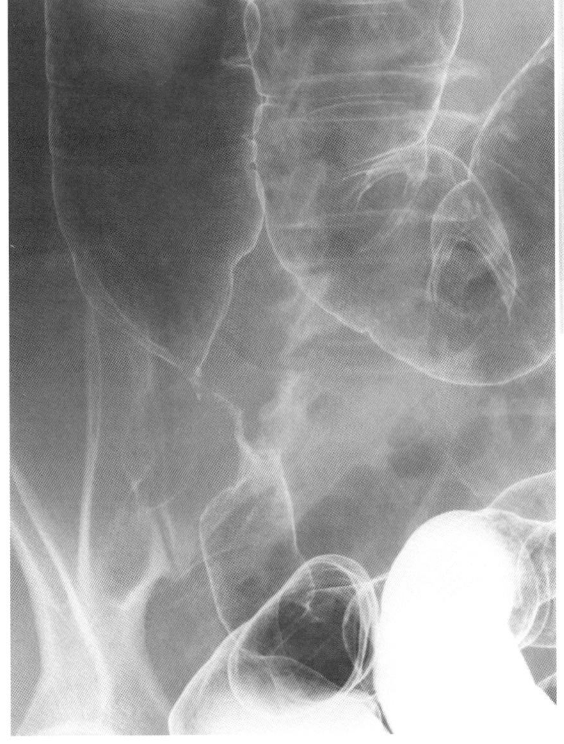

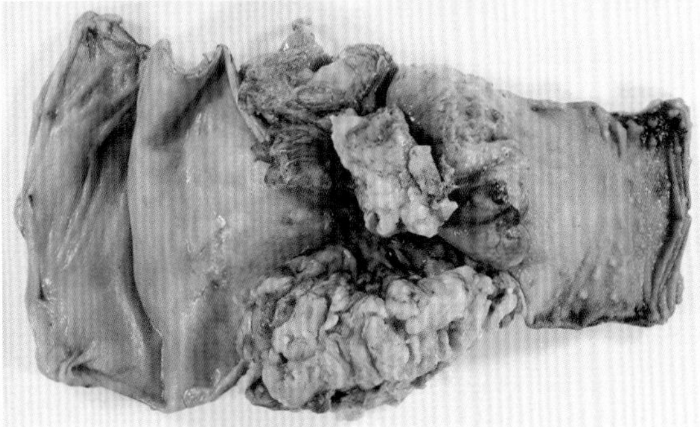

a	b
c	d

图6 **[病例 3]** 合并高度狭窄而进行手术的病例。女性，60 多岁
a，b 内镜图像。在升结肠可见伴有黏膜集中和浅的开放性溃疡的狭窄。
c 灌肠 X 线造影像。在回盲部可见较长的高度肠管狭窄，没有明显的偏心性表现。
d 回盲部切除术后的肉眼像。回盲部全周性肥厚，中心部严重狭窄。

病变的特征，还伴有炎症性息肉、萎缩瘢痕带、肠管变形等肠管病变的慢性过程，这也是肠结核的特点[3–6]。注意这些背景黏膜表现可以帮助诊断本病。但是仅有轻微活动性病变的肠结核病例，单纯通过影像学表现确诊是很困难的。这时，结核杆菌检测阳性或辅助诊断间接证明有结核杆菌感染就变得重要了。活检标本结核杆菌培养、PCI 法、结核杆菌染色的阳性率分别 17% ~46%、25% ~30%、5% ~16%，不高[9, 10, 13, 14]。肉芽肿阳性率为 51% ~68%。干酪性肉芽肿的阳性率 8% ~41%。本研究中各种阳性率基本相等，活检标本结核杆菌培养和肉芽肿检出率都不高，但是结核杆菌试验和 IFN-γ 释放试验的阳性率很高。因此，除了具有典型病变表现的病例，当遇到局限于右侧结肠有轻微黏膜损害、不能排除肠结核时，作为辅助诊断方法的结核菌素试验以及 IFN-γ 释放试验就必须进行了。

与大肠结核需要进行鉴别诊断的疾病有，好发于回盲部的 Crohn 病、肠白塞病、阿米巴结肠炎、非甾体类抗炎药（nonsteroidal anti-inflammatory drugs,NSAIDs）引起的大肠病变等。与 Crohn 病相鉴别，除了前述的病变部位分布不同，还有病变形态以及病变的偏在性不同。具体表现为肠结核是以轮状溃疡为中心的病变，在肠系膜附着侧的对侧；而 Crohn 病好发于肠系膜附着侧，以纵行溃疡为特征。此外，病理组织学上，肠结核形成干酪样肉芽肿，Crohn 肉芽肿不伴有干酪坏死[9, 15]。肠白塞病好发于回盲部，特征是穿凿样、击打样溃疡[16]，与肠结核相同，在肠系膜附着侧的对侧形成病变，可通过溃疡的形态加以鉴别。阿米巴结肠炎的溃疡周围伴有发红的隆起，糜烂多见于盲肠和直肠，像［**病例 1**］病变局限于盲肠时，要和肠结核加以鉴别。阿米巴结肠炎其特征是有厚厚的白苔或脓性黏液附着，在边缘常常看到自然出血，没有萎缩瘢痕带。NSAIDs 相关性大肠病变中，类圆形溃疡或轮状溃疡好发于回盲瓣或右侧大肠的皱襞上[17]，但是该病的轮状溃疡边缘形态没有不规整，周围没有萎缩瘢痕带和炎症性息肉，可以作为鉴别点。

结语

结合临床表现、X 线造影和内镜所见，本文回顾性研究了自己诊治过的大肠结核病例。尽管诊断大肠结核的机会在逐渐减少，但从影像诊断及内科治疗进步的观点看，其临床意义还是很大的。为了选择合适的内科治疗方法，需要熟练掌握与其他炎症性疾患的鉴别要点。

参考文献

[1] 結核予防会結核研究所疫学情報センター. 結核の統計, 2014. http://www.jata.or.jp/rit/ekigaku/toukei/nenpou/ 最終アクセス日2016年12月20日
[2] 八尾恒良, 櫻井俊弘, 山本淳也, 他. 最近の腸結核—10年間の本邦報告例の解析. 胃と腸 30:485-490, 1995
[3] 西俣寛人, 西俣嘉人, 大井秀久, 他. 腸結核のX線診断—鑑別診断を中心に. 胃と腸 30:507-513, 1995
[4] 五十嵐正広, 勝又伴栄, 内藤吉隆, 他. 大腸結核のX線および内視鏡診断. 胃と腸 30:515-524, 1995
[5] 黒丸五郎. 腸結核症の病理. 結核新書 12. 医学書院, 1952
[6] 白壁彦夫, 吉川保雄, 織田貫爾, 他. 大腸結核のX線診断. 胃と腸 12:1597-1622, 1977
[7] Paustian FF, Bockus HL. So-called primary ulcerohypertrophic ileocecal tuberculosis. Am J Med 27:509-518, 1959
[8] Zhang T, Fan R, Wang Z, et al. Differential diagnosis between Crohn' s disease and intestinal tuberculosis using integrated parameters including clinical manifestations, T-SPOT, endoscopy and CT enterography. Int J Clin Exp Med 8:17578-17589, 2015
[9] Jung Y, Hwangbo Y, Yoon SM, et al. Predictive factors for differentiating between Crohn' s disease and intestinal tuberculosis in Koreans. Am J Gastroenterol 111:1156-1164, 2016
[10] Tai WP, Hu PJ, Zhai HZ, et al. The clinical analysis of 34 cases of intestinal tuberculosis in China' s big city hospitals. Int J Colorectal Dis 26:1339-1343, 2011
[11] Mukewar S, Ravi R, Prasad A, et al. Colon tuberculosis: endoscopic features and prospective endoscopic follow-up after anti-tuberculosis treatment. Clin Transl Gastroenterol 3: e24, 2012
[12] Sato S, Yao K, Yao T, et al. Colonoscopy in the diagnosis of intestinal tuberculosis in asymptomatic patients. Gastrointest Endosc 59:362-368, 2004
[13] Alvares JF, Devarbhavi H, Makhija P, et al. Clinical, colonoscopic, and histological profile of colonic tuberculosis in a tertiary hospital. Endoscopy 37:351-356, 2005
[14] Sekine K, Nagata N, Shindo T, et al. Combined identifying granuloma and biopsy culture is useful for diagnosing intestinal tuberculosis. Int J Colorectal Dis 30:939-945, 2015
[15] Makharia GK, Srivastava S, Das P, et al. Clinical, endoscopic, and histological differentiations between Crohn' s disease and intestinal tuberculosis. Am J Gastroenterol 105:642-651, 2010
[16] 松本主之, 江﨑幹宏, 久保倉尚哉, 他. 腸管Behçet病と単純性潰瘍—小腸内視鏡所見の比較. 胃と腸 46:1007-1015, 2011
[17] Kurahara K, Matsumoto T, Iida M, et al. Clinical and endoscopic features of nonsteroidal anti-inflammatory drug-induced colonic ulcerations. Am J Gastroenterol 96:473-480, 2001

Summary

Endoscopic and Radiographic Features of Colonic Tuberculosis

Yuji Maehata[1], Motohiro Esaki, Shuji Kochi[2], Hiroki Yaita[3], Hyonji Kim[4], Shin Fujioka[5], Koji Ikegami[6], Yutaro Ihara[7], Daisuke Akiyoshi[8], Risa Hida[9], Minako Hirahashi, Yutaka Nagata[1], Yasuharu Okamoto, Tomohiko Moriyama, Takayuki Matsumoto[10]

We investigated the clinicopathological features of 54 patients with colonic tuberculosis. Of these patients, 42 (44%) did not manifest any clinical symptoms. Colonic invasion was found mostly in the cecum (75%) and in the ascending colon (74%). The most frequently observed active mucosal lesions in colonoscopy and radiography included irregular ulcers (63%), circular ulcers (56%), and erosions (50%). Although 80% of patients were accompanied by colonic deformity or discolored multiple scars suggesting chronic inflammatory change, mild mucosal lesions were observed in 11% of patients. In the analyses of biopsy specimens, while epithelioid cell granuloma with caseous necrosis was observed only in 15% of patients, the detection rate of acid-fast bacilli was highest in culture (48%). Based on our findings, interferon-gamma release assay may be necessary to diagnose colonic tuberculosis if the disease is suspected in radiography or colonoscopy.

---

[1] Department of Medicine and Clinical Science, Graduate School of Medical Sciences, Kyushu University, Fukuoka, Japan
[2] Chihaya Hospital, Fukuoka, Japan
[3] Matsuyama Red Cross Hospital, Matsuyama, Japan
[4] Fukuoka Yutaka Central Hospital, Nogata, Japan
[5] Fukuoka Red Cross Hospital, Fukuoka, Japan
[6] Kyushu Hospital, Kitakyushu, Japan
[7] Kyushu Central Hospital of the Mutual Aid Association of Public School Teachers, Fukuoka, Japan
[8] Fukuoka Sanno Hospital, Fukuoka, Japan
[9] Department of Anatomic Pathology, Graduate School of Medical Sciences, Kyushu University, Fukuoka, Japan
[10] Division of Gastroenterology, Department of Internal Medicine, School of Medicine, Iwate Medical University, Morioka, Japan

主题 消化道结核的诊断与治疗及最新进展

消化道结核的病理诊断

田边 宽[1]
岩下 明德
池田 圭祐
太田 敦子[2]
八尾 恒良[3]
鹤田 修[4]
艾新波 译

摘要●消化道结核是难治性溃疡病变的最常见的鉴别诊断，掌握各脏器病变特征、制定迅速及准确的治疗方案是非常重要的。干酪性肉芽肿及结核杆菌的培养是明确诊断结核的依据，两者的活检病理诊断却非常困难。消化道结核的活动期病变与克罗恩病的鉴别诊断非常重要，溃疡走行的形态、肉芽肿的大小及形态观察、常规血液检查、结核菌素试验及有无肛周病变，上述临床所见对于消化道结核及克罗恩病的鉴别诊断有帮助。无典型的干酪性肉芽肿及结核杆菌的检出、较大的愈合期非干酪性肉芽肿是与克罗恩病鉴别有价值的线索。肠结核形态学表现为环形溃疡，病理组织学见黏膜肌层上下方向有溃疡及瘢痕形成，黏膜下层炎症治愈，最终发展成为纤维化。Kerckring 皱襞不规则走行及中断，萎缩瘢痕带的消失需要引起我们的密切关注。

关键词 消化道结核 肠结核 干酪性肉芽肿 非干酪性肉芽肿 萎缩瘢痕带

[1] 福岡大学筑紫病院病理部 〒818-8502 筑紫野市俗明院 1 丁目 1-1
[2] 地址同上，臨床検査部
[3] 佐田病院
[4] 久留米大学病院消化器病センター

前言

日本虽然是先进的发达国家，但是结核仍然高发。结核杆菌感染是抗酸染色阳性的结核分枝杆菌（*mycobacterium tuberculosis*）感染引起组织器官特异性的炎症表现。由于回肠末端及右半结肠淋巴组织丰富，因此，肠结核易好发于上述部位，另外，食管、胃也可见结核感染。由于发生于不同的临床组织器官，把握好病理学特征，结核的诊断应该不算难。但是，我们观察到可临床治愈的肠结核与非特异性多发性小肠溃疡病（chronic enteropathy associated with *SLCO2A1*，CEAS）、克罗恩病的鉴别诊断很困难。本文探讨各组织器官结核的特征、肠结核的病理组织学特征及肠结核相关联的大肠癌的最新进展。

消化道不同组织器官结核的特征

1. 食管结核

Lockard[1] 报道食管结核死亡病例占总体结核死亡病例的 0.15%，临床上很罕见。Lockard[1] 和藤卷 [2] 分析其原因如下：①食管黏膜被覆复层鳞状上皮，该鳞状上皮可阻止结核杆菌的入侵或感染；②食管内壁平滑，下咽动作导致结核杆菌的附着比较困难；③食管组织较其他消化道器官的淋巴分布少。藤卷 [2] 指出食管结核的感染途径包括：①结核杆菌的直接接触；②咽喉部结核性溃疡的连续性移行；③支气管周围、纵隔内干酪样坏死性淋巴结的穿透；④脊椎骨脓肿的破溃；⑤肺结核空

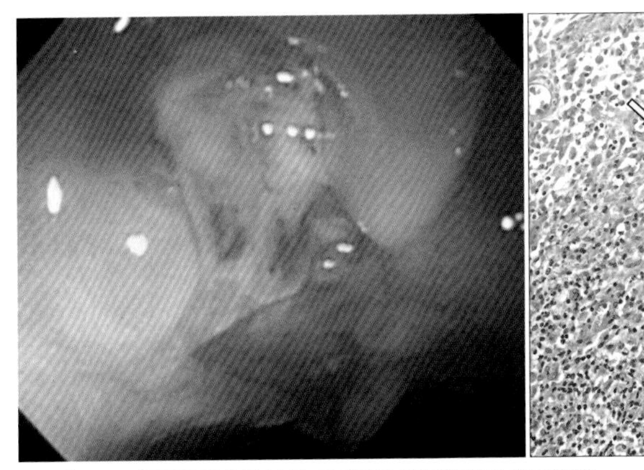
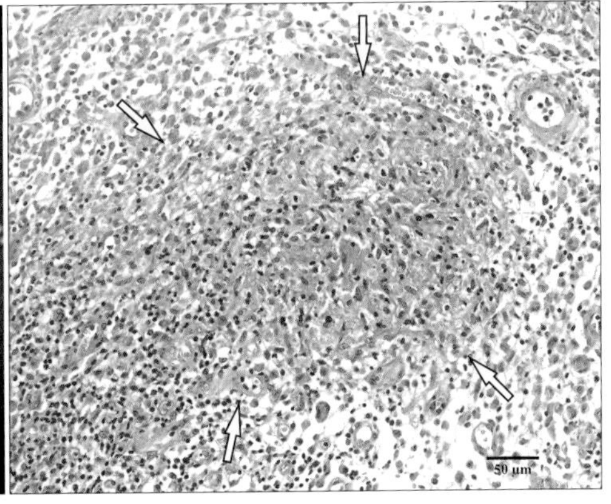

a | b **图1** 食管结核穿透导致纵隔结核性淋巴结炎
a 胃镜检查提示距门齿 28cm 前壁处见溃疡及 SMT 样病变。
b 溃疡底部活检提示溃疡愈合期倾向的类上皮肉芽肿（箭头所指）。

洞的穿破；⑥粟粒性肺结核。也就是说，食管结核的感染包括原发性食管结核、淋巴结及邻近脏器结核所致的继发性食管结核。正如前所述，原发性食管结核非常罕见。佐野等[3]发现，食管结核常常继发于纵隔淋巴结结核的感染，也就是说前面所述的第 3 条感染途径，而这种感染途径发生率高达 77.3%。食管中段，尤其是支气管分叉处是结核杆菌感染的好发部位，肉眼形态可见肿大的淋巴结压迫所致黏膜下肿瘤（submucosal，SMT）样表现，结核性淋巴结炎的突破导致病变周边隆起，伴有溃疡形成（**图1**）。食管外瘘管的形成对于食管结核的诊断也非常有帮助[4]。

佐野等[3]根据肉眼形态将食管结核分为 8 型：肿瘤型、溃疡型、瘘管型、狭窄型、憩室型、粟粒型、肿瘤溃疡型及溃疡瘘管型，这是比较短时间的形态学变化。当然，需要与 SMT 样的胃癌、2 型进展期胃癌进行鉴别诊断[4]。病理组织学的干酪性肉芽肿及明确的结核杆菌感染是食管结核的诊断依据。星加等[5]和佐野等[3]的临床研究发现，内镜活检病理的干酪性肉芽肿的检出率仅有 21.4%~33.3%，疑似结核的类上皮肉芽肿及巨细胞检出率达到 50.0%~64.3%，两者整体阳性率高达 83.3%~85.7%。

2. 胃结核

八尾等[6]统计胃结核占总体消化道结核的 0.8%，与食管结核相同。胃结核比较罕见，推测有以下原因[7]：①胃酸的抗菌作用；②胃内停留时间较短；③胃黏膜的局部免疫作用；④胃壁淋巴组织较少；⑤胃黏膜的保护作用。结核的感染路径据推测有以下几种：①血行感染；②邻近脏器结核的胃壁浸润；③淋巴扩散；④胃腔内黏膜层的直接感染[8]。其中血行感染途径最常见。由于淋巴组织相对分布丰富，幽门及胃体小弯侧是胃结核的好发部位。

胃结核的肉眼形态分型参考 Blinder[9]分类，共分为 3 型：①结节型；②溃疡型；③肥厚型，其中溃疡型较多见（**图2**）。其他方面，内部含有脓汁和坏死物质，表现为比较大的 SMT 样的病变[10, 11]，由于黏膜下层弥漫性的炎症、纤维化，与“皮革胃”的鉴别诊断比较困难[12, 13]。溃疡型胃结核与结节病鉴别诊断也非常有必要，如果在肉芽肿中见不到干酪样坏死，则仅靠病理组织学表现鉴别诊断非常困难，需要结合结核菌素试验、胸部 X 线检查、Kveim 反应及其他临床检查。

赤司等[14]分析日本国内 103 例胃结核病例，研究发现，内镜下活检病例 22 例，其中确认有类上皮肉芽肿者 13 例，确认有干酪样坏死 4 例。有类上皮肉芽肿的胃结核病例全部为 Blinder[9]分类中的溃疡型。胃液结核杆菌培养及 PCR 法是诊断胃结核的有效手段。最近研究发现针对 SMT 样病变的内容物，PCR 法对于明确诊断有很大帮助[15]。

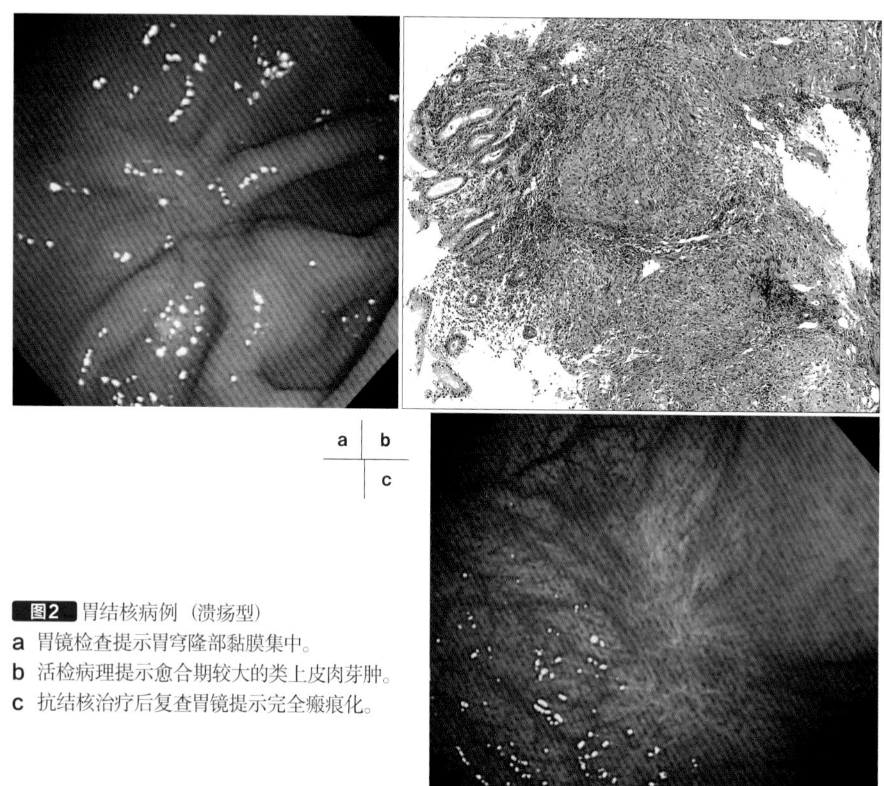

图2 胃结核病例（溃疡型）
a 胃镜检查提示胃穹隆部黏膜集中。
b 活检病理提示愈合期较大的类上皮肉芽肿。
c 抗结核治疗后复查胃镜提示完全瘢痕化。

3. 十二指肠结核

十二指肠结核占整体消化道结核发病率的1.7%~5.4%[6, 16]，比食管结核、胃结核稍高，但仍属不常见病例。十二指肠结核的感染途径被认为是咽下的结核杆菌导致黏膜直接感染，其原因是：①十二指肠的淋巴滤泡分布较少；②胃液的酸化环境对于结核杆菌的定植感染有阻碍作用；③肠快速蠕动使肠内容物急速通过；④黏液层的抗菌及黏膜保护功能[17]。日本国内报道十二指肠结核好发部位依次为十二指肠升部、水平部及降部，也就是远端较多见。肉眼形态观察见环形、带状溃疡及环形狭窄，是特征性改变。也偶有病例报道，由于周边结核性淋巴结炎的炎性穿透形成导致十二指肠溃疡[18, 19]。对于环形狭窄者，需要与以下疾病鉴别诊断：环形胰腺、肠系膜动脉性十二指肠狭窄、良性或恶性肿瘤所致的狭窄、胆囊炎、胰腺炎所致十二指肠周围炎症，胆结石、异物、寄生虫感染所致管腔闭塞[20]。

4. 肠结核

肠道是消化道结核的最好发部位，肺结核患者咳痰的咽下，导致继发性肠结核。肠道结核杆菌的直接感染而无肺部结核感染者为原发性肠结核，日本国内的肠结核 70%~80% 属于原发性肠结核[21]。从回肠下部至升结肠是肠结核的好发部位，尤其是回盲部。圆形或者卵圆形溃疡好发于肠系膜对侧，最具特征的肉眼形态就是环形溃疡的存在（**表 3a**）。人型结核杆菌主要从 Peyer 集合淋巴结的 M 细胞侵入，局部形成结核结节。该结节的中心处迅速坏死、凹陷，坏死物质被黏膜排出，形成类圆形溃疡。结核杆菌顺着淋巴液的流动而向肠系膜侧形成典型的环形溃疡。溃疡较深，可达 Ul- Ⅱ，部分可达 Ul- Ⅲ和 Ul- Ⅳ，溃疡边缘多呈“斧凿样”改变，溃疡治愈后可见黏膜集中、肠管环形狭窄及短缩，由于黏膜再生导致的溃疡边缘不明显。溃疡治愈后，会形成明显的环形狭窄及广泛的萎缩瘢痕带。

活动期的肠结核与克罗恩病的鉴别诊断最为

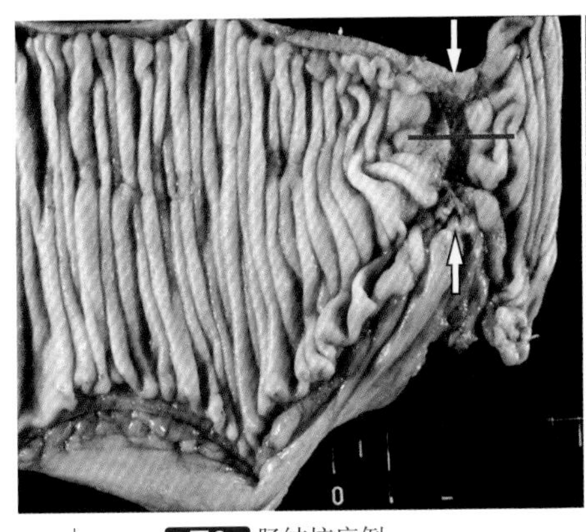
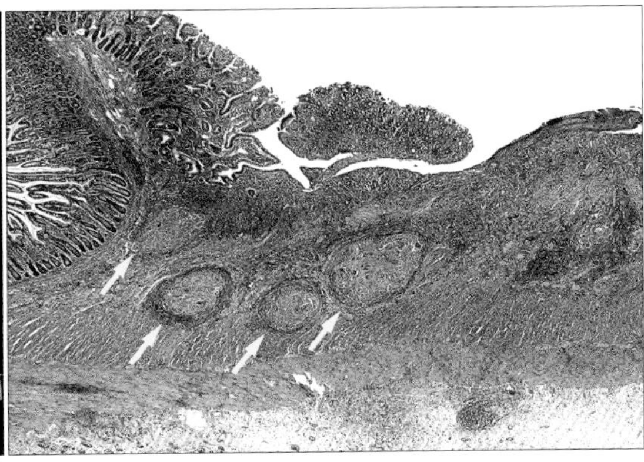

a | b

图3 肠结核病例
a 回肠上典型的环形溃疡（箭头所指）。
b 回肠的典型的环形溃疡（箭头所指）。

重要，无典型的干酪性肉芽肿及结核杆菌培养阴性时，溃疡的走行、形态，肉芽肿的大小及形状，血液检查，结核菌素试验及有无肛门部病变对于两者的鉴别诊断非常有意义。正如前所述，肠结核的溃疡形态主要以 Ul－Ⅱ环形溃疡为主，溃疡周边有干酪性肉芽肿及愈合期较大的非干酪性肉芽肿（**图 3b**）。克罗恩病的溃疡是沿肠系膜侧分布，以 Ul－Ⅲ或 Ul－Ⅳ较深的纵行溃疡为主，环形溃疡极少见。肉芽肿较小，呈萎缩状外层的淋巴细胞环缺乏，中心处无坏死，几乎没有融合。这与结核的干酪性肉芽肿特征完全不同，很难找到活动性的部位。克罗恩病典型的肉芽肿较多见于手术切除标本时 Auerbach 神经丛旁。

肠结核的组织学特点

1. 肉芽肿、结核杆菌

近年来，随着肠结核的抗结核治疗标准化，肠穿孔的发生较少，活动期肠结核的手术几乎没有。而且，为确定克罗恩病的治疗是否能给予糖皮质激素或者生物学制剂，与肠结核的鉴别诊断就尤为重要。两者的活检病理组织学鉴别诊断一定要慎重。通常，结核的确诊有赖于见到干酪性肉芽肿或结核杆菌培养阳性。结核中可以看到的典型的愈合期大型干酪性肉芽肿，中心处为干酪样坏死灶，中间层见较大的类上皮细胞及 Langhans 巨细胞，最外层见淋巴细胞环绕[21]（**图 4a**）。中心处有脓肿的较大肉芽肿、非干酪性肉芽肿、较小肉芽肿及硬化型肉芽肿混合存在是肠结核的特征性表现[21]。上述肉芽肿较容易于肠壁溃疡处见到。

渡边等[22]总结 28 例肠结核手术患者，肠壁干酪性肉芽肿检出率是 50%（14/28），与此同时，西俣等[23]学者研究发现肠壁干酪性肉芽肿检出率是 36%（4/11），两位学者的论文均是基于手术切除标本的临床研究，可想而知，手术切除标本肉芽肿检出率相对活检组织病理学肉芽肿检出率高很多。

《医学中央杂志》（日本）检索完成了自 2000 年以后 63 例肠结核病例（包括合并有大肠癌），肠壁的干酪性肉芽肿检出者 25 例（39.7%），上述 25 例患者是手术切除病例，活检肉芽肿检出者仅 1 例（1.6%）。另外，非干酪性肉芽肿检出者 29 例（46.0%），根据其他临床表现、结核杆菌的检出诊断为结核，但是，关于非干酪性肉芽肿的阳性检出，29 例中仅有 4 例患者记录了大小及有无愈合期肉芽肿的存在。病理组织学所见中，至少 17 例患者活检病理有愈合期较大肉芽肿。活检病理组织中见到典型的干酪性肉芽肿很罕见。仅有非干酪性肉芽肿，数量较少的大型愈合期溃疡并不是克罗恩病的组织学表现。即便如此，采取活检诊断对于肠结核与克罗恩病的鉴别诊断还是非常有价值的。但是，结节病患者愈合期可见较大非干酪性肉芽肿，需要引起注意。另外，干酪样坏死不伴较小肉芽肿形成是与克罗恩病鉴别诊断的难点所在。

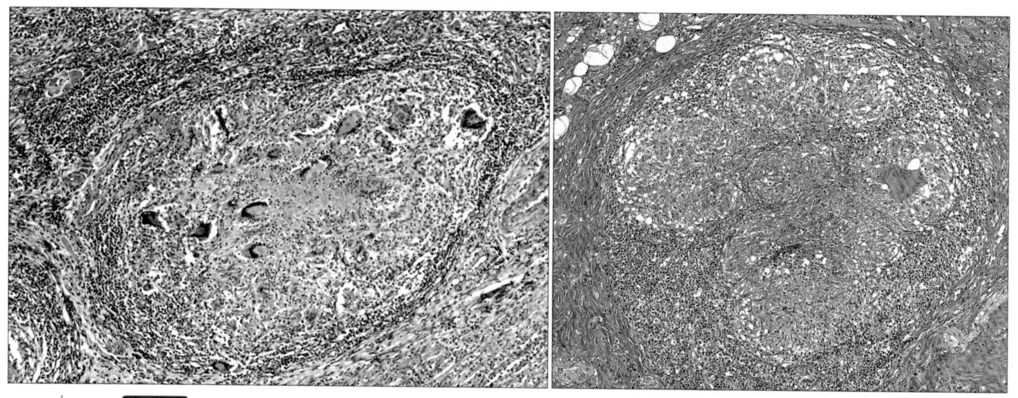

a | b

图4

a 肠结核典型的干酪性肉芽肿，中心处见干酪样坏死物，中间层由较大的类上皮细胞及 Langhans 细胞组成，最外层有淋巴细胞环绕。

b 愈合期较大的结核性非干酪样肉芽肿。

干酪性肉芽肿内干酪化坏死物质及溃疡处坏死组织较多见于结核杆菌感染（**图 5b**）。HE 染色观察可识别结核杆菌，抗酸染色检查是必需的（**图 5b**）。但是，抗酸染色仅可观察到 1 个或少数几个结核杆菌，也较少见到肉芽肿。仔细观察非常有必要。渡边等[22]发现肠壁结核杆菌检出率较低，仅为 31.0%（9/29）。而且，该院肠结核患者活检组织中肉芽肿或坏死的肉芽组织结核杆菌检出率仅仅 15.4%（6/39）。

2. 溃疡、萎缩瘢痕

大多数情况下，肠结核可以自然治愈。同一个患者不同的疾病阶段病变特征也不同。随之而来的不同活动期疾病的鉴别诊断就值得大家关注，最重要的就是发现肉芽肿时，要判断是活动期的肠结核还是克罗恩病。愈合期肠结核同克罗恩病、CEAS 的鉴别诊断也是需要考虑的。关于溃疡瘢痕期形态及周边黏膜形态也可作为鉴别诊断要点。对于结核的萎缩瘢痕带的病理组织学特征的理解非常重要。

肠结核表现为大小不等的多发溃疡形成，大部分为 UI- Ⅱ。无论在小肠或者大肠，最初黏膜肌层的淋巴组织形成结核结节，随后结节破溃，局部溃疡形成。这种溃疡最初发生于肠系膜附着对侧缘的 Peyer 集合淋巴结。黑丸等[24]指出溃疡表面扩大是主要原因，表面溃疡扩大，邻近溃疡愈合。所有溃疡表面的扩大沿横轴方向分布，沿肠管的淋巴结方向环形扩大，邻近溃疡处黏膜愈合沿纵轴方向扩大。随着上述溃疡及周围小病变的愈合，产生萎缩瘢痕带。通过对肠结核及疑诊肠结核的治愈好转病例标本的观察，典型的环形溃疡瘢痕有下列特征：

①大小不同的活动性溃疡及溃疡瘢痕混合存在。

②可见不规则的增厚及排列紊乱的黏膜肌层（**图 6b**）。

③中央处模糊的溃疡瘢痕存在（**图 7b**）。

④黏膜下层可见广泛的纤维化。

基于上述病理组织学所见，黏膜肌层局部形成肉芽肿，之后，随着肉芽肿的破溃，溃疡愈合，周边炎症治愈，纤维化发生。肉眼观察发现环形溃疡周边及邻近的环形溃疡间的不规则走行的 Kerckring 皱襞中断或者消失，萎缩瘢痕带形成（**图 6a，图 7a**）。关于肠结核的萎缩瘢痕带的组织学特征需要更多的病例来开展研究。CEAS 中也多发环形倾向的溃疡。CEAS 的病理组织学特征是较大溃疡周边多发的小瘢痕形成，通常很难见到邻近处溃疡瘢痕间的 Kerckring 皱襞中断或消失。该特征可作为 CEAS 与肠结核鉴别诊断的要点。

肠结核相关性大肠癌

八尾等[25, 26]的研究结果表明肠结核相关性大

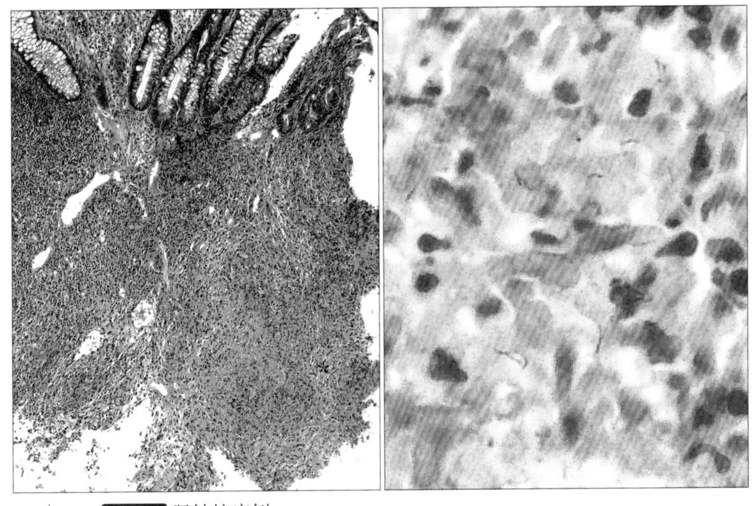

图5 肠结核病例
a 回肠末端小溃疡活检病理发现黏膜下层坏死及肉芽肿形成（＊）。
b 抗酸染色（Ziehl-Neelsen 染色）见大量结核分枝杆菌。

肠癌的临床病理学特征有以下 4 点。

① 95% 的肠结核相关性大肠癌发生于右侧结肠（**图 8a**）。

一般情况下，大肠癌通常好发于乙状结肠、直肠，肠结核的发病部位主要以右半结肠为主，肠结核相关性大肠癌也必然多发生于右半结肠。

②肉眼观察 5 型者最多见，占 33.3%，2 型者较少见。

图 8b 表明溃疡瘢痕及黏膜下层纤维化可抑制癌的进展。另外，黏液性癌发生率较高，考虑为黏膜下层纤维化使大肠癌的腺管分泌受到抑制而产生黏液变性所致。

③萎缩瘢痕带中的腺瘤或异型增生发生率约为 27.9%（**图 8c**）。

这个发病率比溃疡性结肠炎（ulcerative colitis, UC）相关性大肠癌低，这是由于检索方法并非完美，有可能实际中癌变病例更高。

④结核性活动期溃疡只不过为 23%。

几乎所有病例都有黏膜下层纤维化及萎缩瘢痕形成。

基于上述研究结果，八尾等[25, 26]推测肠结核的萎缩瘢痕带促进了大肠癌的发生。另外，肠结核溃疡以及慢性活动性炎症导致萎缩瘢痕带出现，在此背景上异型增生发生，这与溃疡性结肠炎相关性大肠癌的发生、发展及进展方式类似。

溃疡性结肠炎相关性大肠癌的发生与慢性炎症背景下的酸化应激有关。慢性炎症背景下的 8-OHdG（8-hydroxy-2′-dexyguanosine）水平相比正常大肠黏膜水平高表达很多，溃疡性结肠炎炎症黏膜更容易发展为大肠癌[27]。我们将来需要研究更多肠结核相关性大肠癌的病例。8-OHdG 的高水平表达及萎缩瘢痕带是大肠癌发生、进展的促进因素，八尾等[25, 26]指出萎缩瘢痕带与肠结核相关性大肠癌的发生的课题需要努力研究。

结语

消化道结核是消化道难治性溃疡性病变鉴别诊断的难点之一，掌握消化道各脏器的特征，对于制定迅速及准确的治疗方案显得尤为重要。临床医生只有熟练掌握病理知识才能迅速而准确地进行临床诊断，临床结合病理的确是经验之谈。

参考文献

[1] Lockard LB. Esophageal tuberculosis: a critical review. Laryngoscope 23:561-584, 1913
[2] 藤巻茂夫. 結核性食道潰瘍の3例並びに食道結核の一般に就て. 結核 13:665-677, 1935
[3] 佐野真, 杉岡篤, 五月女恵一, 他. 脊椎カリエスの流注膿瘍穿破に続発した結核性食道潰瘍の1例－食道結核本邦報告例42例の検討. Gastroenterol Endosc 32:2598-2609, 1990
[4] 高木靖寛, 八尾建史, 菊池陽介, 他. 結核性縦隔リンパ節炎の食道穿破による食道結核の1例. 胃と腸 43:355-360, 2008
[5] 星加和徳, 鴨井隆一, 加藤智弘, 他. 食道結核の1例―内視鏡所見を中心に. Gastroenterol Endosc 30:387-392, 1988

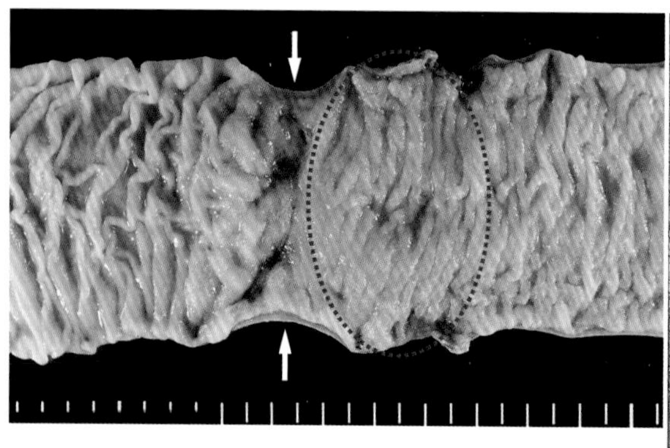
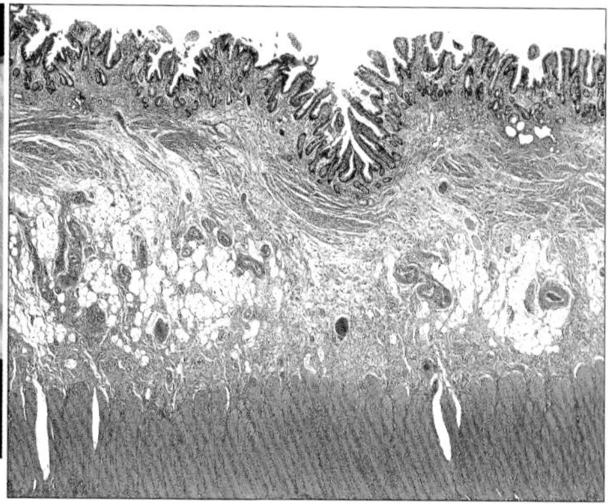

a | b **图6**

a 回肠的环形溃疡及近口侧的萎缩瘢痕带。

b 萎缩瘢痕带的病理组织学特征是增厚及排列紊乱的黏膜肌层，黏膜下层的轻度纤维化。

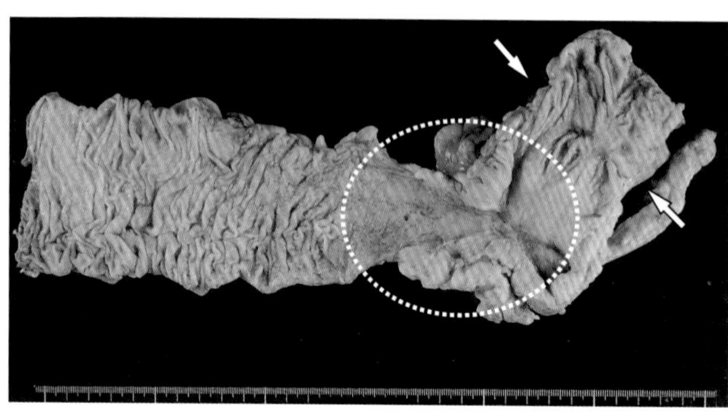
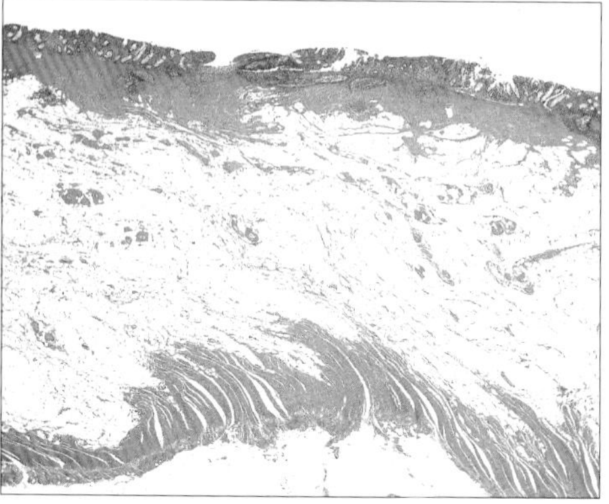

a | b **图7** 肠结核疑诊病例

a 回肠末端环形溃疡瘢痕（箭头）。回盲部带状溃疡瘢痕导致狭小化，其周围可见萎缩瘢痕带（白色虚线内）。

b a图中白色虚线内标本的病理组织像。病理组织学可见萎缩瘢痕带的中心有很宽的模糊的瘢痕。

[6] 八尾恒良, 櫻井俊弘, 山本淳也, 他. 最近の腸結核—10年間の本邦報告例の解析. 胃と腸 30:485-490, 1995

[7] Palmer ED. Tuberculosis of the stomach and the stomach in tuberculosis ; a review with particular reference to gross pathology and gastroscopic diagnosis. Am Rev Tuberc 61:116-130, 1950

[8] Borders AC. Tuberculosis of the stomach, with report of a case of multiple tuberculous ulcers. Surg Gynec 25:490-504, 1917

[9] Binder I, Ruby VM, Shuman BJ. Tuberculosis of the stomach with special reference to its incidence in children. Gastroenterology 5:474-490, 1945

[10] 加納久雄, 三松謙司, 金田英秀, 他. 術前に胃粘膜下腫瘍が疑われ術後に胃結核と診断された1例. 日消外会誌 37:1622-1626, 2004

[11] 平野佑樹, 松本秀年, 須田康一, 他. 胃粘膜下腫瘍の形態を呈した孤立性胃結核の1例. 日消外会誌 44:117-122, 2011

[12] 木村徹, 元山誠, 竹沢二郎, 他. スキルスと鑑別困難であった胃結核の1例. Gastroenterol Endosc 23:313-319, 1981

[13] 塚本真言, 篠原昭博, 阿部勝海, 他. Borrmann 4型胃癌が疑われた胃結核の一例. 川崎医会誌 7:241-249, 1981

[14] 赤司浩一, 藤本一真, 澤江義郎, 他. 内視鏡下生検で乾酪壊死巣を伴う類上皮肉芽腫が認められた胃結核の1例. 胃と腸 24:687-692, 1989

[15] 大嶋野歩, 細谷亮. 結核性腹膜炎治療中に続発し, 粘膜下腫瘍形態を呈した胃結核の1例. 日臨外会誌 70:1347-1352, 2009

[16] Paustian FF, Monto GL. Tuberculosis of the intestine. Gastroenterology 2:750-777,1976

[17] 荒川泰行, 椿浩司. 消化管症候群 十二指腸結核. 別冊日臨 5:749-751, 1994

[18] 堀井孝容, 藤野博也, 大石亨, 他. 膵頭部に近接する結核性リンパ節が十二指腸粘膜に潰瘍を形成し, 穿破したと思われる十二指腸結核の1例. Gastroenterol Endosc 42:1833-1841, 2000

[19] 常盤香代子, 朴沢重成, 小嶋清一郎, 他. 結核性リンパ節が十二指腸に穿破し, 潰瘍を形成したと思われる十二指腸結核の1例. 日消誌 103:948-954, 2006

[20] 森久男, 山岡宏太郎, 木須達郎. 吐血を主訴とした十二指腸結核の1例. Gastroenterol Endosc 31:2478-2485, 1989

[21] 岩下明德, 田中仁. 下部消化管の病理—腸結核. Fronti Gastroenterol 6:46-50, 2001

[22] 渡辺英伸, 遠城寺宗知, 八尾恒良. 腸結核の病理. 胃と腸 12:1481-1496, 1977

[23] 西俣嘉人, 政信太郎, 入佐俊昭, 他. 腸結核の肉眼所見と結核肉芽腫の存在について—全割切片作製による再構築

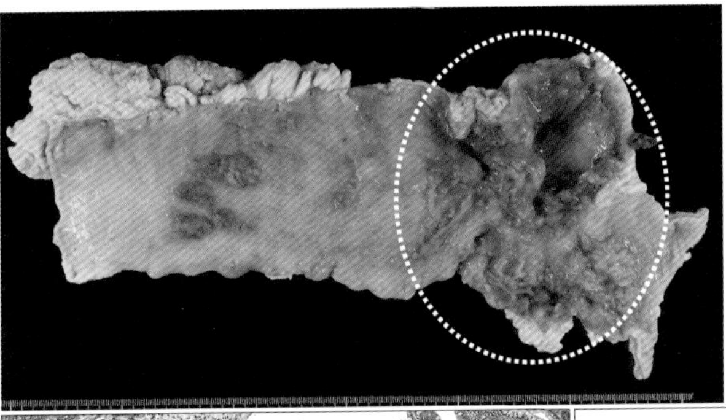
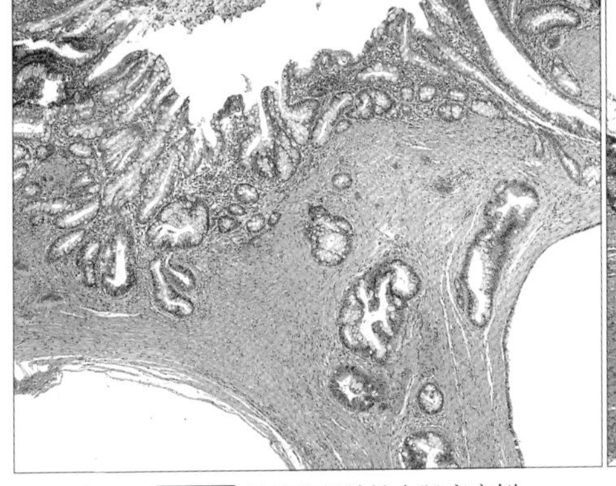
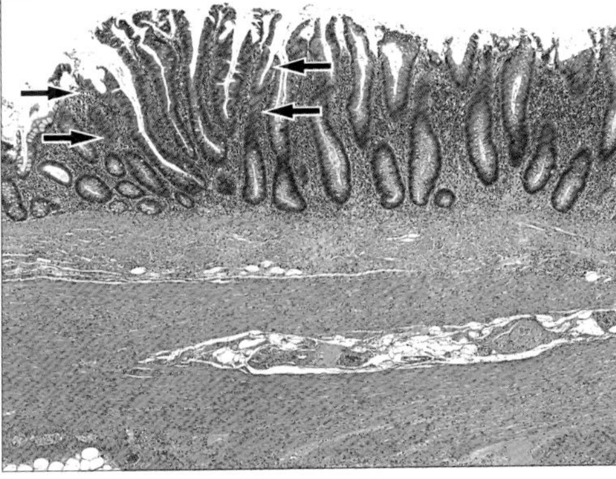
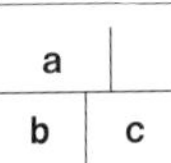

图8 肠结核相关性大肠癌病例

a 回盲部广泛萎缩瘢痕带内可见5型癌（虚线框）。

b 病理组织学见超高分化腺癌，黏膜下层纤维化及癌性浸润。

c 萎缩瘢痕带内见异型增生（箭头）。

から. 胃と腸 12:1647-1654, 1977

[24] 黒丸五郎. 腸結核症の病理. 結核新書12. 医学書院, 1952

[25] 八尾恒良, 岩下明德, 飯田三雄, 他. 腸結核と大腸癌. 胃と腸 22:765-780, 1987

[26] 八尾恒良, 岩下明德, 八尾建史. 本邦の報告例からみた腸結核関連大腸癌—萎縮瘢痕帯は高い発癌のポテンシャルを有するのか? 胃と腸 37:1036-1046, 2002

[27] Gushima M, Hirahashi M, Matsumoto T, et al. Altered expression of MUTYH and an increase in 8-hydroxydeoxyguanosine are early events in ulcerative colitis-associated carcinogenesis. J Pathol 219:77-86, 2009

Summary

Pathological Diagnosis of Gastrointestinal of GI Tract

Hiroshi Tanabe[1], Akinori Iwashita, Keisuke Ikeda, Atsuko Ota[2], Tsuneyoshi Yao[3], Osamu Tsuruta[4]

Gastrointestinal tuberculosis should be included in the differential diagnosis of intractable ulcerative lesions, and understanding the characteristics of each organ for immediate intervention and treatment is important.

Detecting caseating granuloma and *Mycobacterium tuberculosis* is crucial for a definitive diagnosis ; however, detecting them using a biopsy specimen alone is relatively difficult.

Distinguishing gastrointestinal tuberculosis from Crohn' s disease in patients with active lesions is particularly important. Therefore, a differential diagnosis must be performed based on a comprehensive judgment of clinical findings, such as the morphology of ulcer and granuloma, in addition to blood tests, the tuberculin reaction, and the presence or absence of anal lesions.

A large and confluent non-caseating granuloma is useful for differentiating gastrointestinal tuberculosis from Crohn' s disease even if typical caseating granuloma and *M. tuberculosis* are not detected.

Histologically, many ulcers and scars, primarily around the muscularis mucosae, and fibrosis, which might be generated from healed inflammation around the submucosa, are observed in intestinal tuberculosis as well as circular ulcers.

Irregularity, blocking, and disappearance of Kerckring' s folds caused by scars and fibrosis are recognized as a part of the scarred area with discoloration.

[1] Department of Pathology, Chikushi Hospital, Fukuoka University, Chikushino, Japan

[2] Department of Clinical Laboratory, Chikushi Hospital, Fukuoka University, Chikushino, Japan

[3] Sada Hospital, Fukuoka, Japan

[4] Digestive Disease Center and GI Endoscopy, Kurume University Hospital, Kurume, Japan

主题　消化道结核的诊断与治疗及最新进展

消化道抗酸杆菌感染症的细菌学诊断方法

大楠 清文[1]
徐晓红　译

摘要●针对感染的适宜治疗，迅速准确地找到病原微生物是非常重要的。因此，对抗酸杆菌感染的诊断特别是基因检测诊断，具有重要地位。基因检测不仅可以从检体直接迅速地诊断，也可以提供关于改变抗酸杆菌分离培养的条件（培养基和温度）的有用信息。最近，研制出了可以从核酸提取到扩增反应以及检出的全自动新一代的基因检测系统。在迎来了“后基因组时代”的今天，应用质谱仪，从细菌得到的蛋白组分的分子量信息（质谱）的模式，使分离菌株的鉴定只需要不到 10min。

关键词　**结核杆菌群　非结核抗酸杆菌　序列分析　新时代基因检测　质谱**

[1] 東京医科大学微生物学分野 〒160-8402 東京都新宿区新宿6丁目1-1
E-mail : ohkusu@tokyo-med.ac.jp

前言

抗酸杆菌大体分为结核杆菌、非结核性抗酸杆菌、不能培养的麻风分枝杆菌。结核杆菌群分为：导致人结核病的主要菌 *Mycobacterium tuberculosis*（结核杆菌）、*Mycobacterium bovis*（牛结核杆菌）、*Mycobacterium africanum*（非洲结核杆菌）、*Mycobacterium microti*（鼠结核杆菌）、*Mycobacterium caprae*（山羊分枝杆菌）和 *Mycobacterium pinnipedii*（海狮结核杆菌），共 6 种菌[1]。这些菌种对于动物的病原性各异，但因 DNA 水平相同而难以区分，因此概括称为“结核杆菌群”。非结核性抗酸杆菌，根据增殖速度、增殖菌落的形状以及光照后的颜色变化，分成所谓的 Runyon 分型Ⅰ～Ⅳ型。

从 20 世纪 90 年代聚合酶链式反应 PCR（polymerase chain reaction）发明以后，PCR 使得基因工程实现了飞跃的发展，不仅在基础生命科学领域，在感染和各种疾病的诊断方面都广为应用。用结核和 MAC（鸟分枝杆菌复合物）感染的检体能够在几小时内诊断。而且，近年来，从核酸提取到扩增反应、到检出的全自动新一代的基因检测系统已经很普及。

客观的基因组信息在菌株水平蓄积，病原菌的菌种或相关菌种间的遗传信息的比较变得相对容易。此外，高速自动化的 DNA 测序仪的普及，通过 DNA 碱基序列分析进行细菌鉴定只需要几小时，新的菌种的注册迅速增加。事实上，包括非结核抗酸杆菌，这 20 年间，有超过 100 种以上的菌种被加入了进来。与此同时，在日常检查中不能鉴定的抗酸杆菌也在增加。

在迎来了“后基因组时代”的今天，从病原体得到的蛋白组分的分子量信息（质谱）的模式，使分离菌株的鉴定只需要不到 30 分钟。鉴别微生物的新方法，基质辅助激光解吸电离飞行时间质谱（matrix assisted laser desorption/ionization time of flight mass spectrometry，MALDI-TOFMS）已引起关注。鉴于以上的背景，在本文中，不仅介绍抗酸杆菌的鉴别方法，也尽量介绍一下关于抗酸杆菌感染的诊断中灵活使用基因检测方法的具体案例。

细菌的分类和鉴定

1. 新菌种的注册情况

细菌，现在记载的约有 13 000 种[1]，每年有 100 种以上的新菌种注册。1986 年刊发的细菌分类的权威图书《Bergy' s Manual of Systematic Bacteriology》（第 1 版）[2] 中记载的 *Mycobacterium* 属菌有 54 种。但是，20 世纪 90 年代之后，因为基因分析（将在后面描述）的广泛应用，新的非结核性抗酸杆菌呈爆发式增加，到 2016 年 9 月，*Mycobacterium* 属菌有 172 种（7 个亚种）菌种注册。

2. 菌种的定义

菌种是总染色体 DNA 定量与 DNA 杂交比在最适条件下达到 70% 以上，热稳定性控制在 5℃以内适合菌株的聚集。也就是说，在 DNA / DNA 杂交试验的基础上，将菌株进行分组后（分类），起名（命名），寻找这个菌群的关键特性表现，这些性状将作为菌种的识别指标而用于鉴定。

3. 根据 16S rRNA 基因序列的系统分类

细菌持有的所有信息都储存在基因中，如果可以直接比较各种细菌的碱基序列，菌种或菌株之间的区别将会非常明显。因此，首先成为分类目标的是核糖体 RNA（rRNA）。细菌的 rRNA 由 16S、23S、5S 3 种类型构成。这 3 种 rRNA 中，大小适合的 16S rRNA 成为分析的对象。细菌的 16S rRNA 有大约 1 500 个碱基对（base pair，bp），细菌不同，但 DNA 组分相同。此外，该基因因为进化速度比较慢，系统间相差甚远的细菌菌株之间也可以进行比较。换言之，系统分析 16S rRNA 基因的核苷酸序列，可以很容易地估计未知的菌株属于何种属，或与何种菌种有关系。

4. broad-range PCR 和基因序列分析

通常的 PCR 方法是将菌种的特异碱基序列区域进行扩增，而 broad-range PCR 则是将细菌共有的 16S rRNA 基因区域进行扩增。一组引物（8UA 和 1485B）可以将任何细菌共同检出，是其最大的优点。

分离菌株的 16S rRNA 基因的整个核苷酸序列被确定，如果菌种相似度没有达到 98.7%以上，可能是新菌种的可能性就很高。98.7%~99% 以上的相似度则需要测定染色体的 DNA/DNA 杂交比值来最终判定。常规上，以 16S rRNA 序列 97%的相似度作为临界值，但随着序列的准确度上升，达到 1.4%以上序列差异的情况下，基本可以考虑为其他的菌种。

通过基因检测的抗酸杆菌的鉴定

1. 由 broad-range PCR 和基因序列分析来鉴定菌种的实际情况

将从菌株或临床标本中提取的 DNA 为模板，用 PCR 方法对前面所述的 16S rRNA 基因区域进行扩增。通过琼脂糖凝胶电泳确认 DNA 的增加情况，对扩增产物进行纯化后，进行测序反应，通过 DNA 测序仪进行序列破译。将大约 1 500bp 的序列同数据库中注册的菌种的序列和同源性进行比较研究。应当注意的是，比较对象的序列要和参考菌株的序列排列一致。

2.16S rRNA 基因序列同源性分析鉴定的限定

一般情况下通过测定 16S rRNA 基因的碱基序列结果为同源性，非结核抗酸杆菌的鉴定就可能实施。然而，仅通过 16S rRNA 基因的序列，高度同源的 2 种或 3 种菌种会变成候选，值的差异是很轻微的水平，这样的话可能难以进行精确鉴别。例如，堪萨斯分枝杆菌 *Mycobacterium kansasii*（*M. kansasii*）和胃分枝杆菌 *Mycobacterium gastri*（*M. gastri*），黏膜分枝杆菌 *Mycobacterium mucogenicum*（*M. mucogenicum*）和富西亚分枝杆菌 *Mycobacterium phocaicum*（*M. phocaicum*），每种 16S rRNA 基因的序列 100% 一致，不能识别是哪种菌种。另外，海分枝杆菌 *Mycobacterium marinum*（*M. marinum*）和溃疡分枝杆菌 *Mycobacterium ulcerans*（*M. ulcerans*），胞内分枝杆菌 *Mycobacterium intracellulare*（*M. intracellulare*）和奇美拉分枝杆菌 *Mycobacterium chimaera*（*M. chimaera*），卟啉分枝杆菌 *Mycobacterium porcinum*（*M. porcinum*）和新分枝杆菌 *Mycobacterium neworleansense* (*M. neworleansense*)，每种 16S rRNA 基因的序列同源性极高 (99.9%)，相互间区别很困难。这样的情况下，通过分析菌种相互间 DNA 序列区别较多的管家基因 (*rpoB*、*hsp*65 等) 的碱基序列，可以综合地鉴定包括同源性的菌种情况。

3. *rpoB* 和 *hsp*65 基因序列分析相结合

笔者在鉴定非结核抗酸杆菌时，将 16S rRNA、*rpoB* 和 *hsp*65 进行分别扩增后，将各碱基序列的序列分析同数据库进行同源性搜索。首先推荐分析 16S rRNA 和 *hsp*65 基因双方的同源性。具体的序列分析和数据库的同源性检索的顺序和技巧，在笔者的拙著[3]中有介绍，请参考。

抗酸杆菌感染的新一代基因检测系统

迄今为止的基因检测，需要将核酸提取和扩增反应、检测进行分别实施，在时间和精力方面的花费已成为医院实验室引进基因检测的瓶颈。近年来，开发出可以自动进行核酸提取和扩增反应、检测的系统，使基因检测成为现实。从核酸提取到扩增、检出，全自动地进行，2~3h 内完成，即开发出的新时代的基因检测系统 GeneXpert®系统 (Cepheid 公司制造) 和 μTAS Wako g1 (和光纯药工业公司制造)。GeneXpert®系统可以同时进行结核杆菌的检测和是否具有利福平的耐药性的检测。

通过质谱法进行抗酸杆菌的鉴定

通过 MALDI-TOF MS 鉴定微生物的新方法受到了关注 (**图 1a**)。通过来自病原体的蛋白质成分的质谱图案，使分离菌株的鉴定只需要不到 10min。MALDITOF MS 的优势在于不仅可以鉴定一般的细菌，而且也可以进行厌氧菌、抗酸杆菌、酵母菌、丝状菌的鉴别。此外，还可以从血培养阳性的培养液中直接鉴别菌种，这在临床上有很强的实用性。

质谱法进行细菌鉴定需要 3 步：①将菌体和基质试剂混合后干燥；② MALDI-TOF MS 取得质谱；③将质谱同数据库中的质谱图谱进行匹配。一般的细菌是直接将新鲜的菌落放在样本板上进行分析，但抗酸杆菌需要将蛋白质从菌体中提取出来 (使用甲酸溶液约 50min) (**图 1b**)。

使用 MALDI-TOF MS 鉴定鸟分枝杆菌 *Mycobacterium avium* (*M. avium*) 和胞内分枝杆菌 *M. intracellulare* 菌株时的质谱图谱如**图 2** 所示。可以说，这种波形就像 *Mycobacterium avium* (*M. avium*) 和 *M. intracellulare* 的指纹一样。鉴定的依据是分子量大小、观察的峰值强度、峰值的图谱和何种菌种的质谱图谱相一致 (指纹的核对图像)。MALDI 生物导电型测试仪 (Bruker Daltonics 公司制造)，截至 2016 年 11 月，目前已知的抗酸杆菌 169 种，已有 159 种分枝杆菌登记在图书馆 (4.0 版本)。

通过基因检测诊断抗酸杆菌感染的病例

笔者对全国医院日常检查法不能诊断的 1 200 多例临床标本进行了精查。其中，有约 120 例诊断抗酸杆菌感染。在这里探索有关抗酸杆菌感染的基因检测的应用，介绍包括肠结核、腹腔内淋巴结炎和脾梗死的种植播散性抗酸杆菌感染病例，以及不是抗酸杆菌感染，但和本病有重要鉴别意义的 Whipple 病的病例。

［**病例 1**］ 导致肠梗阻的肠结核

患者是 80 岁的女性，20×× 年 2 月进行过左肺舌叶区肺炎的治疗。同年 12 月出现双肺散在性浸润影，进行支气管镜精查，在左肺舌叶区支气管肺泡的灌洗液的 PCR 中检测出 *M. avium*。20×× 年后的 1 年 6 个月呼吸道症状加重，当月 13 日出现腹痛 (脐周，周期性)、食欲减退、全身倦怠感，同时确认无排气、排便情况，当月 16 日夜里出现 5~6 次呕吐，第 2 日到附近医院就诊后急诊介绍到笔者处就诊。通过腹部 X 线检查、CT 检查，诊断为肠梗阻，当日于内科住院。

入院后，插入肠梗阻导管，禁食、补液 (1 500ml/d)，应用抗菌药物 (头孢匹罗 2g/d) 进行治疗。入院时的 CT 检查可见回盲部末端肠壁高度增厚，判断该部位病变为肠梗阻的原因。17 日晚确认排便，自觉症状改善，18 日的腹部 X 线检查可见液平消失。将肠梗阻导管推进，可见很快到达回肠

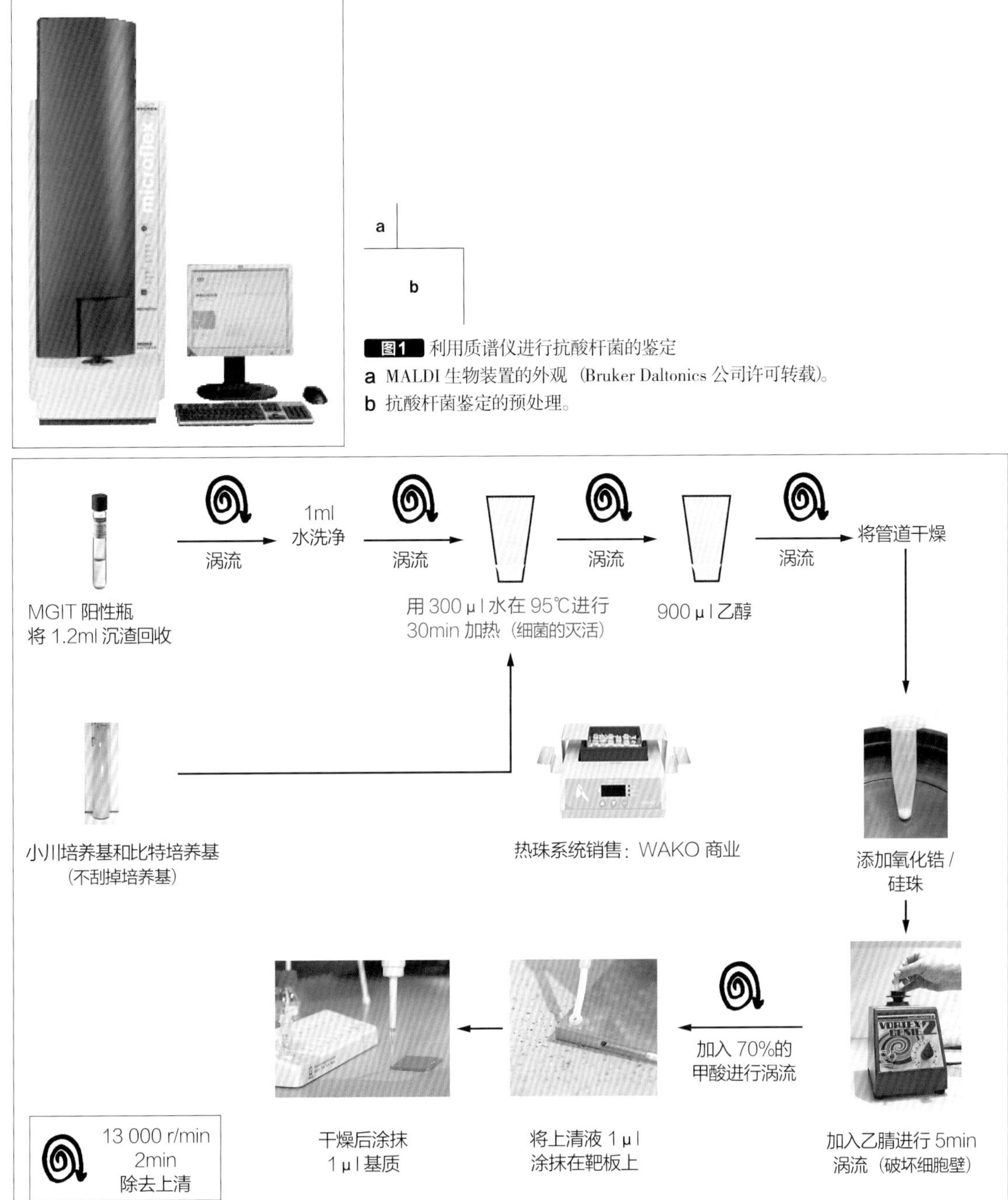

图1 利用质谱仪进行抗酸杆菌的鉴定

a MALDI 生物装置的外观（Bruker Daltonics 公司许可转载）。

b 抗酸杆菌鉴定的预处理。

末端肠壁肥厚部的口侧，20 日进行了肠梗阻导管造影，确认了回盲瓣口侧 20~30cm 可见边缘不整的狭窄部（**图 3a ~ c**）。22 日 X 线透视下行结肠镜检查 CF（colono fiberscopy），可见回盲瓣口侧约 15cm 的部位有长约 8cm 的高度狭窄和溃疡形成（**图 3d，e**），从回盲部到横结肠可见伴有纵行倾向

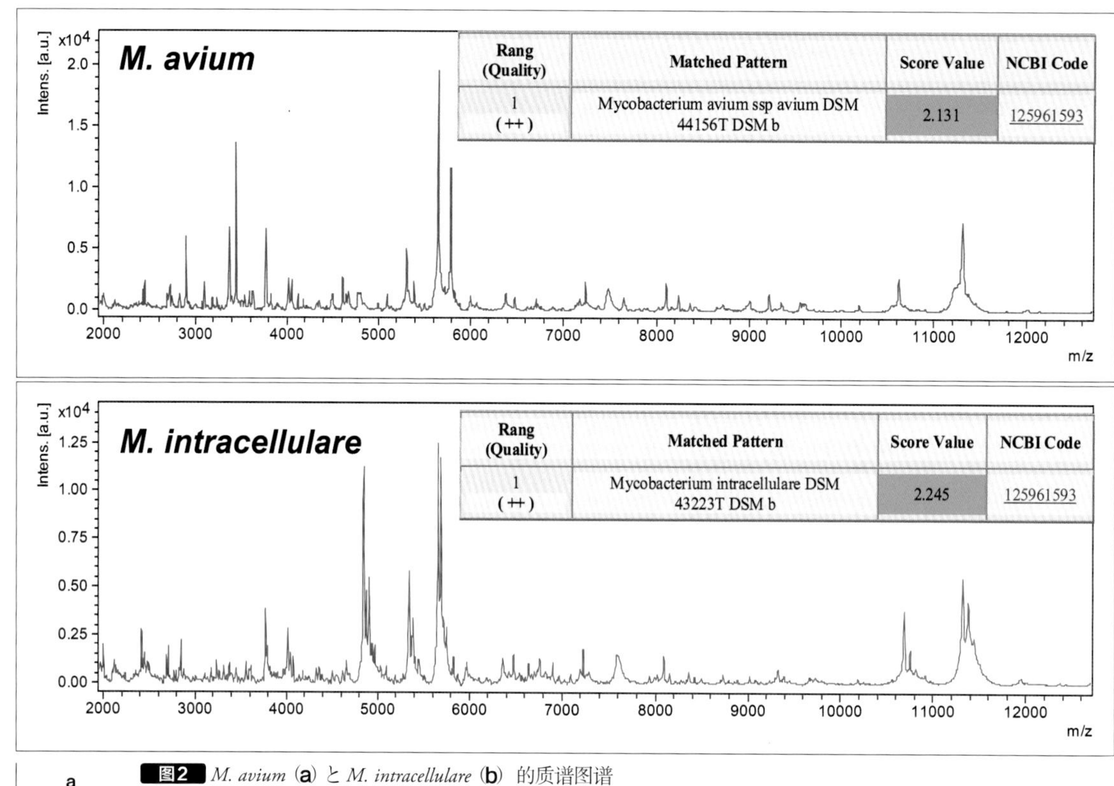

图2 *M. avium*（**a**）と *M. intracellulare*（**b**）的质谱图谱

的多发溃疡瘢痕。同时进行了回肠末端溃疡部位的活检，可见黏膜固有层有类上皮肉芽组织形成，怀疑是小肠的抗酸杆菌感染。23 日开始静脉营养 IVH（intravenous hyperalimentation），为改善炎症反应，27 日停止应用抗菌药物。按照目前的病情难以等待抗结核药物的治疗效果，考虑适合外科治疗，请外科会诊。因为高度狭窄，适合外科治疗，转入外科，7 月上旬进行了回盲部切除术。

术中所见：回肠末端约 9cm 的全周性狭窄，浆膜面及周围肠系膜可见黄白色的粟粒样小结节种植播散。对包括病变部位至回肠末端的回盲部以及部分小肠进行了切除（**图 3f，g**）。病理组织标本，可见回肠末端狭窄部位的干酪样坏死和伴有类上皮细胞、Langhans 巨细胞的肉芽肿（**图 3h**），抗酸染色（Ziehl-Neelsen 染色）可以看到抗酸杆菌（**图 3i，**箭头处）。因此，笔者申请进行基因检测。

将手术切除标本进行石蜡切片固定，提取 DNA，对 16S rRNA、*hsp*65、*rpoB* 基因区域分别进行 PCR 扩增（**图 3j，k**），序列分析的结果，明确为 *M.tuberculosis* 的 DNA。因此，确定小肠抗酸杆菌感染的病原菌为结核杆菌。

本病例最初诊断为 *M. avium* 引起的肺非结核性抗酸杆菌感染，给予克拉霉素长期口服治疗，考虑为开始是结核杆菌和 *M. avium* 的混合感染，治疗只清除了 *M. avium*，因结核杆菌的残留而引起了继发性的肠结核。本例病例为结核杆菌和非结核性抗酸杆菌的混合感染，培养检查先检查出非结核性抗酸杆菌（一般情况下，结核杆菌的发育比 *M. avium* 要迟缓），临床需要注意有忽略结核杆菌存在的可能性。

［病例 2］ 伴有腹腔内淋巴结肿大和脾梗死的种植播散性抗酸杆菌感染症

患者为 40 岁男性，发热，左颈部淋巴结肿大，淋巴结活检时确定 HIV（human immunodeficiency

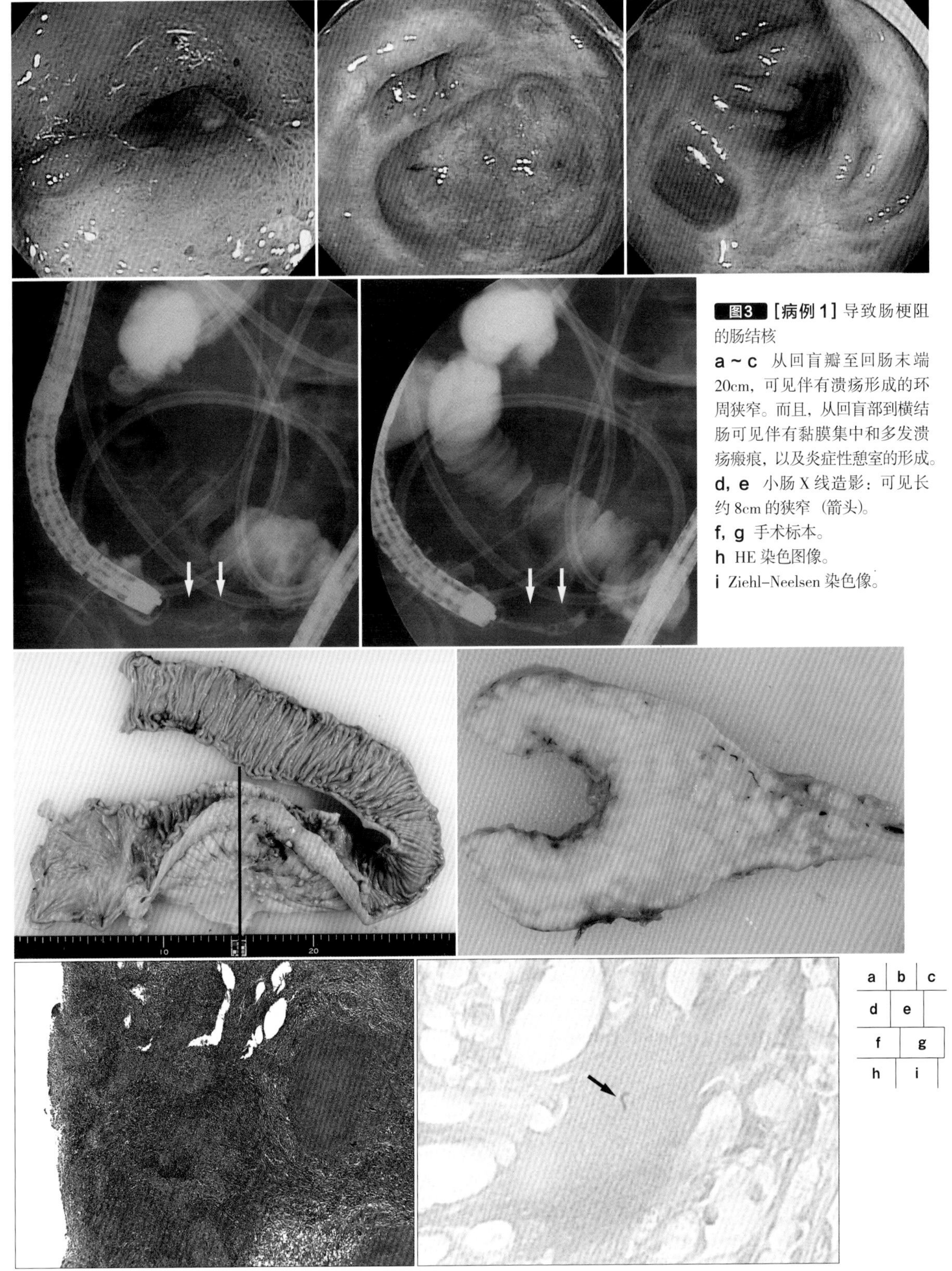

图3 ［病例 1］导致肠梗阻的肠结核

a～c 从回盲瓣至回肠末端20cm，可见伴有溃疡形成的环周狭窄。而且，从回盲部到横结肠可见伴有黏膜集中和多发溃疡瘢痕，以及炎症性憩室的形成。

d，e 小肠X线造影：可见长约8cm的狭窄（箭头）。

f，g 手术标本。

h HE染色图像。

i Ziehl-Neelsen染色像。

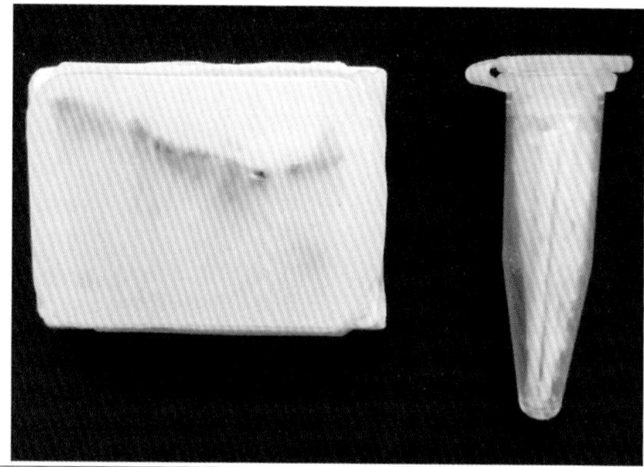

图3 [病例 1] 导致肠梗阻的肠结核
j 石蜡切片
k 用 PCR 方法将从石蜡切片提取的 *Mycobacterium* 属菌 DNA 进行扩增。

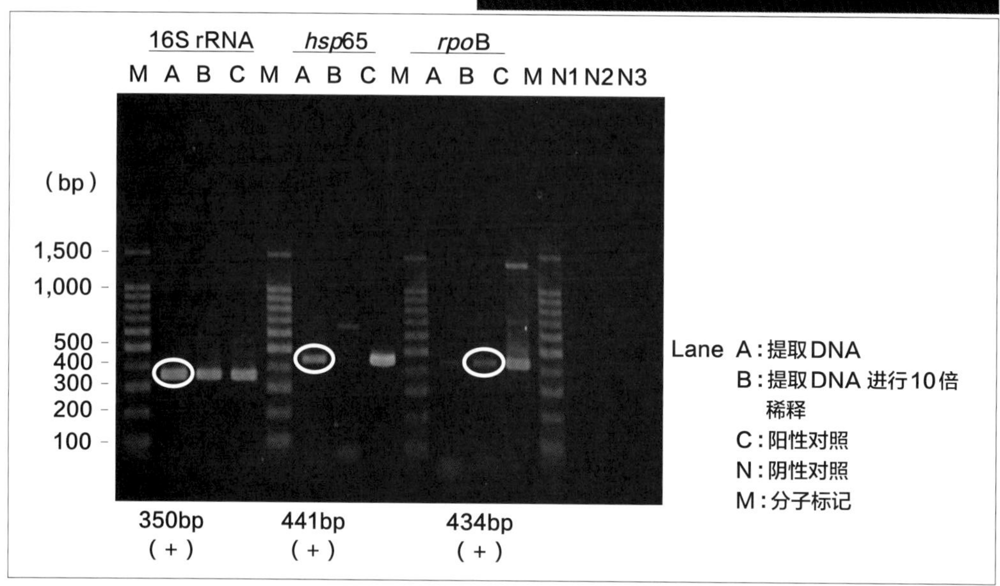

virus）感染（CD4 3/μl，HIV1-RNA 1.3×10⁵/ml）。结合右季肋部疼痛，CT 可见腹腔内淋巴结肿大和肝脾肿大，Hb 8.4g/dl，ALP 732IU/L，考虑为播散性非结核性抗酸杆菌感染。应用阿奇霉素（azithromycin，AZM）、乙胺丁醇（ethambutol，EB）和利福布汀（rifabutin，RBT）进行治疗，发热和 ALP 得以改善。第 21 日再次进行左颈部淋巴结活检，虽然抗酸杆菌涂片检查阳性，但 PCR 检查结果为结核和 MAC 均为阴性。第 36 日开始进行抗 HIV 治疗。第 46 日再次出现发热和 ALP 上升，腹腔内淋巴结肿大和脾肿大加重。考虑为免疫重建综合征，加入阿米卡星和左氧氟沙星，ALP 升高减缓。第 81 日出现左胸痛，CT 造影检查诊断为脾梗死（**图 4a，b**）。怀疑合并感染性心内膜炎、抗磷脂抗体综合征，但血培养和各种血液检查结果不支持。没有进行抗血栓治疗，但之后左胸痛好转，ALP 也逐渐下降。因抗酸杆菌培养 8 周后也为阴性，怀疑为脾梗死合并 *M. genavense* 感染，笔者请求了精查。

抗酸染色（Ziel-Neelsen 染色）观察到抗酸杆菌（**图 4c**），病理标本的石蜡切片提取 DNA 后，经 PCR 和序列分析确定为 *M. genavense*（**图 4d**）。继续进行 AZM·EB·RBT 和抗 HIV 疗法，第 130 日出院。

虽然因 *M. genavense* 导致的 HIV 感染者的播散性感染症的病例散在发现，但本菌在小川培养基上不发育，液体培养通常的 6 周时间也无法检出。所以 *M. genavense* 导致的感染很难诊断。关于在 HIV 患者的本菌感染合并脾梗死的免疫重建综合征病例报道还没有，类固醇和抗血栓疗法等治疗尚未确立。在包括抗酸杆菌涂片阳性情况下的培养阴性和免疫重建综合征，HIV 感染者的非结核性感染合并脾栓塞的情况下，和 *M. genavense* 鉴别时，基因检测是很重要的。

［**病例 3**］ Whipple 病

患者生活在日本冲绳县，是 HTLV-1（human T cell leukemia virus type 1）阳性的 70 岁男性，之前营养状态良好，日常生活自理，没有服用药物的病史。20×× 年 6 月开始出现持续腹泻，同时出现了低蛋白血症和贫血（大约 2 年 Alb 从 3.7g/dl 降到 2.2g/dl，Hb 从 15g/dl 降到 7g/dl），进行了胃镜检查。因为看到明显的弥漫性白色绒毛，怀疑是粪类圆线虫感染而进行了十二指肠病理活检，但没有观察到特异的表现。也进行了下消化道内镜检查，没有特别的发现。之后症状仍持续存在，12 月下旬以详细检查为目的入院。再次实施了胃镜检查，十二指肠下角可见明显的弥漫性白色绒毛（**图 5a**），伴有发红和水肿，怀疑粪类圆线虫感染而进行了病理检查，但结果只有轻度的嗜酸性细胞浸润，并没有发现虫体，也没有恶性所见。临床上因鉴别诊断有 Whipple 病，进行了十二指肠病理活检。伴有 Brunner 腺的十二指肠黏膜中观察到泡沫细胞（foam cell）成集簇状增生。几乎所有的泡沫状组织细胞中都发现有 PAS 阳性的结构物，高度怀疑为 Whipple 病，笔者申请了详细检查。

从十二指出病理活检组织中提取 DNA 后，Whipple 病病原体的 *Tropheryma whipplei* 基因 3 个区域进行特异性 PCR 的结果均为阳性。扩增产物的 DNA 序列分析也确认为本菌种（**图 5c**）。而且，关于和该病变有重要鉴别意义的抗酸杆菌感染，因为抗酸杆菌全部 DNA 扩增的 PCR 都是阴性，所以否定了。

Whipple 病的初期治疗，虽然每 24h 给予头孢曲松 2g、应用 14 日是基本的治疗方式，但因为入院时合并大叶性肺炎，给予美罗培南 1g，每 8h 1 次，应用 14 日也有同样的效果，本病例的情况是已经开始了美罗培南的治疗，所以用后者进行了初期治疗，之后口服 ST 合剂（磺胺甲噁唑 / 甲氧苄啶）进行维持治疗，治疗开始后，腹泻症状迅速改善，过程中低蛋白血症和贫血亦没有进展，入院第 41 日（治疗开始后第 30 天）内镜检查可见十二指肠的病变明显改善（**图 5b**）。入院第 58 日已改善到 Alb 3.3g/dL，Hb 12.1g/dL 的程度，CRP（C-reactive protein）也阴性了。在注意副作用的同时，现在（20×× 年 11 月）仍应用 ST 合剂进行维持治疗。

结语

本文介绍了改变抗酸杆菌感染检测流程的质谱法和基因检测的概略和最新进展。在接下来的感染诊疗中，显微镜检查、培养和敏感性试验这“三种基本技术”的重要性不会改变，灵活运用可以迅速鉴定菌株的新时代检测系统和质谱分析法是非常重要的。基因检测的灵活运用是指在适当判断为何种病例或临床过程的前提下，利用好外包实验室和适当的研究室，会提升诊断率并选用适合的治疗方法。而且，笔者想强调的是，今后的“感染性疾病的诊断和治疗，医生和临床检验师之间密切信息交流的合作”，是非常重要的。

参考文献

[1] List of prokaryotic names with standing in nomenclature（LPSN）ホームページ. http://www.bacterio.net

[2] Garrity GM, Boone DR, Castenholz RW（eds）. Bergey' s Manual of Systematic Bacteriology, vol 1. Williams & Wilkins, 1984

[3] 大楠清文. いま知りたい臨床微生物検査実践ガイド—珍しい細菌の同定·遺伝子検査·質量分析. 医歯薬出版, pp 100-117, 2013

Summary

Bacteriological Diagnostics of Mycobacterium Infection in the Digestive Tract

Kiyofumi Ohkusu[1]

To adequately treat infectious diseases, rapid and accurate identification of pathogenic microbes is crucial. In particular, genetic

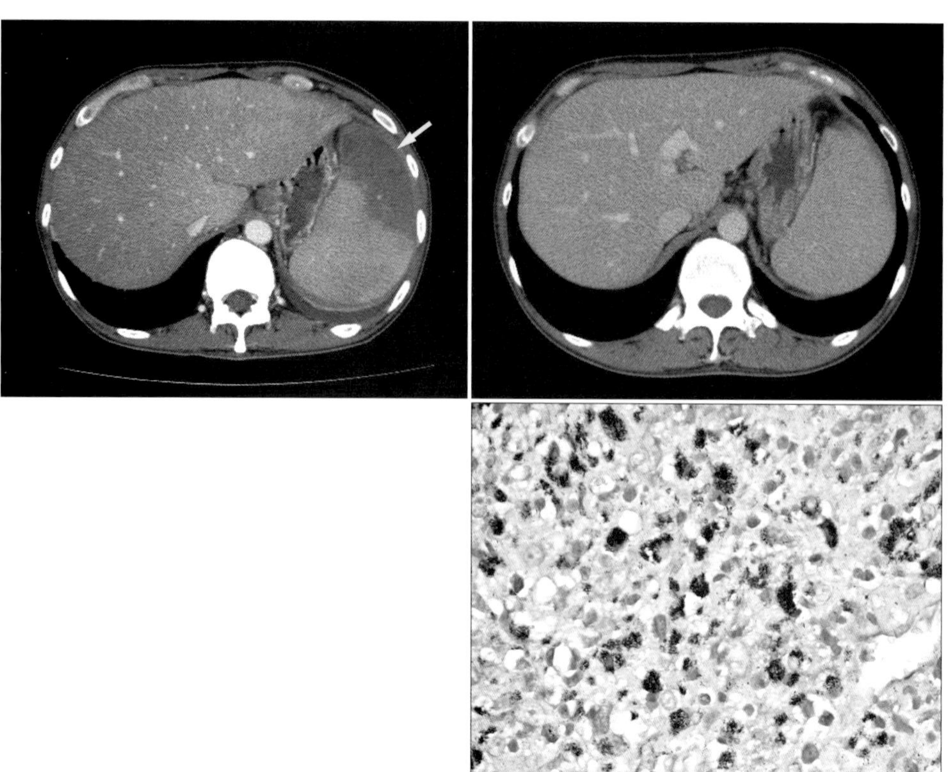

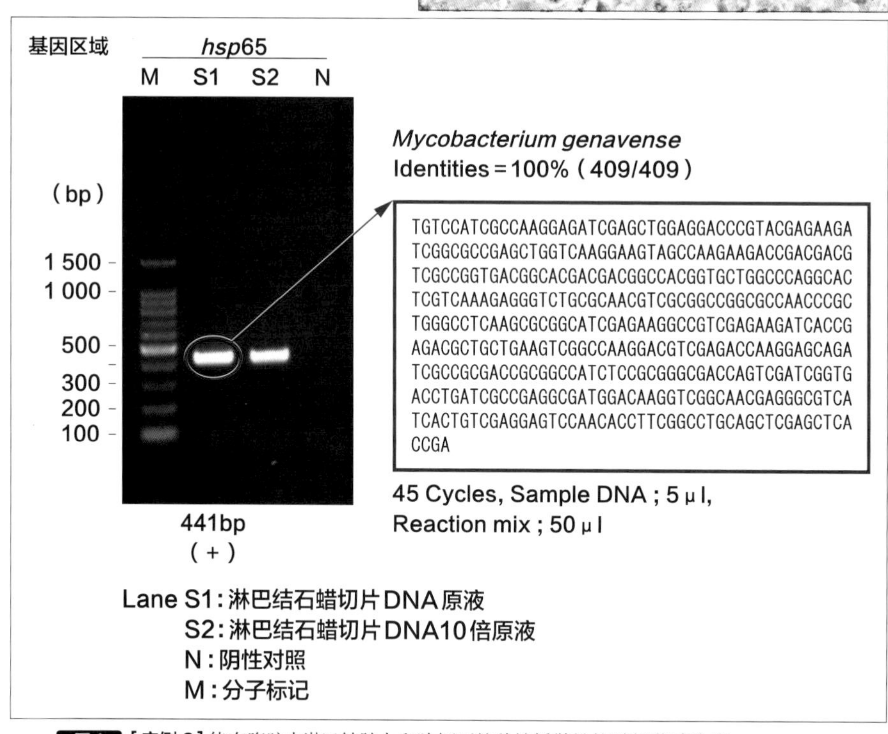

a	b
	c
d	

图4 [病例 2] 伴有腹腔内淋巴结肿大和脾梗死的种植播散性抗酸杆菌感染症

a 发病时的脾脏 CT 图像。箭头指示为脾栓塞的位置。

b 治疗 1 个月后的脾脏 CT 图像。

c Ziehl-Neelsen 染色图像（×400）。

d 用 PCR 和序列分析进行淋巴结石蜡切片的抗酸杆菌的检出和鉴定。

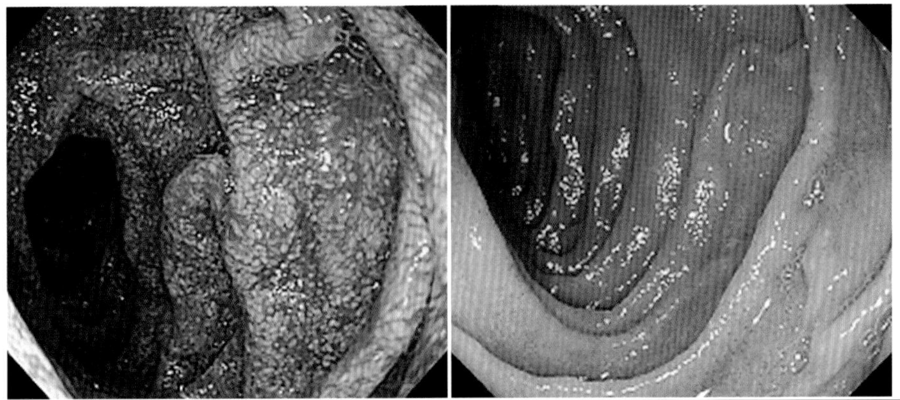

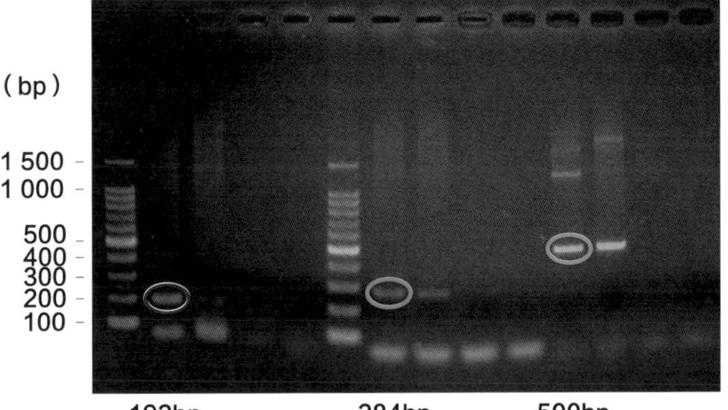

192bp (+)　284bp (+)　500bp (+)

Lane T1：组织DNA原液
T2：组织DNA10倍稀释液
N：阴性对照
M：分子标记

Tropheryma whipplei
Identities = 43/43 (100%)

AGGTTAGAACAGATTTTTGAAAGTTATTTACAGCACCGGTTAC

Tropheryma whipplei
Identities = 115/115 (100%)

GGAATTCCAGAGATACGCCCCCCGCAAGGTCGGTATACAGGTGGTGCACGGT
TGTCGTCAGCTCGTGTCGTGAGATGTTGGGTTAAGTCCCGCAACGAGCGCAA
CCCTCGTCCTGTGTTGCCA

Tropheryma whipplei
Identities = 472/472 (100%)

CAACATCTGTTGTATTAGCCCAGGCTATGGTACGTGAGGGCCTCAAAAACGT
GGCTGCTGGTGCTGATCCTATCAGTTTGCGCCGGGGTATTGAGAAGTCTGTT
GCTGCGGTATCGAAAGCGCTTCTCACCTCCGCGAAAGAGGTTGAGACTGAGG
CAGAAATCGCTGCCTGCGCCTCGATCTCTGCCGGGGATCCGCAGATAGGGGA
TATTATTGCCCAAGCACTCGAGAAGGTTGGCAAGGAAGGCGTTGTCACTGTC
GAGGAGTCAAATACTTTCGGGACCGAACTCGAGATAACCGAGGGCATGCGTT
TTGATAAAGGCTACCTTTCGGCTTATTTTGTAACCGATGCGGAGCGGCAGGA
AACGGTTTTTGAGAACCCTTACATTCTTATTTGTGATAGCAAAATATCGAGT
GTTAAAGATCTGCTCCCGGTTGTTGACAAGGTTATCCAGTCTGGTAAGCAAC
TTCT

*抗酸杆菌扩增的PCR为阴性。

a	b
c	

图5 [病例 3] Whipple 病

a 治疗前的内镜图像。

b 治疗后 30 日的内镜图像。

c 用 PCR 方法进行十二指肠组织中的 *Tropheryma whipplei* DNA 检出和鉴定。

tests play an important role in the diagnosis of mycobacterial infection. Genetic tests allow rapid diagnosis directly from specimens while providing beneficial information to determine optimum isolation conditions (medium and temperature). In recent years, an automated next-generation genetic testing system that can perform DNA extraction, amplification, and detection in series has been developed. Moreover, in the current "post genomic era", it has become possible to identify an isolated strain from patterns of molecular weight information (mass spectra) of protein components derived from a bacterium in only under 10 minutes.

[1] Department of Microbiology, Tokyo Medical University, Tokyo

主题　消化道结核的诊断与治疗及最新进展

消化道结核的治疗和并发症

大川 清孝[1]
青木 哲哉
上田 涉
大庭 宏子
宫野 正人
小野 洋嗣
藤井 英树
山口 誓子
仓井 修
末包 刚久[2]
佐野 弘治
西口 幸雄[3]
福岛 裕子[4]
井上 健
王孟春　译

摘要●本文主要介绍了肠结核的治疗及其并发症，鉴于近来随着生物制剂的使用，出现了炎症性肠病合并结核的问题，首先介绍此类情况。对于潜伏性结核感染，要在使用生物制剂3周前开始使用异烟肼，至少6~9个月。在生物制剂使用过程中如果出现结核感染，原则上要停止使用生物制剂，根据病情有时也可以继续使用。肠结核的治疗与肺结核一样，原则上要使用4种抗结核药物。与肺结核相比，肠结核多数不能检出结核杆菌，需要诊断性抗结核治疗。以菌是否消失判断肺结核的治疗效果，而肠结核是观察内镜下溃疡的形态，判断时间没有明确的规定，笔者认为2个月合适。关于肠结核的并发症，主要是结核治疗中的肠穿孔和肠梗阻，事先向患者交代十分重要。

关键词　肠结核　诊断性治疗　潜伏性结核感染　生物制剂　肺结核

[1] 大阪市立十三市民病院消化器内科　〒532-0034 大阪市淀川区野中北2丁目12-27
E-mail : okawaki@msic.med.osaka-cu.ac.jp
[2] 大阪市立総合医療センター消化器内科
[3] 地址同上，消化器外科
[4] 地址同上，病理診断科

前言

本文主要介绍了肠结核的治疗及其并发症。近来随着生物制剂的使用，出现炎症性肠病合并结核的问题，首先对此做以介绍。针对肠结核的治疗，主要介绍了确诊结核和疑诊结核的治疗、抗结核药物的副作用及对策、抗结核治疗效果的判定及治疗经过的观察。针对肠结核的并发症，结合文献介绍了穿孔、肠梗阻、瘘管、癌变。

生物制剂和结核

1. 结核的病理生理

结核是通过吸入肺结核患者咳嗽排出的飞沫中的结核杆菌后感染所致。结核杆菌到达肺泡后形成原发病灶，之后产生细胞免疫[1]。细胞免疫激活了巨噬细胞，巨噬细胞吞噬结核杆菌，集结到病灶周围，和上皮样细胞互相聚集融合形成多核巨细胞，即Langhans巨细胞，进一步形成肉芽肿包裹病灶，之后出现干酪样坏死。坏死中心的结核杆菌进入休眠状态，感染本身得到治愈，同时对结核杆菌产生抵抗。肉芽肿是由TNF（tumornecrosis factor）、IFN-γ（interferon-γ）等细胞因子来维持的，这种状态临床上称为潜伏性结核感染（latent tuberculosis infection，LTBI）。

2. LTBI治疗指征和生物制剂

LTBI的治疗指征[2]，参考根据潜伏感染者是

表1 潜伏性结核感染发生活动性结核的危险度

对象	发病风险*	警告水平	备注
HIV/AIDS	50~170	A	
脏器移植（使用免疫抑制剂）	20~74	A	建议移植前治疗 LTBI
矽肺	30	A	要注意高龄患者
慢性肾功能不全血液透析者	10~25	A	高龄者谨慎处理
近期结核感染（2 年以内）	15	A	结核接触者体检阳性
胸部 X 线有纤维结节影（未经过治疗的陈旧性结核）	6~19	A	高龄者谨慎处理
使用生物制剂	4.0	A	发病危险度因药物不同而不同
使用糖皮质激素（口服）	2.8~7.7	B	用量大者危险度增高
使用糖皮质激素（吸入）	2.0	B	大剂量使用危险度增高
使用其他免疫抑制剂	2~3	B	
控制不良的糖尿病	1.5~3.6	B	控制良好者危险度低
低体重	2~3	B	
吸烟	1.5~3	B	
胃切除	2~5	B	
医务工作者	3~4	C	怀疑最近感染者使用

*：发病风险是与没有患病风险人相比的相对危险度。

警告水平 A：进行积极的 LTBI。B：有重复的风险要进行 LTBI 治疗。C：不需要立即治疗。

HIV/AIDS：human immunodeficiency virus/acquired immunodeficiency syndrome。LTBI：latent tuberculosis infection.

（日本結核病学会予防委員会・治療委員会．潜在性結核感染症治療指針．結核　88：497-512, 2013 より転載）

否患病的危险程度制定的警告水平[3]（**表 1**）。发病危险度为 4 以上时，积极进行抗结核治疗（警告水平 A），对于 HIV（human immunodeficiency virus）/AIDS（acquired immunodeficiency syndrome）、脏器移植、硅肺、慢性肾功能不全/透析、近期结核杆菌感染（2 年以内）、胸部 X 线有纤维结节影，使用生物制剂、高剂量使用糖皮质激素，即使危险度不到 4，也视为高危状态，如果同时存在高危险度则需积极抗结核治疗（警告水平 B）。对于口服 / 吸入糖皮质激素，使用其他免疫抑制剂，以及医务工作者则不需要立即进行抗结核治疗（警告水平 C）仅限于有近期感染者进行治疗。使用生物制剂本身就是处于警告水平，需要积极进行抗结核治疗。是否符合 LTBI 以及如何进行治疗见后述。

3. 使用生物制剂时结核的特点

针对类风湿关节炎（rheumatoid arthritis，RA）使用英夫利昔单抗后的调查发现，在最先使用的 2 000 例中，有 11 例发生了结核，而使用前进行结核筛查和彻底治疗潜伏性感染后的 3 000 例仅有 3 例发生了结核[4]。此项调查发现发生结核者的特点是，高龄者居多，肺外结核的比例高，合用糖皮质激素者居多，以及没有进行 LTBI 的治疗。还有一个特点是，使用后 3 个月内容易发现，大多不是再次感染，而是以往的 LTBI 病灶再燃[1]。生物制剂是 TNF 的阻断剂，使用后破坏了 TNF 对肉芽的维持作用，被肉芽封闭的结核杆菌开始再次繁殖，出现结核的再燃。

4. 计划使用生物制剂患者并发结核的预防

由于生物制剂的使用并发结核的危险度会增高，开始使用之前要进行结核的筛查（**图 1**）[5]。详细询问病史，进行 γ－干扰素游离试验（interferon gamma release assay，IGRA）或者结核菌素试验、胸

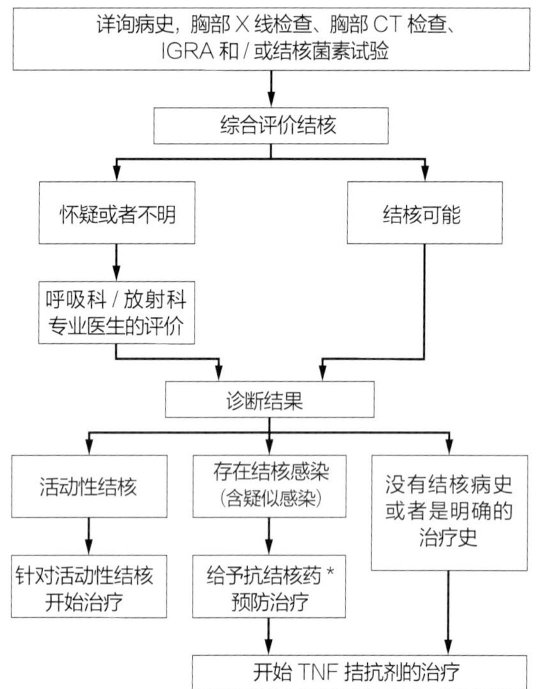

图1 使用生物制剂时的结核预防对策

*：在TNF拮抗剂使用前3周开始使用抗结核药（INH等），以后总计使用6~9个月。

〔日本呼吸器病学会，生物学的製剤と呼吸器疾患・診療の手引き作成委員会（編）．抗酸菌感染症　a. 結核症．克誠堂出版，p 56, 2014より転載〕

部X线检查，必要时进行胸部CT检查，根据以上检查结果判断是否感染肺结核。要详细询问既往史、家族史、与结核患者的接触史，对于胸部X线检查、胸部CT检查有微小病变难以辨别时，要请呼吸科或者放射科专业医生进行指导。

结核感染危险度高的患者、胸部X线有陈旧性肺结核者（胸膜肥厚、条索状影、5mm以上钙化影）、IGRA（或者结核菌素）阳性的患者，在生物制剂治疗3周前开始使用异烟肼（isoniazid，INH）（每天5mg/kg，最大300mg/d）、至少使用6~9个月。不能使用INH时要使用4~6个月的利福平（rifampicin，RFP）。生物制剂使用后每3个月、6个月，之后6~12个月检查胸部X线，同时充分注意是否有结核症状出现，还要定期检查IGRA。在完全不考虑结核时才可能立即开始使用生物制剂。

5. 合用生物制剂时结核的治疗

生物制剂使用时并发的结核感染一半以上是肺外结核，要注意高热、胸痛、腹痛，淋巴结肿大等症状。特别是针对发热即使胸部X线没有结节影、空洞影也要考虑结核可能。

针对结核的治疗，在开始使用抗结核药时，原则上要停用生物制剂，由于PR（paradoxical reaction）即过剩免疫反应的出现可能出现疾病的恶化[6]。有报道，在RA病例，停用生物制剂开始抗结核治疗后，即使在细菌学上有改善，由于PR的出现，要使用阿达木单抗、英夫利昔单抗[7, 8]。并发的结核为粟粒性结核等全身结核的话，即使使用合适的抗结核药和足量的糖皮质激素，病情仍然恶化，除要考虑PR，也要充分鉴别是否有其他疾病的可能，要考虑是否重新使用生物制剂。

病例提示：

［**病例1**］ 女性，50岁，主诉：咳嗽、发热。

19岁时诊断为回结肠型克罗恩病，在其他医院治疗中。到目前为止做了4次肠切除手术。2007年12月开始使用英夫利昔单抗，儿时患结核，使用了10个月的INH。2013年10月出现发热和咳嗽，胸部X线检查可见左肺中叶有浸润影（**图2a**），诊断肺炎而入院。入院后检查结核杆菌培养阳性，转入该院结核病房。

入院前使用倍量的英夫利昔单抗和硫唑嘌呤75mg/d维持治疗，8周后出现效果减退的倾向，同时出现关节痛、皮疹等。开始使用4种抗结核药物，由于两侧胁部和背部出现皮疹，暂停了药物，皮疹减轻后开始从小剂量使用INH、RFP，约2周后开始使用左氧氟沙星。入院6周后出现皮疹，考虑为药疹，也不除外停用英夫利昔单抗后中断治疗效果出现的皮疹，因此再次使用了英夫利昔单抗，皮疹也因此减轻。再次使用英夫利昔单抗后痰培养仍然阴性，治疗过程顺利。14个月后胸部X线检查仅有轻度异常（**图2b**）。本例是使用英夫利昔单抗同时治愈结核的病例。

肠结核的治疗

肠结核的基本治疗是内科治疗，出现狭窄、穿

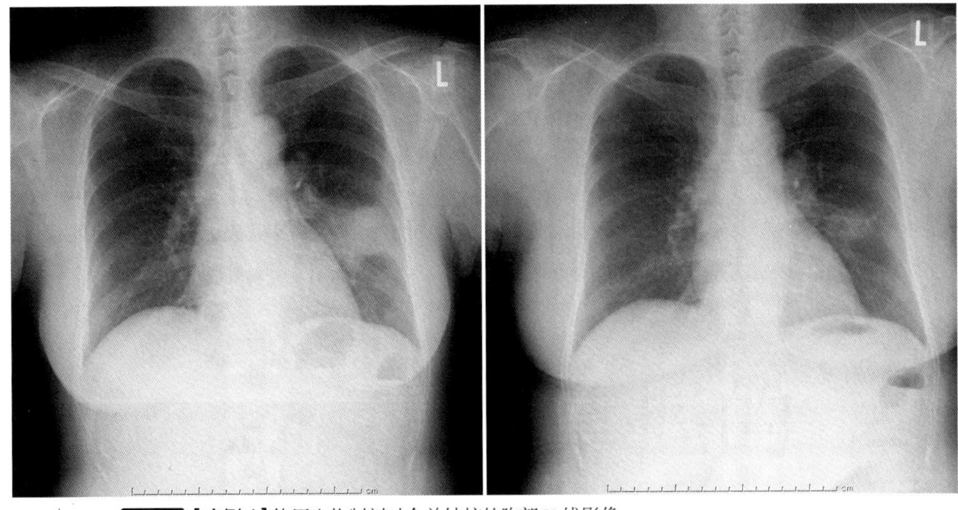

图2 [**病例 1**] 使用生物制剂时合并结核的胸部 X 线影像
a 治疗前的胸部 X 线上可见左肺中叶浸润影。
b 治疗 14 个月后的胸部 X 线影像。

孔等并发症时则进行外科治疗。抗结核治疗药物使用原则：①为避免耐药菌产生，使用 2 种以上敏感药物（治疗开始时 3 种）；②确认患者服药；③早期发现药物副作用，采取合适的措施。

1. 确诊肠结核的治疗

初次治疗，原则上采用标准治疗方案 A（**图3**）[9]，INH 300mg/d，RFP 450mg/d，吡嗪酰胺（pyrazinamide，PZA）1.2g/d，乙胺丁醇（ethambutol，EB）750mg/d，以上 4 种药物，每天服用 1 次。可以使用链霉素（streptomycin，SM）750mg 每日 1 次，肌肉注射替代乙胺丁醇。最初 2 个月使用 4 种药物治疗，之后 4 个月使用 RFP 和 INH 两种药物。PZA 不能使用时（肝功能损伤者、80 岁以上高龄者等），使用除 PZA 以外的 3 种药物 2 个月，之后使用 INH 和 RFP 2 种药物 7 个月，即标准治疗 B。只是以下情况再发率高，INH 和 RFP 两种药物的使用期可延长 3 个月。

①治疗开始超过 2 个月细菌没有转阴的病例。

②重症结核（粟粒结核，结核性脑膜炎，广泛空洞型、厚壁空洞）病例。

③再次治疗病例。

④合并免疫功能低下者（糖尿病、自身免疫性疾病、糖皮质激素使用时、HIV 感染等）。

2. 疑诊肠结核的治疗

针对疑诊肠结核病例，没有明确的诊断性治疗适应证以及明确的治疗效果判断时间，由主治医生决定。因此，针对肠结核的诊断性治疗适应证和治疗效果判断时间没有标准。饭田[10]认为，如果抗结核治疗有反应的话，2~3 周可观察到明显的临床症状的改善，4~8 周活动性溃疡几乎瘢痕化。汤川等[11]认为，如果遇到与肠结核难以鉴别的肠道疾病，没有并发症不进行手术治疗，首先可进行诊断性抗结核治疗。他们对 30 例患者中的 13 例进行了诊断性治疗，所有病例均治愈，没有复发。Park 等[12]对不能诊断为 IBD（主要是克罗恩病）还是肠结核的回盲部溃疡进行了诊断性治疗。治疗 2~3 个月后行内镜检查进行判断，怀疑肠结核的 9 例患者全部出现溃疡瘢痕化，而怀疑 IBD 的患者全部没有溃疡的愈合。此结果提示诊断性治疗的判定时间以治疗后 2~3 个月为妥。

笔者认为，虽然影像学检查特别是内镜检查有特征性的表现，但是结核杆菌培养和活检不能确定结核时可进行诊断性治疗。实际上，医生对 30 例患者中的 9 例进行了诊断性治疗，其中 6 例在治疗后 1~2.5 个月进行了预期的内镜检查，所有病例的溃疡均治愈。鉴于以上结果，治疗效果判断

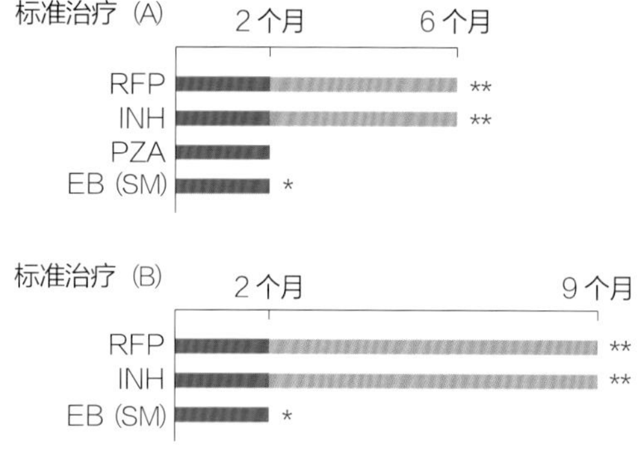

图3 初次治疗肺结核的标准方案

(A) 法：RFP+INH+PZA 再加 SM（或者 EB）4 种药物合用 2 个月→ RFP+INH 4 个月

(B) 法：RFP+INH+SM（或者 EB）2 个月→ RFP+INH 7 个月

*：初始强化阶段使用的 EB（SM）可以在确认 INH 和 RFP 为敏感药物后停止使用。

**：重症结核（粟粒结核、中枢神经系统结核、广泛空洞型等），结核再发，硅肺、糖尿病、HIV 感染等导致免疫低下的疾病，使用导致免疫力下降的糖皮质激素等药物者，维持治疗要延长 3 个月。

〔日本結核病学会（編）. 結核診療ガイドライン，改訂 3 版. 南江堂，pp 77–96, 2015 より転載〕

时间以 3~4 种药物使用 2 个月后最合适。这个时期没有治愈或者没有治愈倾向则结核可能性极低，停止抗结核治疗，考虑其他疾病的可能。

抗结核治疗应遵循肺结核治疗标准方案 A，针对疑诊病例为避免副作用可使用 3 种药物（标准方案 B），也可由主治医生判断后进行个体化治疗。症例提示：

［**病例 2**］ 男性，30 岁，主诉排便时出血。

排便时有鲜血，没有腹泻、发热、咳嗽等症状，肠镜检查可见回盲瓣口侧黏膜明显充血，呈不规整的分支状环状溃疡（**图 4a，b**）。没有回盲瓣变形，末端回肠及其他部位没有异常。考虑肠结核而进行了活检、活检组织培养、肠液培养，没有得到结核的明确证据。胸部 X 线检查、小肠造影也无异常所见，除了内镜表现无其他结核证据。使用 INH、RFP、EB 3 种药物进行诊断性治疗。用药 1 个月后进行肠镜检查评估治疗效果，发现溃疡面积缩小。环状溃疡可见皱襞集中、形成瘢痕（**图 4c，d**），诊断为肠结核，之后继续进行了 8 个月的治疗。

［**病例 3**］ 男性，50 岁，主诉无不适。

由于便潜血阳性，就近进行了肠镜检查，发现回盲瓣溃疡，由于原因不明介绍到笔者科室。

进行肠镜检查时，没能插入回肠末端，可以看到累及到回肠末端的伴有明显充血的不规则溃疡（**图 5a**），其旁可见线状溃疡瘢痕（**图 5b**）。经口小肠造影可见末端回肠有假憩室形成和不规则的溃疡，没有发现纵行溃疡。不但没有腹泻、腹痛，发热等症状，C 反应蛋白（C-reactive protein，CRP）也正常，活检没有发现肉芽肿，活检组织培养也没有发现结核杆菌。

由于存在溃疡瘢痕、溃疡周围明显充血，没有临床症状而疑诊肠结核，进行了诊断性治疗。治疗 5 个月后观察，发现回盲瓣上的溃疡完全没有愈合倾向（**图 5c**），可见延续至回肠的大溃疡（**图 5d**）。回肠末端可见多发的伴明显充血的不规则溃疡（**图 5e**），完全没有治愈的倾向。同时发现，盲肠、升结肠可见新发的多处阿弗他溃疡（**图 5f**）。

据此，不考虑肠结核而终止了抗结核治疗。之后，考虑克罗恩病，口服 5- 氨基水杨酸（5-aminosalicylic acid，5-ASA），溃疡既没有愈合也没有加重，持续无症状状态。现在也是疑诊克罗恩病，没有确定诊断。

3. 抗结核药物副作用及对策（表 2）[9]

INH 的主要副作用是肝损害、末梢神经损害、过敏反应（发热、皮疹）等。预防末梢神经损害可口服维生素 B_6。苯妥英和卡马西平依赖 INH 代谢，使用时要测血药浓度，注意中毒症状。

RFP 的主要副作用是肝损害、食欲不振、恶心等胃肠损害，过敏反应（发热，肌肉痛、关节痛等感冒样症状），少见血小板减少、休克症状，有胃肠道反应时可早饭后服药。与 INH 合用时肝损害发生率约 10%。大多肝损害表现为 3 个月内出现 AST、ALT 升高。AST/ALT 为正常 5 倍（有不适症状时 3 倍）以内可以密切观察，超过则停止治疗。肝功能改善后可逐一增加损伤低的药物。

RFP 作为药物代谢酶对重要的 CYP3A 有强的诱导作用，因此会降低通过 CYP3A 代谢的糖皮质

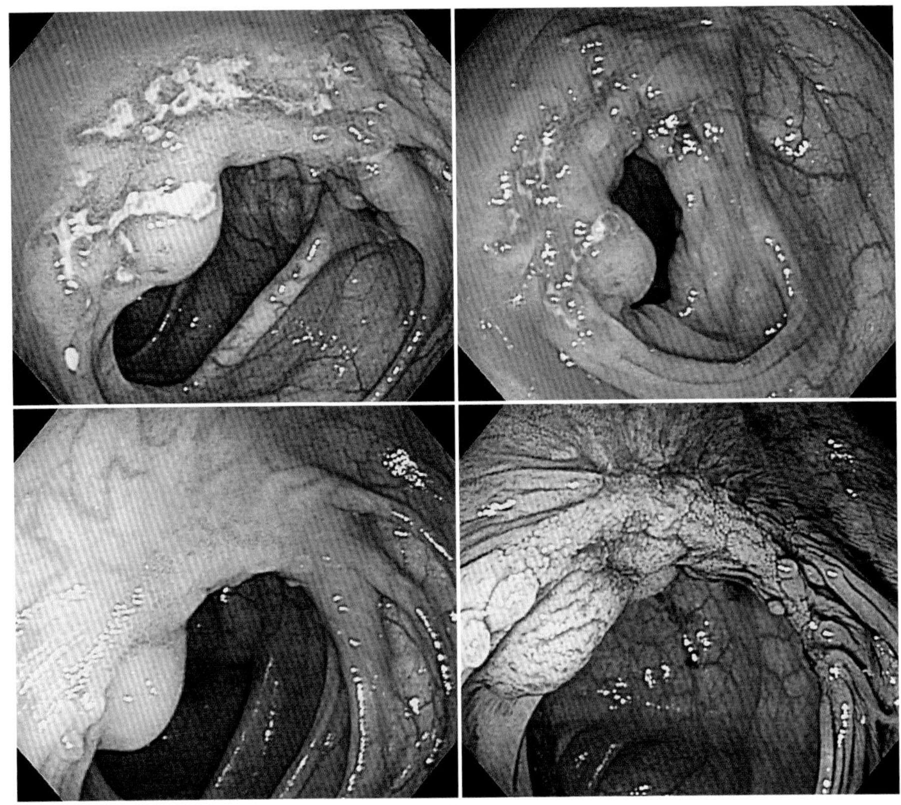

a	b
c	d

图4 **[病例 2]** 疑诊肠结核的内镜图像

a, b 回盲瓣口侧可见分枝状的不规则的环状溃疡，伴有明显的充血。

c, d 抗结核治疗后 1 个月溃疡瘢痕化形成。

激素、唑类抗真菌药、抗 HIV 药、磺酰脲类、华法林、茶碱等的血药浓度。具体增加多大剂量在每个个体不同，为掌握合适的剂量需要测定以上这些药物的血药浓度。

EB 的副作用是视神经损伤，需每月检查一次视力。SM 的副作用主要是损伤第Ⅷ脑神经，高龄、肾功能不全者需注意。选择合适的听力计检查听力。也可引起肾损害、过敏反应。PZA 的副作用为肝损伤、胃肠道反应、高尿酸血症、关节痛等。

评估肠结核治疗效果及治疗过程的观察

对肺结核，评估结核治疗效果可根据结核杆菌培养情况判定，特别重视治疗后 2 个月的细菌培养转阴。胸部 X 线检查的改善速度比细菌转阴慢，因此重视细菌转阴。定期进行细菌的检查，如果细菌转阴慢则延长治疗期。

但是针对肠结核没有明确的评估治疗效果的标准，同时细菌培养的敏感性低也不能用于评估治疗效果，因此考虑采用肠镜检查观察溃疡愈合情况作为评估治疗效果的标准。如前所述，评估治疗效果的时间以治疗后 2 个月为宜。如果确认可以治愈则继续进行预定的标准治疗。

肺结核治疗过程的观察主要是痰培养和胸部 X 线检查，没有明确的时间规定。因此，肠结核也没有明确的标准。笔者认为，可以治疗开始 1 年后观察，但也没有明确的标准。针对结核治愈后是否进行大肠癌的随访也没有明确说法。

肠结核的并发症

肠结核的并发症包括穿孔、肠梗阻、瘘管、大出血、癌变等。特别是，要事先向患者交代，在

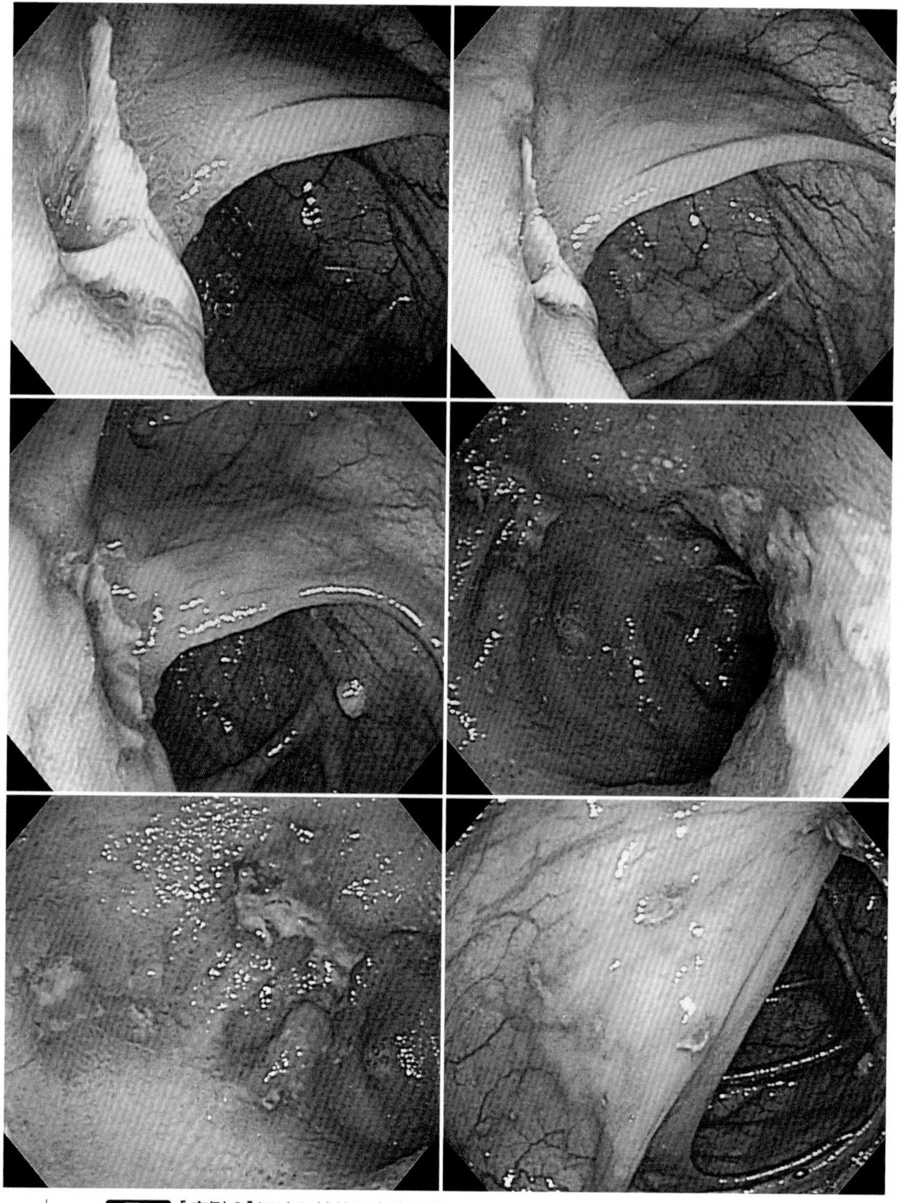

a	b
c	d
e	f

图5 [病例 3] 疑诊肠结核的内镜图像
回盲瓣可见不规则溃疡，伴充血（a），溃疡旁可见线状溃疡瘢痕（b）。抗结核治疗 1.5 个月后回盲瓣溃疡没有愈合的迹象（c），可见延伸至回肠的大溃疡（d）。末端回肠可见多发的伴有充血的不规则溃疡（e），没有治愈迹象。同时，在盲肠、升结肠可见新发的多发阿弗他溃疡（f）。

抗结核治疗过程中可能出现穿孔和肠梗阻。

1. 穿孔

穿孔的发生率占肠结核的 1.2% ~7%，比较少。但其中 60% 的穿孔是发生在结核治疗过程中，而且要注意的是，在治疗 1 个月以内多发生早期穿孔。穿孔的机制是：低营养状态导致的上皮再生不良、狭窄伴随的肠管内压上升、伴随抗结核治疗对结缔组织增生的抑制等。约 90% 的穿孔部位是回肠。矢部等 [13] 报道了 3 例抗结核治疗开始第 1~2 天出现腹膜炎。1 例有腹腔内游离气体进行了急诊手术，

表2 标准治疗时的主要对策及副作用

副作用	症状，体征	停药的指征	主要药物
肝损害	食欲不振，乏力 很多没有症状	AST/ALT 上限值 5 倍以上（有症状者 3 倍以上）停药，肝损害改善以后开始逐一使用损伤小的药物	PZA，INH，RFP
末梢神经损害	末梢麻木	有麻木感时同时使用维生素 B_6 症状加重，则停药	INH
视神经损害	视力下降，视觉异常	症状出现时立即停药（不可以再次使用 EB） 定期眼科随诊，自觉症状最重要	EB
过敏反应	皮疹，红皮病	轻度时使用抗过敏药观察 扩散到全身时尽早停药 不能确定是某一特定药物时逐个停药	所有药物
	发热	多数在停药 3~4 天后热退 不能确定是某一特定药物时逐个开始使用 RFP、INH 可尝试再次使用	所有药物
血液系统障碍（有时）	出血倾向 血小板减少 白细胞减少	检查提示缓慢下降时可观察 血小板 5 万 / μl 以下、白细胞 2000 / μl 以下时停药 血小板快速下降时禁止再次使用 RFP	RFP INH 也可能
肾功能障碍	肾功低 急性肾功能不全	停药 原则上不再使用，氨基糖苷类药物不能使用	SM 偶见 RFP
第Ⅷ脑神经障碍	听力下降，耳鸣，眩晕	原则上停止使用，要分析是否根据体重年龄用药，用药频率是否过多	SM
其他	高尿酸血症，痛风	见于半数以上，如果没有症状的话可以观察 痛风（少见）停药 停药以后尿酸值会迅速下降	PZA
	间质性肺炎（少见）	立即停药，导致该病的药物不能再用	INH

PZA：吡嗪酰胺。INH：异烟肼。RFP：利福平。EB：乙胺丁醇。SM：链霉素。
〔日本結核病学会（編）. 結核診療ガイドライン，改訂 3 版. 南江堂，p 85, 2015 より転載〕

其他 2 例通过禁食、继续抗结核治疗而内科治愈。这个报告提示，如果仅仅是结核性腹膜炎可以不必手术治疗。

2. 肠梗阻

肠梗阻可能发生于治疗后。服部等[14]总结分析了 23 例发生肠梗阻的肠结核病例，单独使用抗结核药物改善的 3 例，抗结核治疗中肠梗阻症状加重而手术的 6 例，不进行抗结核治疗而手术的 14 例。有很多关于在抗结核治疗中发生肠梗阻的病例报告。其中 70% 有肺结核和结核性胸膜炎，多见小肠结核和结核性腹膜炎。肠结核治疗中肠根阻的病变部位约 80% 在回盲部。在肠结核、结核性腹膜炎存在时，抗结核药物治疗使病变瘢痕化、形成条索状改变，可能由此而导致肠梗阻。

病例提示：

［**病例 4**］ 女性，60 岁，主诉：腹痛。

因腹痛在其他医院就诊，诊断肠梗阻采取保守治疗，症状减轻。小肠双重气钡造影发现升结肠狭窄而进行了内镜检查，发现升结肠狭窄伴有溃疡。怀疑大肠癌而介绍到大阪市立综合医疗中心。

内镜检查发现，升结肠明显狭窄，狭窄处见不规则溃疡，周边充血（**图 6a，b**），考虑为肠结核进行了肠液培养及活检，没有发现结核杆菌和肉芽肿。内镜也没有典型的环状溃疡，所以诊断有难度，气钡造影发现升结肠明显缩短并见萎缩瘢痕带（**图 6c**），是典型的肠结核表现。

使用 INH、RFP、SM 3 种药物进行了诊断性治疗，10 天后出现肠梗阻症状，进行了急诊手术。切除标本上可见狭窄处溃疡，溃疡口侧可见大范围

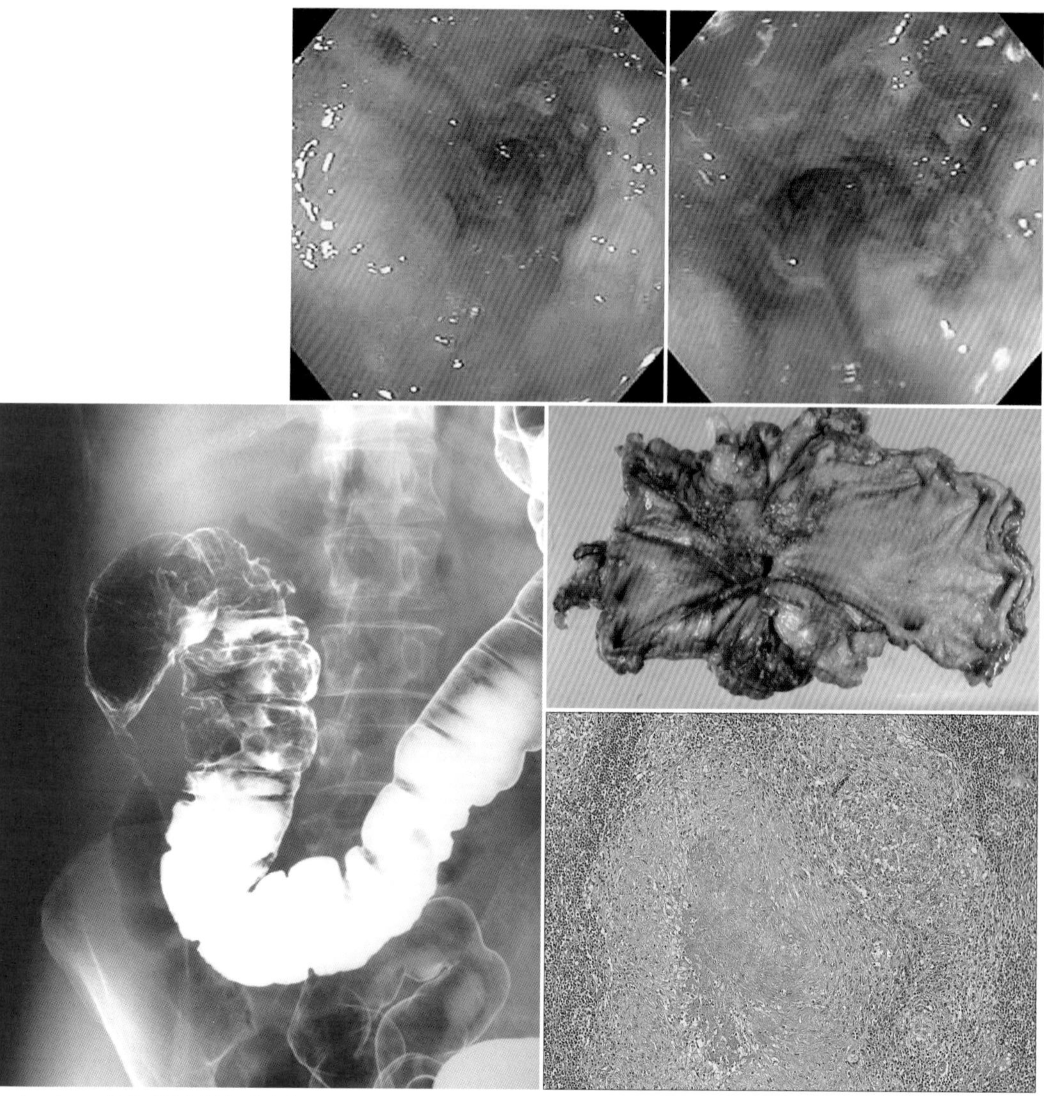

a	b
c	d
	e

图6 **[病例 4]** 合并肠梗阻的肠结核
肠镜检查可见升结肠明显狭窄，狭窄部可见不规则溃疡伴有充血（**a，b**）。气钡造影发现，升结肠明显缩短，可见萎缩瘢痕带（**c**），典型的肠结核征象。切除标本可见伴有狭窄的溃疡，其口侧可见广泛的萎缩瘢痕带（**d**）。淋巴结上可见干酪性肉芽肿（**e**），确定诊断肠结核。

的萎缩瘢痕带（**图 6d**）。切除标本也没找到肉芽肿样改变，但在淋巴结发现了干酪样肉芽肿（**图 6e**），确定诊断肠结核。

3. 瘘管

三浦等[15]总结了 16 例肠结核合并瘘管的病例。瘘管可发生于各个部位，从十二指肠到主动脉瘘管的病例因出血致死。另外，有 2 例结肠·结肠瘘、小肠·皮肤瘘通过抗结核治疗后瘘管闭锁，其余 13 例进行了外科切除。

4. 大出血

八尾等[16]报告了日本 259 例肠结核中 14% 有出血。但因大出血而手术治疗的极少，仅有 3 例[17]。几乎都是术后病理检查后才明确诊断的，这种情况是有必要了解的。

5. 癌变

有很多关于在肠结核瘢痕部发生大肠癌的报

告，认为可能是由炎症演变为癌的。八尾等[18]总结了自己经治和本国的69个病例，发现以下特点：①与结核相关的癌有95%在升结肠；②肉眼类型为2型大肠癌的仅占3%，黏液癌和含有黏液成分的占43%；③腺瘤及合并非典型增生的占28%。因此，由结核的瘢痕萎缩带产生癌的可能性高。

病例提示：

［**病例5**］ 女性，70岁，没有主诉。

因便潜血检查阳性而在外院检查了内镜，在升结肠发现癌，为手术介绍到大阪市立综合医疗中心。没有结核病史。

肠镜检查发现，升结肠可见大的1型腺瘤，表面覆盖黏液（**图7a**），因管腔狭窄，不能插入内镜。从肿瘤的肛门侧开始，一直到横结肠可见溃疡瘢痕和散在的炎症性息肉（**图7b，c**），考虑是肠结核治愈后的表现。切除标本上可见附着黏液的癌（**图7d**），缩短的升结肠上可见萎缩瘢痕带（**图7e**），末端回肠接近正常。病理组织学诊断是黏液癌，浸润深度是SE，可见淋巴结转移，最后诊断为肠结核瘢痕来源的肠结核相关癌。

结语

以上介绍了IBD治疗时使用生物制剂而发生结核的特点、预防以及治疗。针对肠结核的治疗，介绍了治疗方法、副作用及其对策、治疗效果的评估和治疗经过的观察。肠结核的并发症主要是穿孔和肠梗阻，要预先向患者说明。

参考文献

[1] 日本呼吸器病学会，生物学的製剤と呼吸器疾患·診療の手引き作成委員会(編). なぜ生物学的製剤投与で感染症が起こりやすくなるか？ 克誠堂出版, pp 29-35, 2014

[2] 日本結核病学会予防委員会·治療委員会. 潜在性結核感染症治療指針. 結核 88:497-512, 2013

[3] 高橋裕樹. 生物学的製剤使用前における肺結核症のスクリーニングと使用中のモニタリング. 分子リウマチ治療 6:174-178, 2013

[4] Takeuchi T, Tatsuki Y, Nogami Y, et al. Postmarketing surveillance of the safety profile of infliximab in 5000 Japanese patients with rheumatoid arthritis. Ann Rheum Dis 67:189-194, 2008

[5] 日本呼吸器病学会，生物学的製剤と呼吸器疾患·診療の手引き作成委員会(編). 抗酸菌感染症 a.結核症. 克誠堂出版, pp 49-58, 2014

[6] 松本智成. 関節リウマチなど生物学的製剤使用時の結核への対応. Mod Physician 35:341-345, 2015

[7] Wallis RS, van Vuuren C, Potgierter S. Adalimmumab treatment of life-threatening tuberculosis. Clin Infect Dis 48:1429-1432, 2009

[8] Blackmore TK, Manning L, Taylor WJ, et al. Therapeutic use of infliximab in tuberculosis to control severe paradoxical reaction of the brain and lymph nodes. Clin Infect Dis 47:e83-85, 2008

[9] 日本結核病学会(編). 結核診療ガイドライン，改訂3版. 南江堂, pp 77-96, 2015

[10] 飯田三雄. 炎症性腸疾患の成因と治療—腸結核. 日内会誌 82:669-674, 1993

[11] 湯川永洋，林正也，宮本新太郎，他. 治療からみた腸結核. 胃と腸 12:1655-1665, 1977

[12] Park YS, Jun DW, Kim SH, et al. Colonoscopic evaluation after short-term anti-tuberculosis treatment in nonspecific ulcers on the ileocecal area. World J Gastroenterol 14:5051-5058, 2008

[13] 矢ケ部知美，隅健次，樋高克彦. 肺結核を合併した若年者重症腸結核の3症例. 日消誌 107:70-76, 2010

[14] 服部憲史，越川克己，桐山幸三，他. 腸閉塞にて発症した原発性腸結核の1例. 日臨外会誌 67:794-798, 2006

[15] 三浦智史，清水孝王，中村潤一郎，他. 小腸·小腸瘻を形成した腸結核の1例. 日消誌 107:416-426, 2010

[16] 八尾恒良，桜井俊弘，山本淳也，他. 最近の腸結核—10年間の本邦報告例の解析. 胃と腸 30:485-490, 1995

[17] 森脇義弘，豊田洋，小菅宇之，他. 緊急手術が回避できず術前鑑別診断が十分できなかった腸結核出血·穿孔の1例. 日救急医会誌 19:272-278, 2008

[18] 八尾恒良，岩下明德，八尾建史. 本邦の報告例からみた腸結核関連大腸癌—萎縮瘢痕帯は高い発癌のポテンシャルを有するのか？ 胃と腸 37:1036-1046, 2002

Summary

The Treatment and Complications of Intestinal Tuberculosis

Kiyotaka Okawa[1], Tetsuya Aoki, Wataru Ueda, Hiroko Ohba, Masato Miyano, Yoji Ono, Hideki Fujii, Seiko Yamaguchi, Osamu Kurai, Takehisa Suekane[2], Koji Sano, Yukio Nishiguchi[3], Hiroko Fukushima[4], Takeshi Inoue

Recently, problems associated with the increased incidence of tuberculosis in patients with IBD (inflammatory bowel disease) undergoing treatment with biological drugs have emerged. In principle, isoniazid is administered for a period of 6 to 9 months in case of IBD patients with latent tuberculosis infection 3 weeks before starting the administration of biological drugs. In case of IBD patients suffering from tuberculosis, the treatment with biological drugs must be stopped. For the treatment of intestinal as well as pulmonary tuberculosis, it is necessary to initiate four anti-tuberculosis drugs. Detection of bacteria in the cases of intestinal tuberculosis is less compared with the detection in pulmonary tuberculosis. For this reason, we must often perform a diagnostic treatment. The effectiveness of anti-tuberculosis drugs in case of pulmonary tuberculosis is determined by the disappearance of bacteria, while their effectiveness in case of intestinal tuberculosis is determined by the observation

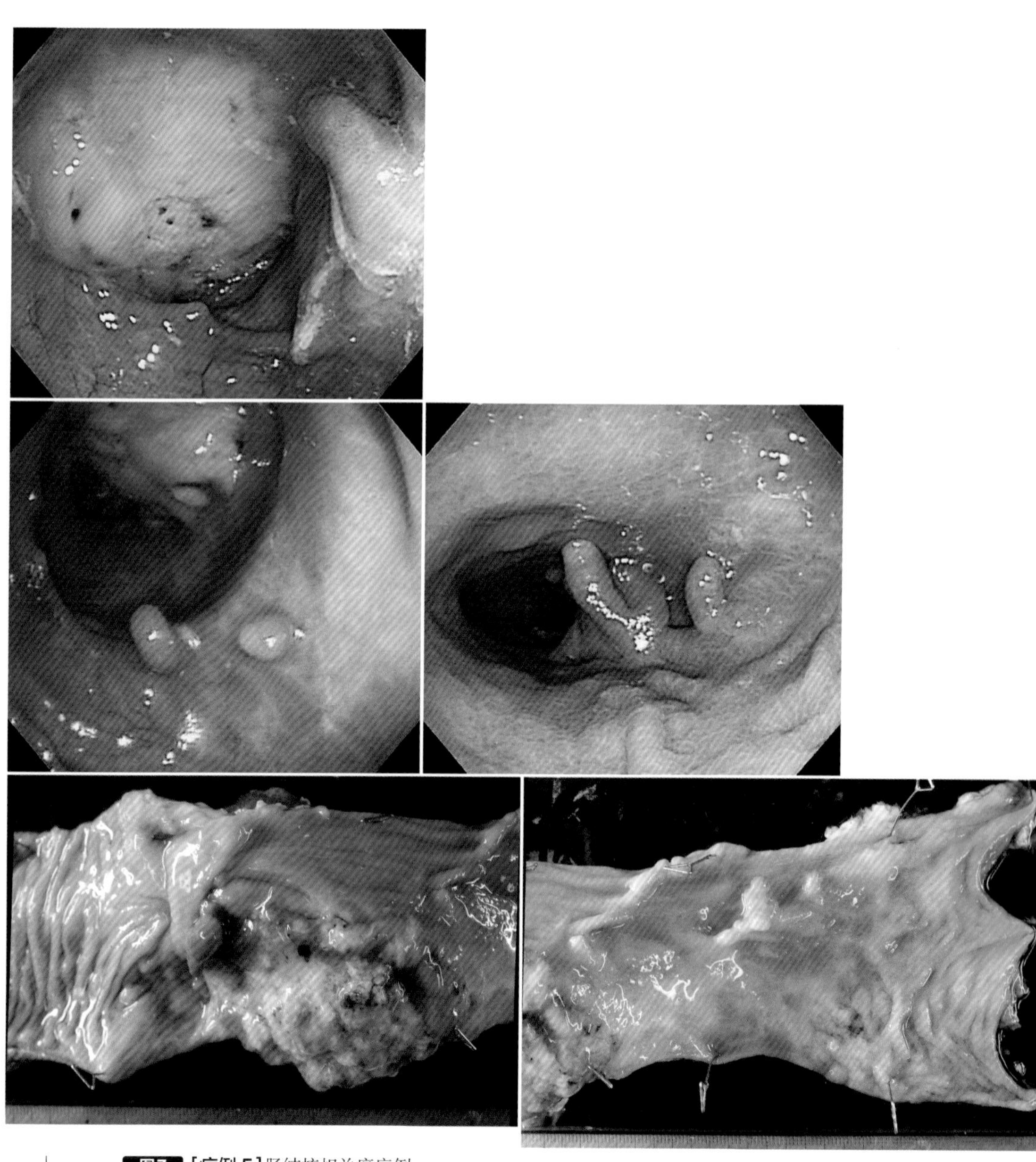

a	
b	c
d	e

图7 **[病例 5]** 肠结核相关癌病例

升结肠可见大的 1 型肿瘤，表面覆盖黏液（**a**），从肿瘤的肛侧开始至横结肠可见溃疡瘢痕及散在的炎性息肉（**b，c**），考虑是肠结核治愈后的表现。切除标本上可见附着黏液的癌（**d**），缩短的升结肠可见萎缩瘢痕带（**e**）。

of ulcers during colonoscopy. Although there is no apparent basis for the timing to judge about the effectiveness of anti-tuberculosis drugs in the case of intestinal tuberculosis, I think that it is appropriate to do so in 2 months of starting the treatment. The complications of intestinal tuberculosis such as perforation and obstruction encountered in anti-tuberculosis therapy are particularly problematic. It is therefore important to explain these complications to the patient in advance.

[1] Department of Gastroenterology, Osaka City Juso Hospital, Osaka, Japan
[2] Department of Gastroenterology, Osaka City General Hospital, Osaka, Japan
[3] Department of Gastrointestinal Surgery, Osaka City General Hospital, Osaka, Japan
[4] Department of Pathology, Osaka City General Hospital, Osaka, Japan

结核菌素试验和 INF-γ 释放试验在肠结核诊断中的意义

清水 诚治[1]
徐晓红 译

摘要●结核菌素试验是肠结核的辅助诊断方法，近年来正在转变为 INF-γ 释放试验（IGRA）。IGRA 不需要进行 BCG 接种，并不受绝大多数非结核分枝杆菌干扰的影响。结核菌素试验强阳性对于感染的诊断是非常有意义的。IGRA 的诊断准确率不能说百分之百，阴性的病例也是存在的。IGRA 与结核菌素试验有分歧的情况也存在，因此有必要对结核菌素试验的意义进行再研究。

关键词 肠结核 结核菌素试验 INF-γ 释放试验 QuantiFERON® T-SPOT®

[1] 大阪鉄道病院消化器内科 〒545-0053 大阪市阿倍野区松崎町 1 丁目 2-22
E-mail : shimizus@oregano.ocn.ne.jp

对肠结核的辅助诊断方法的结核菌素试验和 INF-γ 释放试验（interferon-γ release assay，IGRA）的概要和意义进行解说。

结核菌素试验

通过培养结核杆菌处理后制作的蛋白质混合物的纯化结核菌素（purified protein derivative，PPD）（PPD 纯化蛋白衍生物）作为试剂使用。对于结核杆菌致敏的个体，皮内注射 PPD，刺激 T 淋巴细胞，引起细胞因子释放等免疫反应，引起皮内局部的以巨噬细胞为主的集聚和充血。通过注射 48h 后的皮肤表现来判定，共分为 4 个阶段，阴性（-）：仅有 9mm 以下的发红；弱阳性（+）：仅有 10mm 以上的发红；中度阳性（++）：10mm 以上的发红 + 硬结；强阳性（+++）：10mm 以上的发红 + 硬结 + 双重发红、水疱、坏死等。以前将 5~9mm 的发红定义为可疑阳性（±），现在则判定为阴性。结核菌素试验受 BCG 接种和非结核性抗酸杆菌的影响而出现阳性的情况比较多。日本对结核感染的诊断限定在只有在强阳性时才有意义。感染后 10 周之内、免疫功能低下、重症结核感染时容易表现为阴性。

INF-γ 释放试验

试验分为 QFT（QuantiFERON®）和 T-SPOT（T-SPOT®.TB）两种。QFT 是在全血标本中添加人型结核杆菌的特异性抗原 ESAT-6 和 CFP-10 进行培养，用 ELISA（enzyme-linked immuno sorbent assay）法对 T 淋巴细胞释放出来的 INF-γ 进行定量测定。T-SPOT 是将 T 淋巴细胞分离后添加入 ESAT-6 和 CFP-10，用 ELISPOT（enzymelinked immuno spot）法对 INF-γ 产生的细胞数量进行定量，和对比值之间的差值作为判定值。这些都基本不受 BCG 接种和非结核性抗酸杆菌的影响。虽然 T-SPOT 的敏感度比 QFT 高，但特异度基本相同。不仅对活动性的结核感染可以应用，而且对于潜在性的结核感染也可以应用，但不能区别是既往感染和新近感染。而且，和结核菌素试验一样，感染后 10 周之内、免疫功能低下时容易表现为阴性。

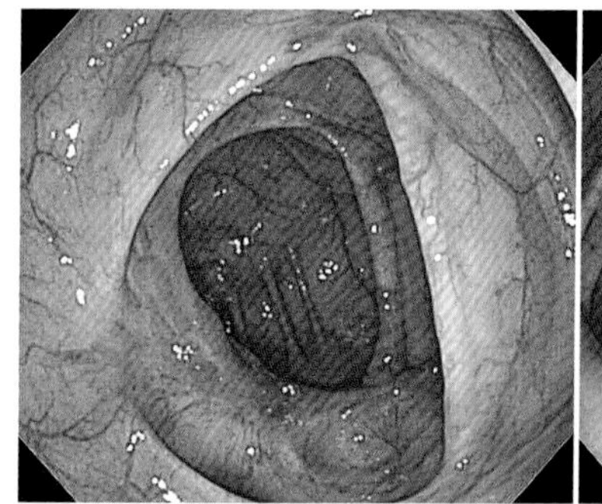
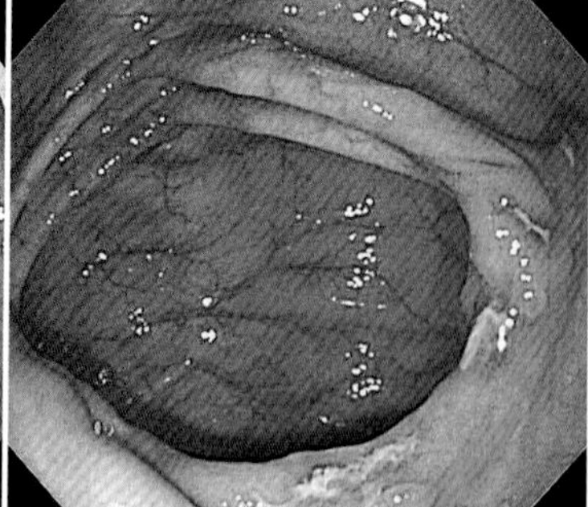
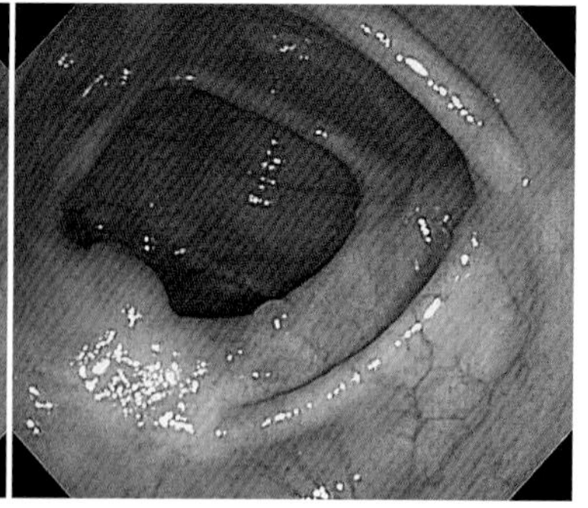

a | b | c

图1 T-SPOT 阴性的肠结核病例。女性，50 岁

a，b 虽然没有症状，便潜血阳性而行精查的结肠镜检查，回盲部可见环状排列的不规则小溃疡，活检证实为非干酪性上皮细胞肉芽肿，结核杆菌 DNA 的 PCR 却是阴性，T-SPOT 也是阴性。

c 肺 CT 考虑为陈旧性结核病变，行抗结核治疗后，溃疡瘢痕化。

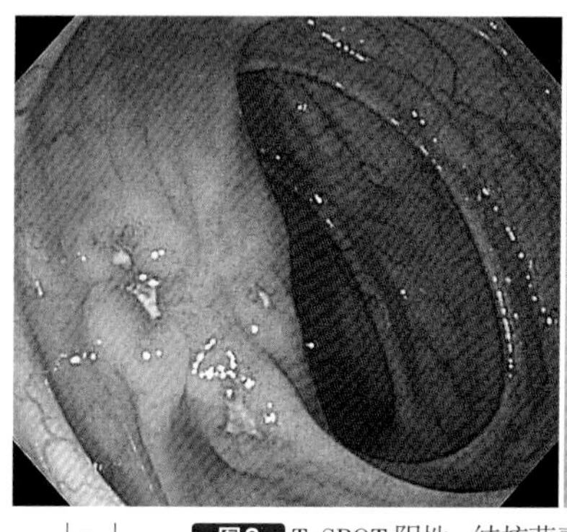
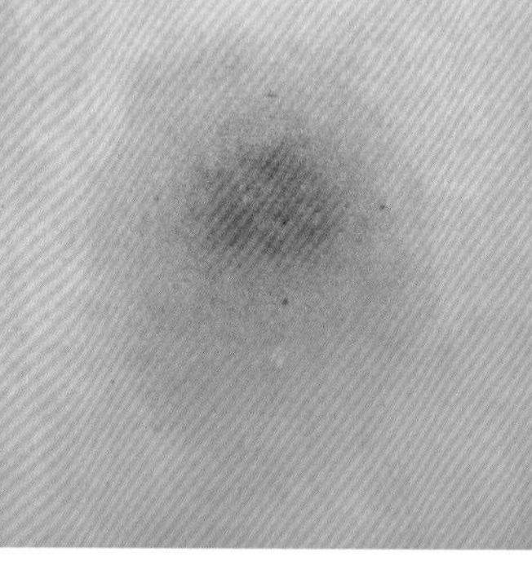
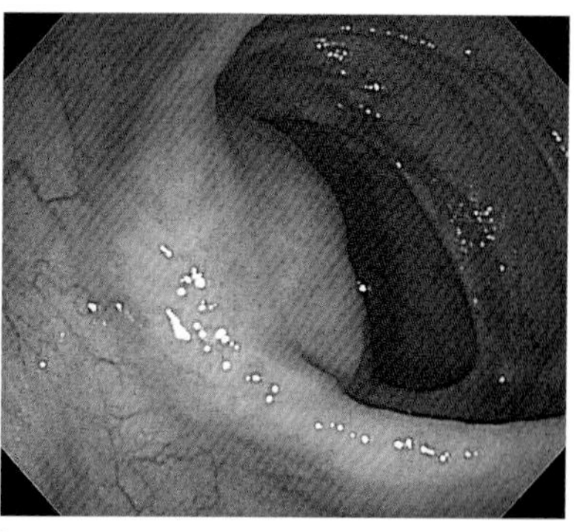

a | b | c

图2 T-SPOT 阴性，结核菌素试验强阳性的肠结核病例。女性，50 岁

a 虽然没有症状，便潜血阳性而行精查的结肠镜检查，回盲部可见多发的不规则小溃疡，活检证实为非干酪性上皮细胞肉芽肿，但结核杆菌 DNA 的 PCR 是阴性，T-SPOT 也是阴性。

b 结核菌素试验表现为伴有水疱的强阳性结果。

c 行抗结核治疗后，溃疡瘢痕化。

关于肠结核诊断结核菌素试验和IGRA的意义

结核菌素试验，八尾等[1]报告 128 例中阳性 101 例（78.9%），可疑阳性 8 例（6.3%），阴性 19 例（14.8%），大川等[2]报告为 15 例中 11 例（73%）阳性。本期小林[3]的研究是 195 例中阴性 43 例（22.1%），强阳性 49 例（25.1%）。

有关 IGRA 的实用性相关的报道，在日本 2007 年之后可以看到[4，5]，一方面，稻叶等[6]报道了 2 例 QFT 阴性的可见环形溃疡的病例，1 例结核菌素试验强阳性，活检 PCR（polymerase chain reaction）为阳性。笔者也有一例可见典型的环形溃疡的 T-SPOT 为阴性的病例（**图1**）。另外，中村等[7]报道了结核菌素试验和 IGRA 均为阴性的仅在小肠部位有病变的肠结核病例。笔者的病例情况是，只有小肠溃疡，T-SPOT 为阳性[8]。

在海外，关于肠结核和 IGRA 的研究报告是从 2008 年之后出现的[9]，主要是以肠结核和克罗恩病的鉴别为主题的研究，2 篇是 meta 分析。Chen 等[10]的研究表明，敏感度是 74%，特异度是 87%，诊断比值比 26.21，阳性似然比 5.98，阴性似然比 0.28，阳性预测值 74%，阴性预测值 87%。Ng 等[11]的研究表明，敏感度是 81%，特异度是 85%，阳性似然比 6.02，阴性似然比 0.19，阳性预测值 78%，阴性预测值 87%。无论哪个报告的阴性预测值都为 87%，假阴性率为 13% 对于鉴别克罗恩病有意义，但不适合单独来使用。

关于结核菌素试验和IGRA相关联的知识还没有。大川等报道了2例QFT阴性而且结核菌素试验结果也为阴性的病例，稻叶等[2]的病例同样，以及笔者的机构也是T-SPOT阴性而结核菌素试验强阳性的病例（**图2**），两者矛盾的情况确实存在。结核菌素试验强阳性或者IGRA阳性是抗结核疗法的着眼点，作为辅助诊断方法对于肠结核的诊疗具有重要地位。像小林的论文[3]所揭示的那样，结核菌素试验正在迅速转变为INF-γ释放试验(IGRA)，重新思考结核菌素试验在今天的意义很重要。

参考文献

[1] 八尾恒良, 櫻井俊弘, 山本淳也, 他. 最近の腸結核—10年間の本邦報告例の解析. 胃と腸　30:485-490, 1995
[2] 大川清孝, 青木哲哉, 上田渉, 他. 肉芽腫を認める下部消化管疾患. 胃と腸　51:1431-1440, 2016
[3] 小林広幸. 本邦における消化管結核の現況—近年の本邦報告例の解析. 胃と腸　52:145-156, 2017
[4] 藤田孝義, 安藤貴文, 渡辺修, 他. 全血インターフェロンγアッセイが補助診断として有用であった小腸結核の1例. Gastroenterol Endosc　49:2846-2851, 2007
[5] Yamane T, Umeda A, Shimao H. Analysis of recent cases of intestinal tuberculosis in Japan. Intern Med　53:957-962, 2014
[6] 稲葉直也, 知花洋子, 西福康之, 他. 腸結核におけるQuantiFERON®TBの意義—QuantiFERON®TB陰性の腸結核2症例. Gastroenterol Endosc　53:3310-3316, 2011
[7] 中村正直, 大宮直木, 本田亘, 他. 腸結核. 胃と腸　43:591-596, 2008
[8] 清水誠治, 富岡秀夫, 石田英和, 他. 診断困難な炎症性腸疾患の特徴. 胃と腸　50:867-876, 2015
[9] Caputo D, Alloni R, Garberini A, et al. Experience with two cases of intestinal tuberculosis: utility of the QuantiFERON-TB Gold test for diagnosis. Surg Infect (Larchmt)　9:407-410, 2008
[10] Chen W, Fan JH, Luo W, et al. Effectiveness of interferon-gamma release assays for differentiating intestinal tuberculosis from Crohn's disease: a meta-analysis. World J Gastroenterol 19:8133-8140, 2013
[11] Ng SC, Hirai HW, Tsoi KK, et al. Systematic review with meta-analysis: accuracy of interferon-gamma releasing assay and anti-Saccharomyces cerevisiae antibody in differentiating intestinal tuberculosis from Crohn's disease in Asians. J Gastroenterol Hepatol　29:1664-1670, 2014

Summary

The Significance of Tuberculin Skin Test and Interferon-gamma Release Assay for Diagnosing Intestinal Tuberculosis

Seiji Shimizu[1]

IGRA (interferon-γ release assay) is rapidly replacing TST (tuberculin skin test) as an auxiliary diagnostic test for IT (intestinal tuberculosis). The advantage of IGRA is that the influence of BCG vaccination and of most nontuberculous acid-fast bacilli can be eliminated. However, a strongly positive TST is meaningful for diagnosing the active disease. The diagnostic accuracy of IGRA is not satisfactory, and some cases of IT appear as false-negatives. Since the discrepancy between the TST and IGRA is evident, the significance of the TST should be reconsidered.

[1] Division of Gastroenterology and Hepatology, Osaka General Hospital of West Japan Railway Company, Osaka, Japan

伴全身性淋巴结肿大的胃结核 1 例

八板 弘树[1]
藏原 晃一
大城 由美[2]
滨口 直彦[3]
森下 寿文[1, 4]
河内 修司[1, 5]
渕上 忠彦[1]
唐有为 译

摘要●患者 60 多岁，男性，体检时胃 X 线检查发现异常，来笔者所在科室门诊就诊。胃镜发现胃体上部后壁伴皱襞集中的不规则凹陷性病变。CT 检查肺部未见异常，纵隔、两侧肺门、上腹部及两侧腋窝、腹股沟部等多部位淋巴结肿大。胃的凹陷部位活检组织见干酪性上皮细胞肉芽肿，Ziehl-Neelsen 染色确认有抗酸杆菌，且活检组织抗酸杆菌培养和 PCR 法抗酸杆菌检测确诊为胃结核。胃液、痰抗酸杆菌培养和支气管灌洗液抗酸杆菌培养阴性，判断没有合并肺结核。尽管腹股沟淋巴结活检没能发现提示抗酸杆菌感染的肉芽肿形成，但从临床表现、血液检查所见、末梢血象、骨髓象诊断为伴有胃结核的结核性淋巴结炎。给予抗结核治疗，胃的病变和全身淋巴结肿大均有改善。

关键词 胃结核 表面凹陷型 全身淋巴结肿大 PCR 法 抗酸杆菌

[1] 松山赤十字病院胃腸センター 〒790-8524 松山市文京町 1
E-mail : hyaita@matsuyama.jrc.or.jp
[2] 同 病理診断科
[3] 同 呼吸器センター
[4] 九州大学大学院医学研究院病態機能内科学
[5] 国家公務員共済組合連合会千早病院内科

前言

胃结核在消化道结核中非常罕见。症状和内镜表现多种多样，以难治性胃溃疡、胃癌、黏膜下肿瘤的诊断而行手术，术后经病理组织学检查才得以确诊的病例很多。此次笔者报告的是经活检、培养、PCR（聚合酶链反应）法证明结核感染，伴全身淋巴结肿大的胃结核 1 例。

病例

患　者：60 多岁，男性。

主　诉：无。

既往史：46 岁时做过腹股沟疝手术。

个人史：吸烟 20 支 /d，40 年，饮酒，日本酒约 180ml/d。

现病史：体检胃透视发现异常，来笔者所在科室门诊就诊。就诊时无自觉症状。

入院时体检：身高 169.6cm，体重 69.5kg，体温 36.5 ℃，血压 128mmHg/ 73mmHg，脉搏 65 次 /min，肺部呼吸音清，心脏未闻杂音，腹部平坦，软，无压痛反跳痛。

入院时检查所见（表 1） 可见轻度贫血和炎症指标升高。血清幽门螺杆菌（Hp）IgG 抗体阳性，结合后述内镜所见判断为幽门螺杆菌现症感染状态。肿瘤标志物中，可溶性 IL-2 受体抗体（sIL-2R）升高，CEA、CA19-9 正常。血清学梅毒〔RPR 法（rapid plasma reagin，快速血浆反应素）、TPHA 法

表1 检查结果

血液学		血生化检查	8.2g / dl
WBC	3 910 / μl	TP	
(Neut 63.4%, Lym 27.9%, Eos 0.8%, Mo 7.9%)		Alb	3.7g / dl
RBC	418×10⁴ / μl	AST	18 IU / L
Hb	12.2g / dl	ALT	13 IU / L
Ht	37.4%	LDH	193 IU / L
Plt	14.9×10⁴ / μl	ALP	257 IU / L
免疫学检查		T-bil	0.7mg / dl
CRP	3.33mg / dl	BUN	14.4mg / dl
前降钙素	0.04ng / ml	Cr	0.83mg / dl
血清 Hp IgG 抗体	17.2U / ml	Na	140mEq / L
RPR	阴性	K	4.3mEq / L
TPHA	阴性	Cl	106mg / dl
β-D 葡聚糖	2.94 > pg / ml	ACE	12.5U / L
QuantiFERON®	阳性	肿瘤标志物	
ANA	阴性	CEA	1.4ng / ml
IgE	218 IU / ml	CA19-9	2.0 IU / ml
		sIL-2R	1 020U / ml

(treponema pallidum hemagglutination test，梅毒螺旋体血凝试验)〕检测和真菌感染（β－D 葡聚糖）检测均阴性。血清 ACE（血管紧张素转换酶）、抗核抗体、血清 IgE 均在正常标准值范围内。既往无结核感染史，但 QuantiFERON®阳性。

胃 X 线造影所见 胃体上部小弯后壁伴皱襞集中的不规则钡斑（**图 1a**）。集中的皱襞无肥厚和愈合现象，但凹陷周围增厚（**图 1a，b**）。侧位片见病变保持伸展性（**图 1c**）。

胃镜（esophagogastroduodenoscopy，EGD）所见 可见背景胃黏膜呈类似木村·竹本分类 0–2 型的萎缩性变化（**图 2a**）。胃体上部小弯后壁伴皱襞集中的不规则凹陷病变，凹陷周围增厚（**图 2b ~ d**）。NBI（narrow band imaging，窄带成像）放大观察（**图 3**），凹陷的肛侧血管直径均匀变粗，可见螺旋状蛇行微血管，与以往胃癌中所见的微血管不同，表面微结构消失。

超声内镜（endoscopic ultrasonography，EUS）所见 病变主要位于第 2 层呈低回声肿瘤，第 3 层变薄（**图 4**）。

上消化道活检病理组织学所见 从凹陷处所取活检组织标本可见黏膜表层较强的活动性炎症和再生上皮，深部可见组织细胞集聚成簇，中心可见伴凝固坏死的大型类上皮细胞肉芽肿。此外还有多个小型肉芽肿，散在 Langhans 巨细胞（**图 5a**）。Ziehl-Neelsen 染色可见抗酸杆菌（**图 5b**）。

胸腹部盆腔造影 CT 所见及 FDG-PET-CT 所见 胃贲门部周围至小弯侧、肝门部、肠系膜、腹主动脉附近、两侧腹股沟及两侧腋窝可见多个淋巴结肿大（**图 6a**）。纵隔及两肺门可见多个肿大淋巴结，但肺部未见肿瘤或活动性炎症（**图 6b**）。FDG-PET-CT 检查所见与 CT 检查所见的

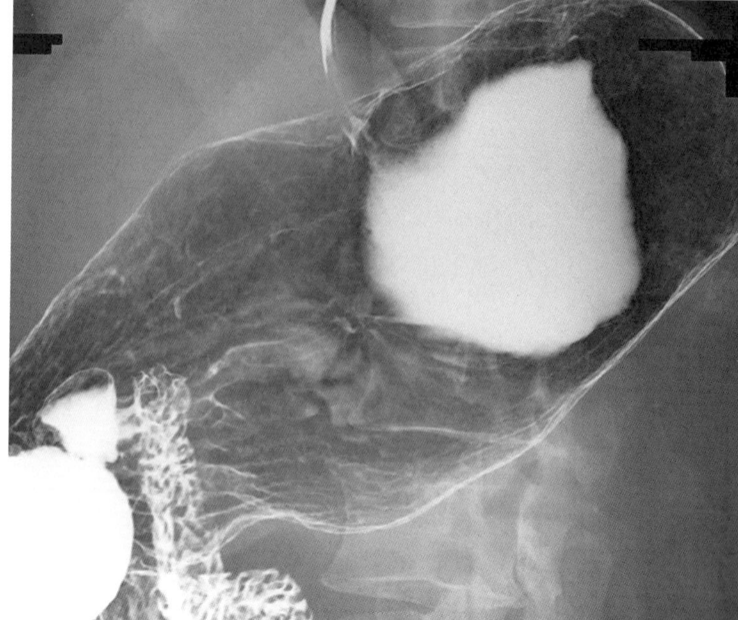

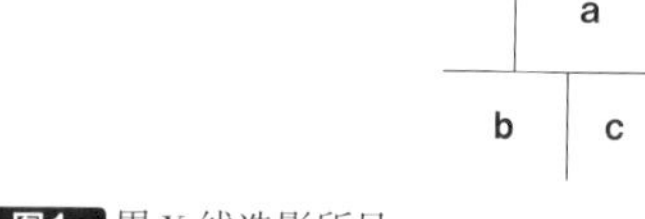

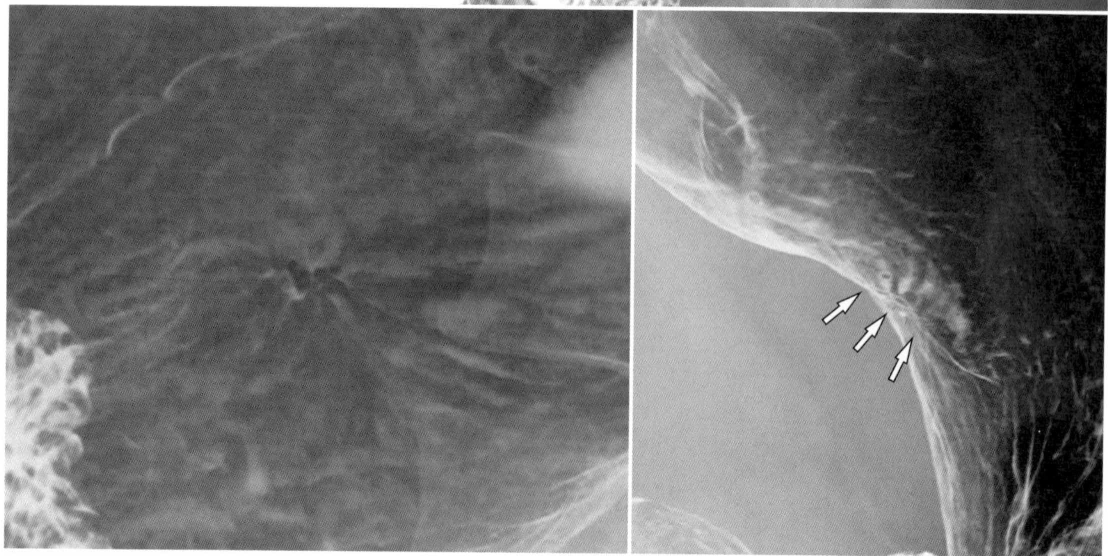

图1 胃X线造影所见

a，b 背卧位第二斜位双重造影像。可见胃体上部小弯后壁伴皱襞集中的不规则钡斑。集中的皱襞无肥厚和愈合现象，但凹陷周围增厚。

c 半卧位第二斜位双重造影像，见病变保持伸展性（箭头）。

肿大淋巴结一致，可见明显FDG聚集（**图6c**）。

小肠胶囊内镜和结肠镜所见 包括回盲部、小肠（**图7a，b**）、大肠均未见明显异常（**图7c，d**）。

结合以上所见，以及胃病变处的活检组织抗酸杆菌培养和PCR法结核杆菌鉴定，确诊为胃结核。胃液、痰液的抗酸杆菌培养和支气管灌洗液抗酸杆菌培养阴性，故判断没有合并肺结核。尽管腹股沟淋巴结活检未发现提示抗酸杆菌感染的肉芽肿形成或结核杆菌，但从临床表现、血液检查所见、末梢血象、骨髓象等未发现病毒性感染、自身免疫性疾病、白血病等可引起全身性淋巴结肿大的疾病，故诊断为伴有胃结核的结核性淋巴结炎。按抗结核治疗规范，给予利福平（rifampicin，RFP）、异烟肼（isoniazid，INH）、乙胺丁醇（ethambutol，EB）

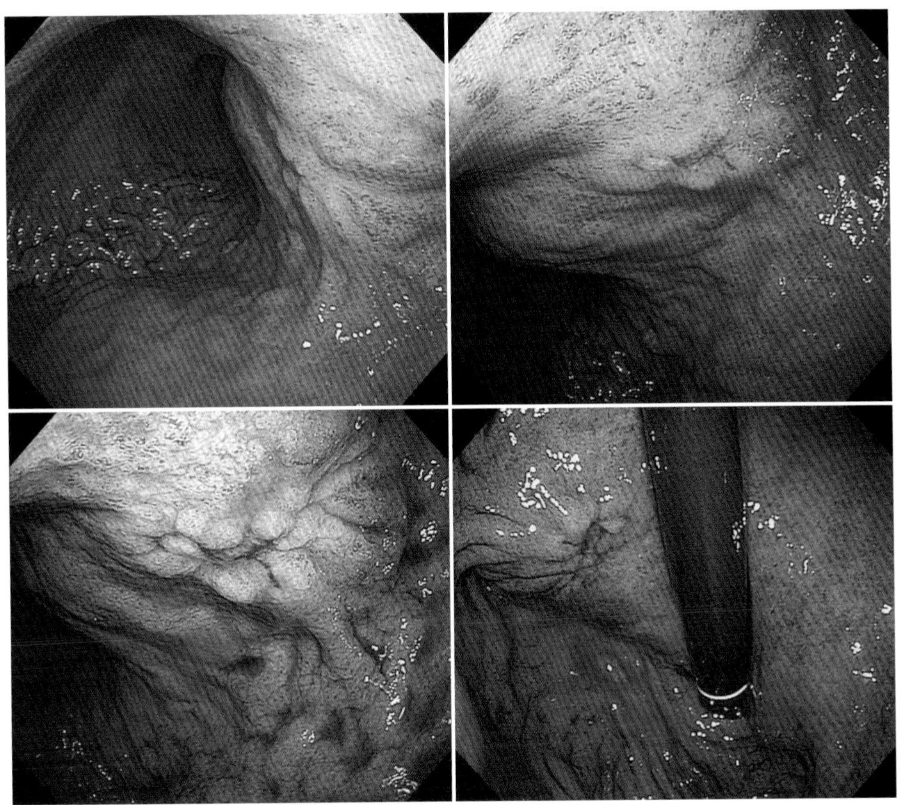

a	b
c	d

图2 EGD所见
可见背景胃黏膜呈类似木村·竹本分类0–2型的萎缩性变化（a）。胃体上部小弯后壁伴皱襞集中的不规则凹陷病变，凹陷周围增厚（b～d）

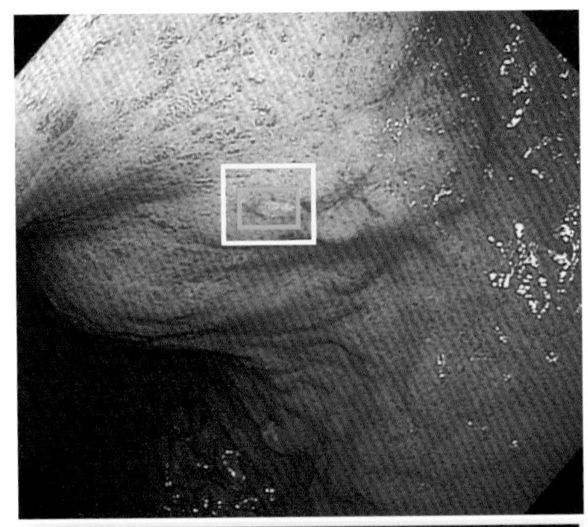

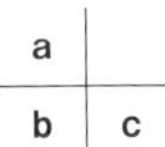

a	
b	c

图3 NBI并放大观察
凹陷的肛侧（a的黄框、蓝框部位）血管直径均匀变粗，可见螺旋状蛇行微血管，与以往胃癌中所见的微血管不同，表面微结构消失（b，c）。

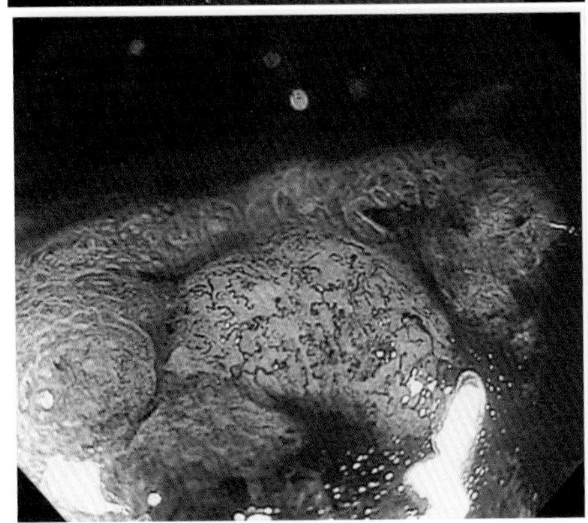

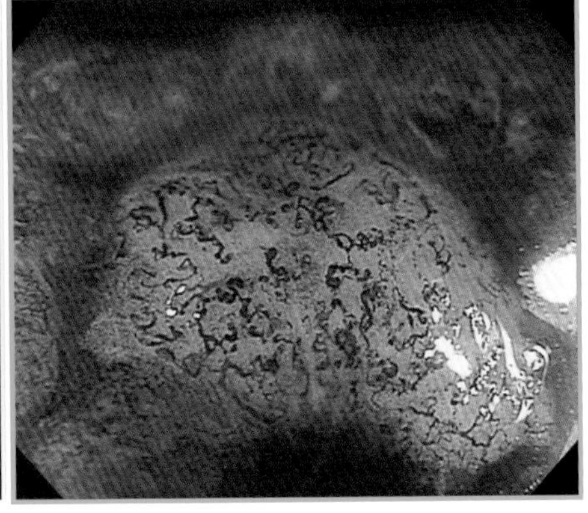

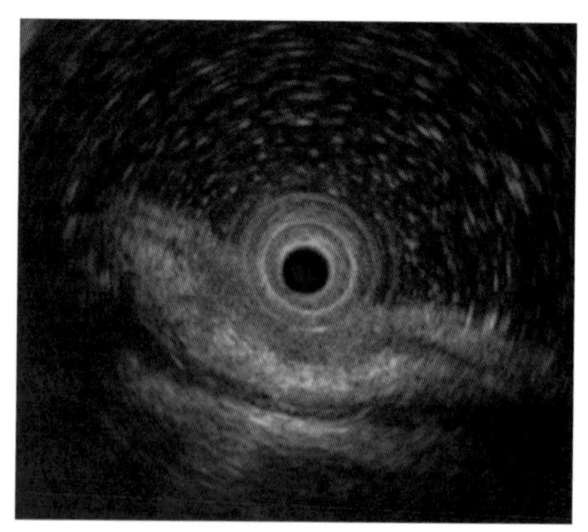

图4 EUS 所见病变
主要位于第 2 层呈低回声肿瘤，第 3 层变薄。

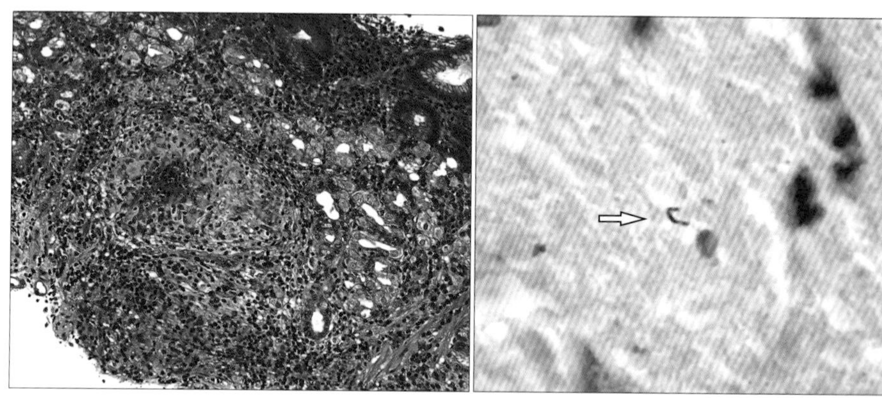

图5 胃活检所见
a HE 染色像。黏膜表层较强的活动性炎症和再生上皮，深部可见组织细胞集聚成簇，中心可见伴凝固坏死的大型类上皮细胞肉芽肿。此外还有多个小型肉芽肿，散在 Langhans 巨细胞。
b Ziehl-Neelsen 染色像。可见抗酸杆菌（箭头）。

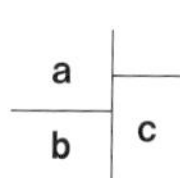

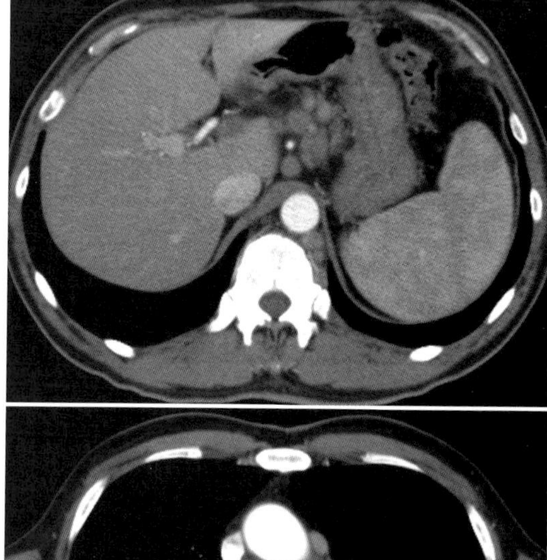

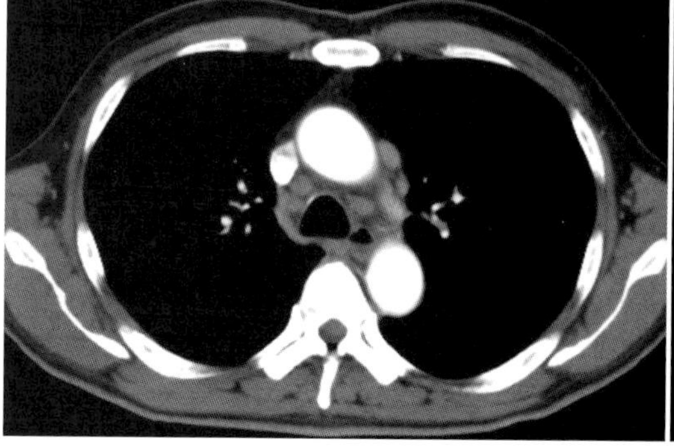

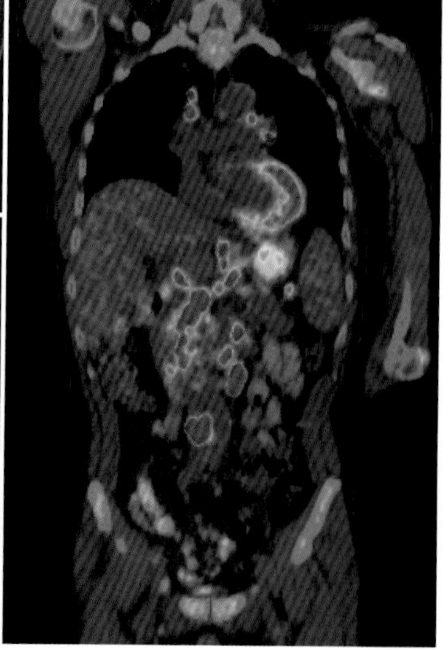

图6 胸腹部盆腔造影 CT 所见及 FDG-PET-CT 所见
a，b 胸腹部盆腔造影 CT 像。胃贲门部周围至小弯侧、肝门部、肠系膜、腹主动脉附近、两侧腹股沟及两侧腋窝可见多个淋巴结肿大（**a**）。纵隔及两肺门可见多个肿大淋巴结，但肺部未见肿瘤或活动性炎症（**b**）。
c FDG-PET-CT 像。FDG-PET-CT 检查所见与 CT 检查所见的肿大淋巴结一致，可见明显 FDG 聚集（**c**）。

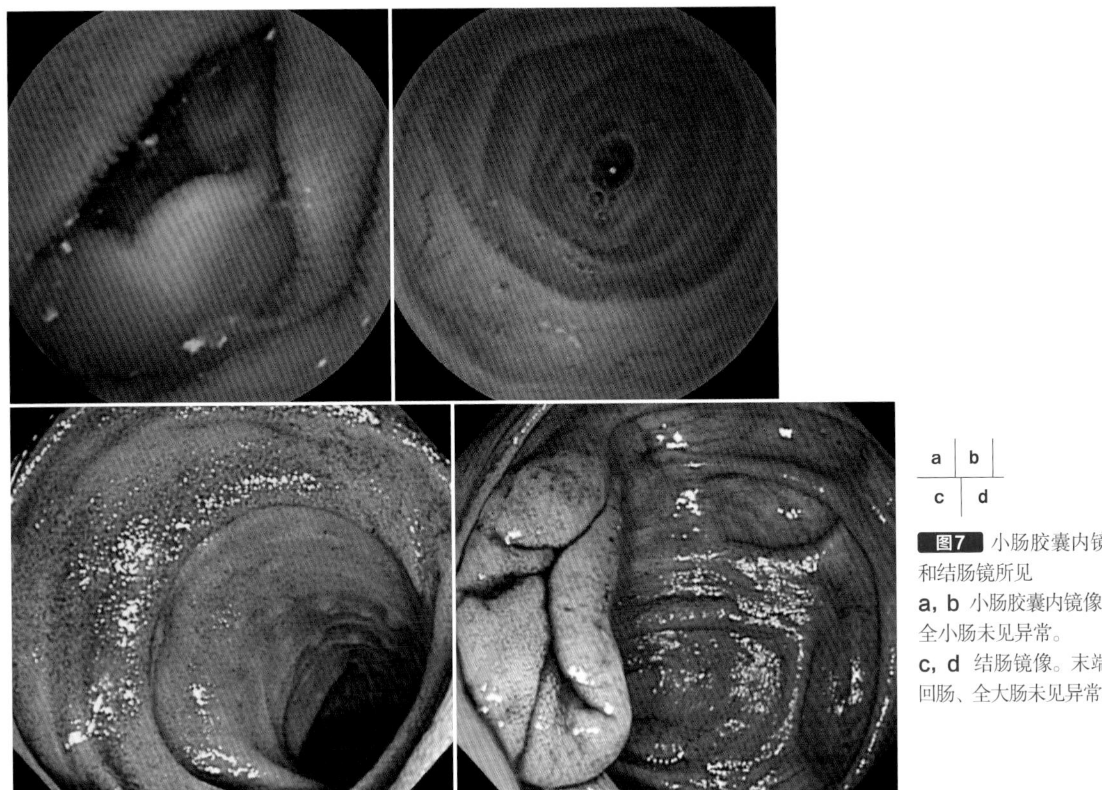

a	b
c	d

图7 小肠胶囊内镜和结肠镜所见

a, b 小肠胶囊内镜像。全小肠未见异常。

c, d 结肠镜像。末端回肠、全大肠未见异常。

和吡嗪酰胺（pyrazinamide，PZA）四药合用2个月后，再用RFP、INH 4个月。抗结核药治疗后胃镜提示胃体上部后壁的凹陷性病灶呈瘢痕化（**图8a，b**）。FDG-PET-CT检查发现肿大的淋巴结和FDG聚集消失（**图8c**）。抗结核药治疗后已2年4个月，至今未见再发。

讨论

胃结核是由人型结核杆菌 *Mycobacterium tuberculosis* 引起的消化道感染。1824年由Barkhausen首次报告，日本1888年由肥田[1]首次报告。由于胃缺乏淋巴组织，胃结核在消化道结核中极为罕见[2]，术前证明干酪性类上皮细胞肉芽肿和结核杆菌者更为少见[3]。目前认为感染途径有消化道、血液、淋巴管、邻近脏器的直接浸润等，与肠结核是经肺结核的感染性痰液咽下等消化道途径感染不同，胃结核主要经血行播散[4]，理由是胃酸的抗菌作用等[5]。本病无特有自觉症状，心窝部痛、恶心、呕吐、腹部胀满感等多见，可有呕血、发热、触到肿块等症状。

肉眼分类一般多采用Binder等[6]的分类，分为溃疡型、结节型、浸润增殖型和脓肿型，其中溃疡型最多见[4, 7, 8]，其成因是存在于黏膜固有层或黏膜下层较浅部位的类上皮肉芽肿干酪化，形成多个瘘孔并进展，最终导致黏膜剥离。因此，与消化性溃疡相比，本病形成的溃疡边缘不规则。好发部位为淋巴滤泡较多的幽门胃窦部到胃体小弯，典型表现是幽门胃窦部的难治性、多发性溃疡，进一步发展可引起胃壁肥厚、狭窄。本病应与胃癌、恶性淋巴瘤、转移性胃癌、真菌、梅毒感染等鉴别。

本例为无症状体检发现病例，胃体上部小弯后壁凹陷性病变。一般胃镜所见凹陷边缘不规整涉

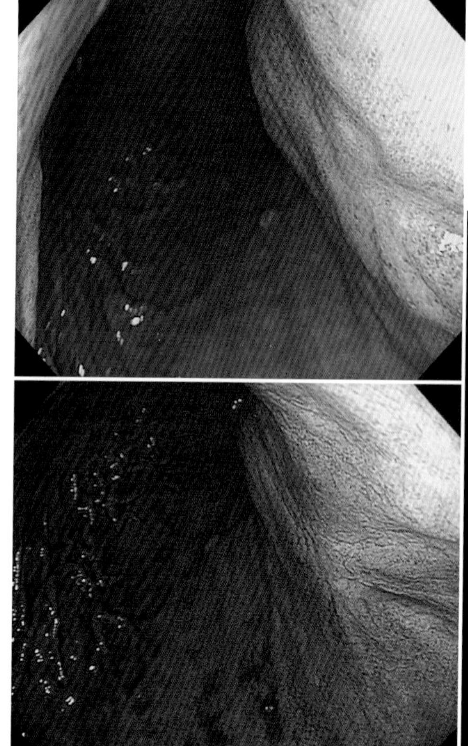

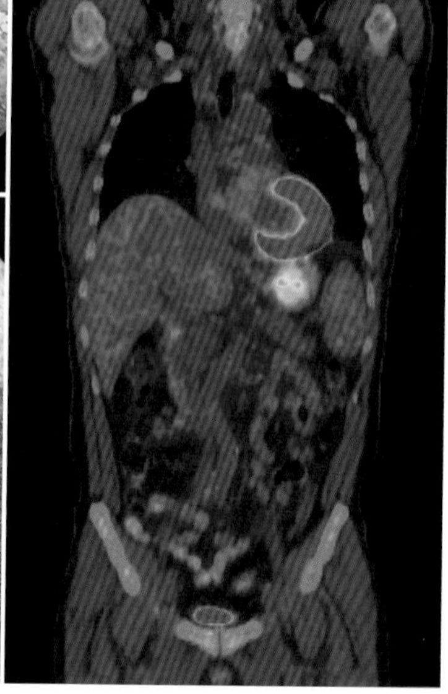

图8 治疗后EGD所见和FDG-PET-CT所见
a，b EGD像。胃体上部小弯后壁的凹陷性病灶呈瘢痕化。
c FDG-PET-CT像。肿大的淋巴结和FDG聚集消失。

及与胃癌鉴别的问题。NBI放大观察，凹陷处可见均匀的螺旋状蛇行微血管，与以往胃癌中所见的微血管不同。相同所见可考虑为肉芽组织，NBI放大观察可能有助于溃疡型胃结核和胃癌鉴别，有待更多病例进一步研究。感染途径上，由于没有发现肺结核或粟粒结核等直接浸润到胃的结核性病变，故怀疑是因为进食结核杆菌污染的食物引起的消化道途径感染。此外，对于全身性淋巴结肿大，虽然腹股沟淋巴结活检未能证明结核杆菌，但从临床表现、血液检查所见、末梢血象、骨髓象等未发现病毒性感染、自身免疫性疾病、白血病等可引起全身性淋巴结肿大的疾病。抗结核药治疗后淋巴结肿大改善，故考虑与结核性淋巴结炎的诊断并不矛盾。关于诊断方面，虽然病变处活检（Ziehl-Neelsen染色，PCR法），培养〔小川培养基，MGIT（mycobacteria growth indicator tube）法〕等证明了结核杆菌因而得以确诊，但检出率较低。PCR法较活检组织培养敏感性高，且可快速得到结果，故遇到可疑病例建议与培养同时进行。此外，病理组织学上肉芽肿的存在也是诊断的关键所在。可发生胃肉芽肿性病变的疾病[9, 10]见**表2**。其中干酪性肉芽肿多见于结核等感染性疾病，若活检组织取得不充分，可能见不到干酪坏死，要想取到黏膜下层组织，从溃疡底部取很重要，而不是从溃疡边缘取。Rana等[11]报告EUS下FNA（细针穿刺）有助于胃结核诊断，遇可疑时FNA或可考虑应用。

由于胃结核的大多数可表现为多种多样的形态，故仅凭X线造影检查和内镜检查难以诊断的情况也不少见。从临床表现和经过等进行鉴别诊断，怀疑胃结核时给予抗结核药进行诊断性治疗，对此，有待进一步探讨。

表2 可形成胃肉芽肿性病变的疾病

感染性疾病	肿瘤
结核	胃癌
非结核分枝杆菌	淋巴瘤
梅毒	异物
真菌	缝合线
Hp	钡
寄生虫	镧
炎症性疾病	自身免疫性疾病
克罗恩病	嗜酸性粒细胞性多发血管炎性肉芽肿症
结节病	其他
	特发性肉芽肿性胃炎

结语

本文报告了1例伴全身性淋巴结肿大的胃结核。

参考文献

[1] 肥田和三郎. 胃ニ結核性潰瘍ヲ来セシ一稀症. 東京医誌 2:463-467, 1888

[2] 八尾恒良, 櫻井俊弘, 山本淳也, 他. 最近の腸結核—10年間の本邦報告例の解析. 胃と腸 30:485-490, 1995

[3] 赤司浩一, 藤本一真, 澤江義郎, 他. 内視鏡下生検で乾酪壊死巣を伴う類上皮肉芽腫が認められた胃結核の1例. 胃と腸 24:687-692, 1989

[4] Palmar ED. Tuberculosis of the stomach and the stomach in tuberculosis. Am Rev Tuberc 61:116-130, 1950

[5] Clagett OT, Walters W. Tuberculosis of the stomach. Arch Surg 37:505-520, 1938

[6] Binder I, Ruby VM, Shuman BJ. Tuberculosis of the stomach with special reference to its incidence in children. Gastroenterology 5:474-490, 1945

[7] 加藤修, 三木芳夫, 越川祐二. 生検で診断された胃結核の1例. Gastroenterol Endosc 27:745-749, 1985

[8] Manten HD, Harary AM. Chronic infection of the stomach. Bockus Gastroenterology, 4th ed, vol.2, WB Saunders Company, Philadelphia, pp 1335-1337, 1985

[9] 江頭由太郎. 類上皮細胞肉芽腫. 胃と腸 47:823, 2012

[10] 小林広幸, 渕上忠彦, 堺勇二, 他. *Helicobacter pylori*に起因しないとされる胃粘膜病変の形態—Crohn病以外の肉芽腫性病変. 胃と腸 41:1061-1067, 2006

[11] Rana SS, Bhasin DK, Srinivasan R, et al. Gastric outlet obstruction caused by tuberculosis and diagnosed by endoscopic ultrasound-guided fine needle aspiration. Endoscopy 43:e117-118, 2011

Summary

Gastric Tuberculosis with Systemic Lymphadenopathy, Report of a Case

Hiroki Yaita[1], Koichi Kurahara, Yumi Oshiro[2], Naohiko Hamaguchi[3], Toshifumi Morishita[1, 4], Shuji Kochi[1, 5], Tadahiko Fuchigami[1]

A 60-year-old asymptomatic man was referred to our hospital for the evaluation of a gastric lesion detected using fluorography of the stomach in a medical checkup. EGD (esophagogastroduodenoscopy) showed an irregularly shaped depressed lesion with converging folds on the posterior wall of the upper gastric corpus. Fluorine-18-fluorodeoxyglucose positron emission tomography showed markedly increased accumulation in the lymph nodes of the mediastinum, pulmonary hilum, and upper abdomen. Chest computed tomography revealed no evidence of pulmonary tuberculosis. Biopsy of the lesion showed granulomatous inflammation with caseation necrosis and Langerhans giant cells. Acid-fast bacilli were detected using both Ziehl-Neelsen staining and mycobacterium culture. Polymerase chain reaction test for tuberculosis was also positive. Biopsy of the inguinal lymph node revealed nonspecific inflammation without any neoplastic cells or granulomas. The patient was diagnosed as having gastric tuberculosis with systemic lymphadenopathy and subsequently underwent antituberculous treatment. Six months later, the gastric lesion and lymphadenopathy were resolved.

[1] Division of Gastroenterology, Matsuyama Red Cross Hospital, Matsuyama, Japan

[2] Division of Pathology, Matsuyama Red Cross Hospital, Matsuyama, Japan

[3] Department of Respiratory Medicine, Matsuyama Red Cross Hospital, Matsuyama, Japan

[4] Department of Medicine and Clinical Science, Graduate School of Medical Sciences, Kyushu University, Fukuoka, Japan

[5] Internal Medicine, Chihaya Hospital, Fukuoka, Japan

1 例肠镜下呈黏膜下肿物样改变的粟粒型结核

三上 荣[1]
山下 幸政
清水 诚治[2]
平川 旭人[1]
横出 正隆
植村 久寻
星 充
板井 良辅
安村 聪树
池田 英司
高田 真理子
住友 靖彦
小野寺 正征[3]
宫 健 译

摘要●患者女性，67 岁，前任医生诊断为成人 Still 病，给予相应治疗后发热等临床症状没有改善，于是转至笔者医院。转院后加用了免疫抑制剂及激素等药物后突然出现了下消化道出血，肠镜检查发现从回盲部到直肠多发散在白色粟粒样黏膜下隆起。活检病理提示伴有炎症细胞浸润的坏死组织及抗酸杆菌。继续行全身检查，在痰、肝脏、骨髓、胃液的培养中均检出了结核杆菌，从而诊断为粟粒型结核。肠结核表现为黏膜下肿物样的病例极为罕见，而且本病例是从初始的肠内病变最终诊断为粟粒型结核的，从教训的角度也值得向大家介绍。

关键词　肠结核　黏膜下肿物样病变　粟粒型结核　血行播散　免疫抑制

[1] 神戸市立医療センター西市民病院消化器内科
〒653-0013 神戸市長田区一番町 2 丁目 4
[2] 大阪鉄道病院消化器内科
[3] 市立川西病院病理診断科

前言

肠结核通常内镜下表现为周围伴有红晕的轮状或者带状的不规则糜烂或溃疡，也有伴有溃疡瘢痕的萎缩瘢痕带、炎性息肉等。本文将向大家介绍 1 例肠镜下呈现出黏膜下肿物（submucosal tumor，SMT）样改变的极为罕见的粟粒型结核。

病例

患　者：女性，67 岁

主　诉：发热，关节痛。

既往史：无。

现病史：20×× 年 1 月开始出现发热、咽痛，在当地医院接受抗感染治疗，症状无改善。后出现肝功能损害、前胸部皮疹、胸水，于 10 月转入另一家医院就诊。考虑有发热、咽痛、关节痛、肝损害、脾大、铁蛋白高、类风湿因子阴性、胸膜炎（胸水）等表现，影像学检查未发现明确淋巴瘤的可疑迹象，诊断为成人 Still 病。给予激素及甲氨蝶呤等药物治疗。因为发热以及全身状态均无好转，于是转入笔者医院胶原病内科（同年 12 月）。

体格检查：身高 153.4cm，体重 54.3kg，血压 112mmHg/77mmHg，脉搏 94 次 /min。

肺部听诊：两肺下野可闻少许干性啰音。

腹部：软，无压痛。

入院时实验室检查（表 1）　可见白细胞数、C 反应蛋白升高，贫血，肝胆酶学检查结果上升。随后进一步验血发现铁蛋白显著升高。

表1 入院时检查结果

血常规		T-bil	0.6 IU/L
WBC	30 500/ μl	TP	5.8 IU/L
RBC	386×10^4/ μl	CPK	46 IU/L
Hb	10.4g/dl	Amy	51mg/dl
Ht	31.2%	BUN	21mg/dl
Plt	28.7×10^4/ μl	Cr	0.7mg/dl
凝血功能		UA	4.1mg/dl
PT	94%	Na	130mEq/L
Fib	279mg/dl	K	4.7mEq/L
D-dimer	24.2ng/ml	Cl	88mEq/L
血生化		铁蛋白	71 274ng/ml
AST	655 IU/L	血清学检查	
ALT	930 IU/L	CRP	4.8mg/dl
ChE	186 IU/L	TPLA	(-)
LDH	1 447 IU/L	HBs Ag	(-)
ALP	1 681 IU/L	HCV Ab	(-)
γ-GTP	1 669 IU/L		

胸部X线造影检查 两肺野未见明确浸润影。

入院后经过（图1） 入院后因为血液检查发现多个巨细胞病毒（cytomegalovirus，CMV）抗原阳性细胞。所以从第4天开始应用更昔洛韦，然而发热依旧没有改善。入院第17天时血液检查提示CMV抗原已经呈阴性，停用更昔洛韦。考虑到以发热为主要表现的成人Still病是很难控制体温的，此时开始应用环孢素，并且于第18天开始应用激素冲击疗法。第20天深夜，患者开始出现下消化道出血，给予输血后转到笔者科室。第22天行急诊肠镜检查。

结肠内镜所见 因未能进行肠道准备，镜下观察视野欠佳，但是从回盲部到直肠可见全结肠多发白色SMT样的隆起（**图2**），未能发现溃疡或者溃疡瘢痕等明确的出血原因。

于白色SMT样隆起处活检，病理提示黏膜下层的炎症细胞浸润和坏死组织（**图3a**）。高倍观察后发现虽然有纺锤形细胞（由巨噬细胞转变的类上皮细胞），但是没有明确的肉芽肿形成（**图3b，c**）。追加抗酸染色，发现大量的抗酸杆菌（**图3d**）。

疑诊结核给予胸部CT等检查，发现两肺散在大小不一的颗粒状影（**图4**）。随后，结肠活检组织和胃液的PCR（polymerase chain reaction）检查也提示结核杆菌的存在。至此，笔者才确定患者结肠病变的病因是结核。接着笔者又对患者进行了全身精查，确诊为伴有肠结核、肝结核、骨髓结核、肺结核的粟粒型结核病。开始给予利福平、异烟肼、乙

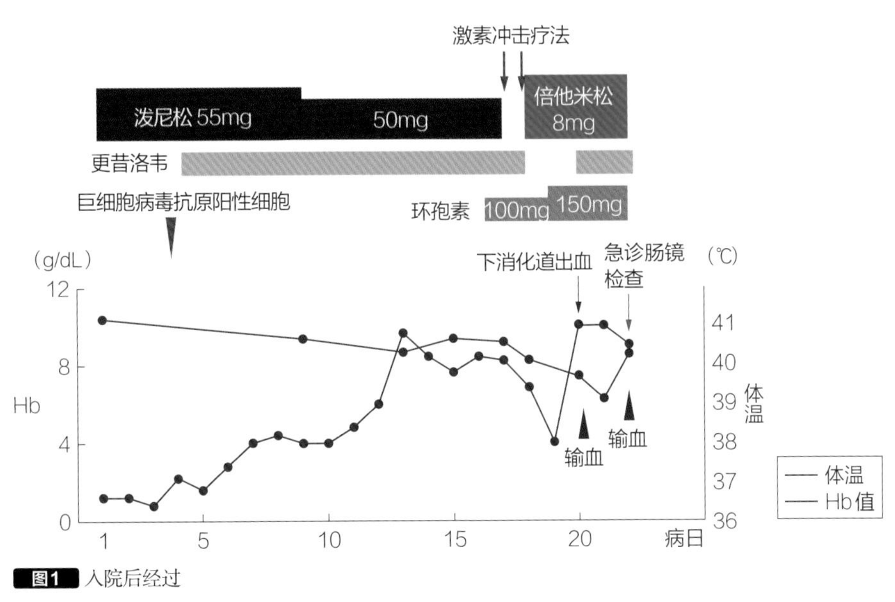

图1 入院后经过

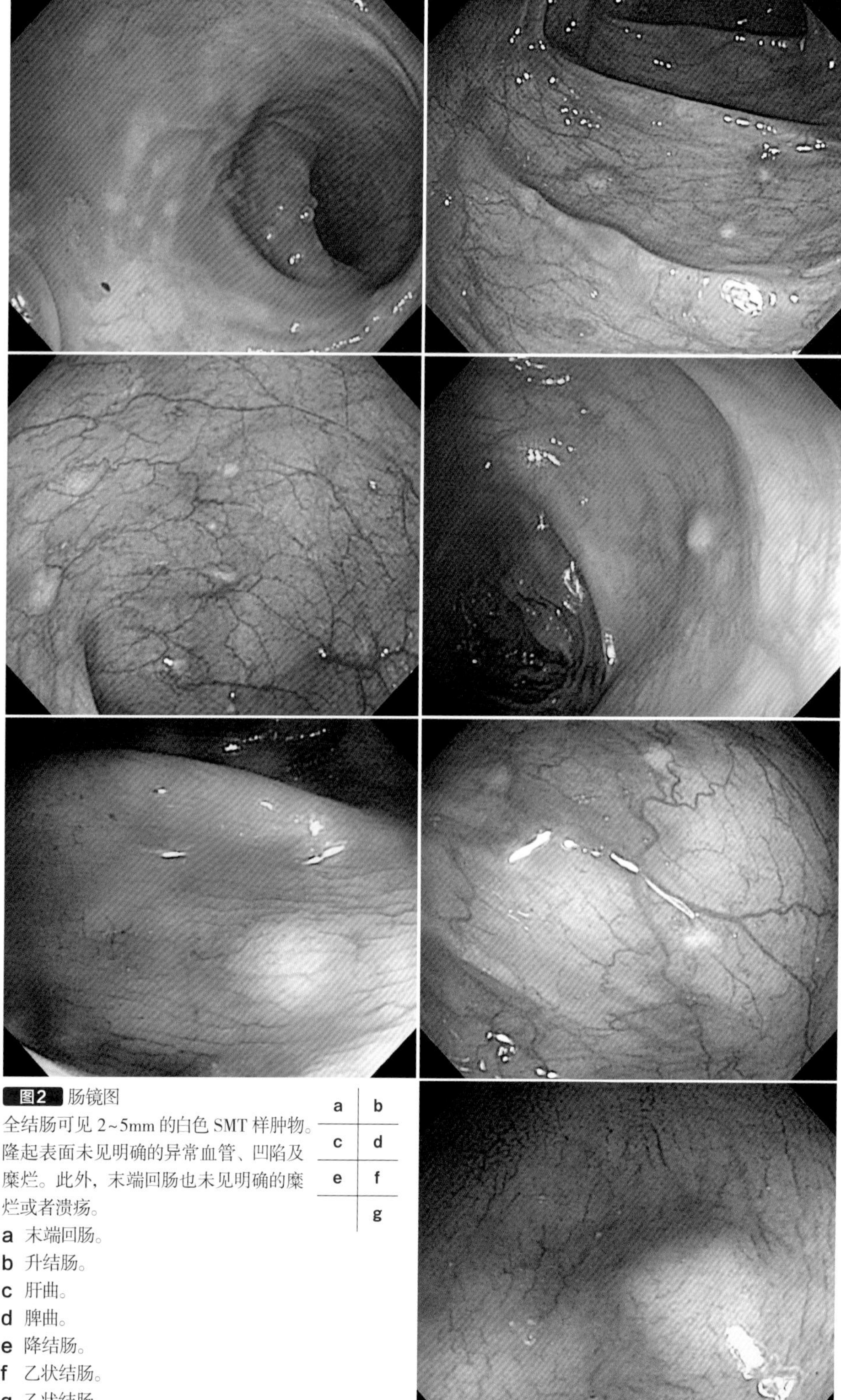

图2 肠镜图

全结肠可见 2~5mm 的白色 SMT 样肿物。隆起表面未见明确的异常血管、凹陷及糜烂。此外，末端回肠也未见明确的糜烂或者溃疡。

- a 末端回肠。
- b 升结肠。
- c 肝曲。
- d 脾曲。
- e 降结肠。
- f 乙状结肠。
- g 乙状结肠。

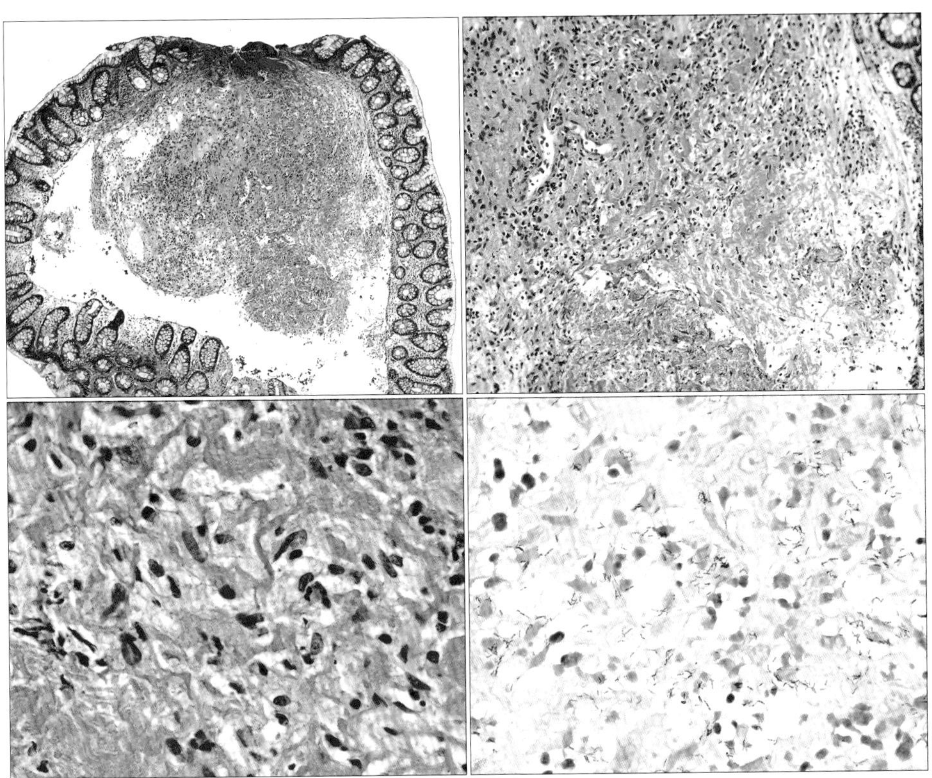

a	b
c	d

图3 病理图

a 黏膜固有层可见小溃疡形成，黏膜下层见炎细胞浸润和局部组织的坏死塌陷（HE 染色，×40）。
b 坏死组织内及周围组织可见淋巴细胞和浆细胞浸润，局部可见纺锤形的类上皮细胞（HE 染 色，×100）。
c 虽然存在考虑为类上皮细胞的纺锤形细胞，但无明确的肉芽肿形成（HE 染色，×400）。
d 可见大量染成紫红色的抗酸杆菌（Ziehl-Neelsen 染色，×400）。

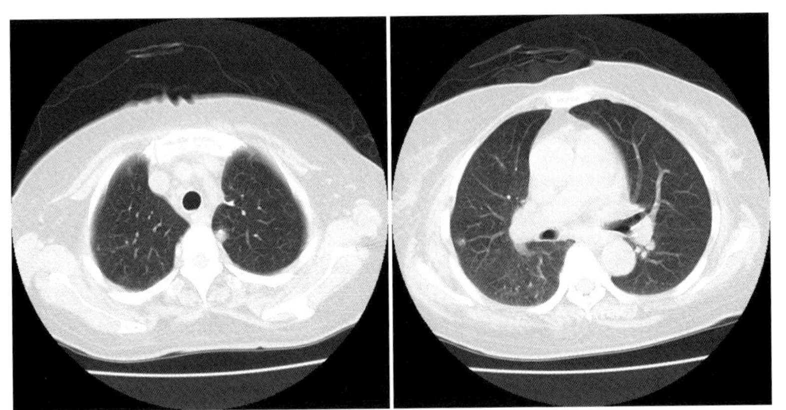

a	b

图4 胸部 CT 所见
两肺散在大小不一颗粒状影。

胺丁醇三药疗法。然而，第 28 天患者再次出现下消化道出血（新鲜血）。急诊行结肠镜检查（**图5**），发现乙状结肠类似 Dieulafoy 病样的喷射状出血灶。给予肾上腺素（hypertonic saline epinephrine，HSE）高渗盐水局部注射并且钛夹夹闭成功止血。随着抗结核治疗的进行，发热和炎症反应均得到改善。为了更好地治疗结核，患者转至专科医院。

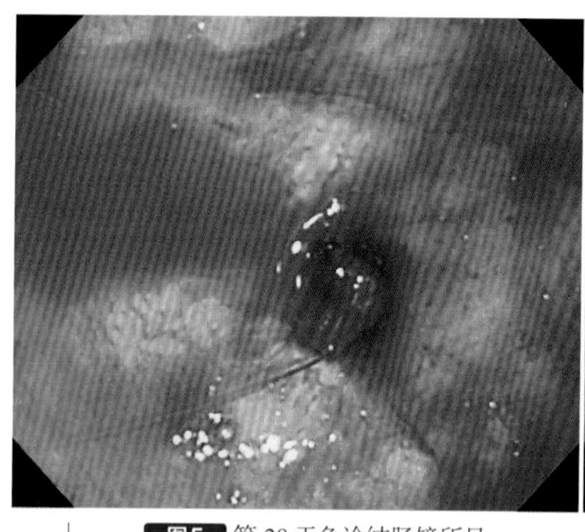
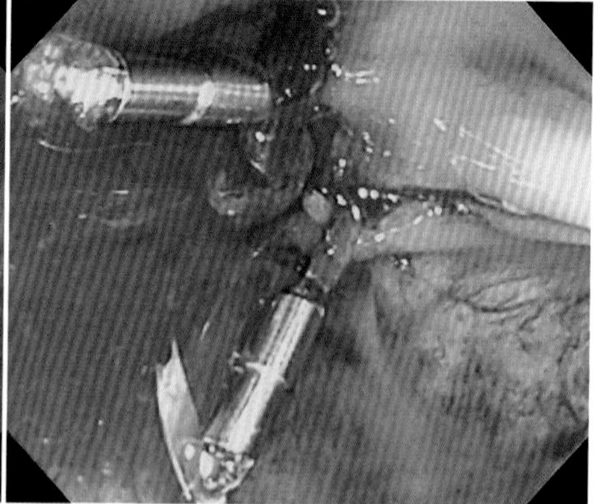

a | b

图5 第 28 天急诊结肠镜所见

a 上次结肠镜检查时确认的白色黏膜下肿瘤部位（乙状结肠）出现类似 Dieulafoy 病样的喷射状出血灶。

b 给予肾上腺素高渗盐水局部注射并且钛夹夹闭止血。

表2 内镜下呈现黏膜肿瘤（SMT）的肠结核报告

报告人	年	年龄	性别	主诉	既往史	病变部位	内镜所见
立川等[3]	1993	66	女性	右下腹部痛、低热	肺结核	盲肠	约 1cm 大小的 SMT
Yanagida 等[4]	1997	55	男性	无	糖尿病	直肠	约 2cm 大小中心凹陷的 SMT
Ong 等[5]	2005	47	男性	低热	无记录	肝曲	3mm 大小白色的 SMT
吉野等[6]	2009	57	男性	便潜血阳性	糖尿病	升、降结肠	粟粒大小白色多发隆起
Choudhury 等[7]	2013	37	男性	下腹部痛	无记录	直肠	1cm 大小的 SMT
Shibagaki 等[8]	2015	76	男性	贫血，全身倦怠感	慢性肾功能不全	乙状结肠	约 1cm 大小，有小凹陷的黄白色 SMT
本例	2017	67	女性	发热，下血	成人 Still 病	全大肠	2~5mm 大小多发的白色 SMT

讨论

肠结核的特征性镜下表现一般为回肠末端至右侧结肠多发不规则形状的溃疡、活动性的轮状或者带状溃疡、萎缩瘢痕带混有愈合期溃疡。另外，由于病程较长，有时也表现为假憩室、回盲瓣扩张、肠腔变形短缩狭窄等。如果出现上述表现，诊断肠结核比较容易。但是本例患者包括回肠末端在内的下消化道无明显糜烂或溃疡，而仅呈现 SMT 样不典型内镜下改变，诊断起来非常困难。黑丸[1]曾根据结核的发展阶段将肠结核的肉眼所见分为Ⅰ~Ⅷ型。在这个分型中，Ⅰ型为肠结核的初期病变，表现为小于粟粒、仅有芝麻大小的突起。这个肉眼诊断基于解剖，类似于本例患者的 SMT 样改变。在消化道结核中呈现 SMT 样改变的病例，仅仅在胃结核中被提及过。1982 年中铃木等[2]曾经报道过，胃结核中呈现胡桃到鸡蛋大小的 SMT 样改变的大约占 16%。近年来也偶有相关报道，但是肠结核出现上述表现的却凤毛麟角。笔者对此进行了检索，包括本病例在内也只找到 7 例（**表 2**）[3-8]。在这些病例中，除去未记载的，大部分都存在基础疾病。其中单发病变 5 例[3-5, 7, 8]，多发病变 1 例[6]，这 1 例多发病变考虑为血行播散所致，跟本例内镜下的表现有些相似。

对于肠结核的镜下表现形成机制，从朝向肠的感染途径这一角度来看比较容易理解。肠结核的溃疡初始阶段通常为不连续的溃疡性病变，接着向环状方向进展，多形成带状改变[9]。这是因为结核杆菌沿着淋巴进展，伴随感染在黏膜表面附近的淋巴滤泡处形成结核结节，并向滤泡外扩展，最终露出于黏膜表面，形成溃疡[10]。本病例全结肠可见弥漫性的改变，并且集中在黏膜下层，并不是像一般的肠结核那样分布在淋巴系统比较发达的回盲部。日比谷等[10]报道过在诸如艾滋病（AIDS, acquired immunodeficiency syndrome）等免疫缺陷病的患者中，由于细胞免疫的减退，在肺部很难形成肉芽肿，结核杆菌常入血而形成全身性血行播散。笔者也有这样的经历，应用大量的激素或者免疫抑制剂后，结核杆菌常在免疫力低下的患者体内血行播散。此时的病变分布就与淋巴滤泡或淋巴回流无关。既往也有因血行播散而在内镜下呈SMT样改变的病例报道[6]，笔者考虑本病例也极有可能是结核杆菌血行播散到全结肠所致[10, 11]。

作为结肠多发SMT样病变的鉴别诊断，良性病变包括结肠气囊肿、淀粉样变性（主要是AL型）、脂肪瘤等，这些疾病的镜下鉴别诊断不难。而恶性病变常包括淋巴瘤和结肠多发转移瘤。前者一般密集生长，表面有异常增生的小血管、发红或者阿弗他改变，鉴别起来比较容易。后者虽然多伴有发红、糜烂、溃疡、狭窄，但也有呈现SMT样改变的时候，所以有时难以鉴别。小林等[12]报道的32例结肠多发转移瘤中有8例内镜下表现为SMT样改变。虽不多见，但需要仔细鉴别。在感染性疾病中呈现如此内镜下表现的有消化道梅毒[13]。因为2期梅毒也会发生血行播散，所以可能会与粟粒型结核有类似的改变，但病变一般分布在乙状结肠和直肠，内镜下可见黏膜发红、隆起性病变的顶端糜烂或溃疡，鉴别起来还是比较容易的。

粟粒型结核多在免疫低下的宿主中发病，包括血液病、恶性肿瘤、人工透析、艾滋病（human immunodeficiency virus，HIV）、应用免疫抑制剂等。80%以上患者在临床上表现为发热、周身乏力和食欲不振。发热一般在38℃以上，多伴有咳嗽和胸痛，余无其他特殊症状。对于结核侵及2个以上脏器的情况，如侵及肝脏、骨髓等肺外脏器时需要进行活检[14]。本病例在结肠明确检出结核杆菌后，又在痰液、肝脏、胃液、骨髓的培养中检出了结核杆菌，最终确诊为粟粒型结核。然而，是否粟粒型结核的肠镜下表现都是这样的SMT改变不得而知，因为除了本病例外尚无其他报道。但至少可以认为这是粟粒型结核血行播散的镜下表现之一。

由于外院针对结核的检查资料欠缺，故本例患者是在成人Still病的治疗中被诱发的，还是自身结核病的自然进展，尚无法判断。但是抗结核治疗后发热症状逐步得到缓解，说明还是结核病进展的可能性大。

本病例病程中出现过两次下消化道出血。第一次未能明确出血原因，但第二次出血后急诊行肠镜检查，明确了出血部位，是一处边缘没有溃疡的类似Dieulafoy样的出血。该部位上一次肠镜检查时是多发的白色SMT样隆起，出血可能是其中一个隆起自身破损所致。

近年来逐步进入老龄化社会，应用抗癌药或免疫抑制剂而出现免疫功能低下的老年患者逐年增加，所以诊疗过程中要注意患者有可能发生机会性感染。早期诊断和适当的治疗可有效改善粟粒型结核的预后，所以了解其镜下改变特征尤为重要。今后我们将继续积累病例，针对粟粒型结核肠内改变的镜下特征做进一步的研究。

结论

本文介绍了1例肠镜下呈SMT样改变的粟粒型结核，提示医生在面对免疫抑制状态的患者时，如果肠镜下出现类似表现，应注意鉴别粟粒型结核。

参考文献

[1] 黒丸五郎. 腸結核症の病理　結核新書(12). 医学書院, 1952
[2] 鈴木雄彦, 小沢勝男, 新井通正, 他. 長期間経過観察をした胃結核症の1例. 胃と腸　17:949-958, 1982
[3] 立川裕理, 琴寄誠, 辰口篤志, 他. 粘膜下腫瘍様病変を伴った腸結核の1例. Prog Dig Endosc　43:231-233, 1993
[4] Yanagida T, Oya M, Iwase N, et al. Rectal submucosal tumor-like lesion originating from intestinal tuberculosis. J Gastroenterol　32:822-825, 1997
[5] Ong WC, Cheemalakonda R, Sekaran A, et al. Colonic tuberculosis mimicking a diminutive sessile polyp. Dig Endosc　17:

257-258, 2005
[6] 吉野総平, 平川克哉, 谷口雅彦, 他. 多発性粟粒大隆起を結腸の広範囲に認めた無症候性腸結核の1例. 胃と腸　44: 1477-1482, 2009
[7] Choudhury N, Hajer S. Masquerading mycobacterium : rectal growth or tuberculosis? Int J Med Update　8:42-44, 2013
[8] Shibagaki K, Miyaike J, Onji M, et. al. Submucosal tumor like lesion originating from colon tuberculosis : a case report and review of literature. Clin J Gastroenterol　8:207-211, 2015
[9] 大川清孝. 腸結核. 大川清孝, 清水誠治(編). 感染性腸炎AtoZ, 2版. 医学書院, pp 114-119, 2012
[10] 日比谷健司, 比嘉太, 健山正男, 他. ヒト型結核菌による腸結核における感染と発病の機序. 結核　85:711-721, 2010
[11] 飯田三雄. 炎症性腸疾患の成因と治療―腸結核. 日内会誌 82:669-674, 1993
[12] 小林広幸, 渕上忠彦, 堺勇二, 他. 転移性大腸癌の形態学的特徴―X線像を中心として. 胃と腸　38:1815-1830, 2003
[13] 清水誠治. 消化管梅毒. 大川清孝, 清水誠治(編). 感染性腸炎 AtoZ, 2版. 医学書院, pp 142-145, 2012
[14] 永井英明. 粟粒結核と主な肺外結核. 化療の領域　17:156-161, 2001

Summary

Colonic Tuberculosis with Submucosal Tumor-like Lesion Accompanied by Miliary Tuberculosis, Report of a Case

Sakae Mikami[1], Yukimasa Yamashita, Seiji Shimizu[2], Akito Hirakawa[1], Masataka Yokode, Hisahiro Uemura, Mitsuru Hoshi, Ryosuke Itai, Satoki Yasumura, Eiji Ikeda, Mariko Takada, Yasuhiko Sumitomo, Masayuki Onodera[3]

A 67-year-old woman was referred to our hospital for further investigation and treatment for adult Still' s disease. She presented with high fever and persistent general fatigue despite treatment. At the time of admission, hematochezia occurred suddenly during steroid and immunosuppressive therapy. Colonoscopic examination revealed multiple white submucosal lesions at the colon and rectum. Biopsy specimens from these lesions contain inflammatory and necrotic tissues and acid-fast bacterium as seen by Ziehl-Neelsen stain. Further investigation revealed that she developed miliary tuberculosis. Based on these findings, we diagnosed that the colonic lesion was accompanied by miliary tuberculosis.

[1] Department of Gastroenterology and Hepatology, Kobe City Medical Center West Hospital, Kobe, Japan
[2] Division of Gastroenterology and Hepatology, Osaka General Hospital of West Japan Railway Company, Osaka, Japan
[3] Department of Pathology, Kawanishi City Hospital, Kawanishi, Japan

抗结核药诊断性治疗有效的小肠多发溃疡1例

斋藤 雅之[1]
中村 正直
渡边 修
山村 健史[2]
松下 正伸[1]
中野 有泰
大岛 启嗣
佐藤 淳一
松浦 伦三郎
船坂 好平[2]
大野 荣三郎[1]
川屿 启挥
宫原 良二
广冈 芳树[2]
后藤 秀实[1]
唐有为 译

摘要●患者60多岁，女性。因腹泻、食欲不振就诊。腹部CT检查发现肠系膜淋巴结肿大，肠管增厚，大肠镜检查见回肠末端糜烂。小肠胶囊内镜及气囊小肠镜检查发现中部空肠至回肠末端几乎整段肠管多发网格状溃疡。活检发现隐窝脓肿。按克罗恩病给予激素治疗，病情恶化，血巨细胞病毒（CMV）抗原血症阳转，按CMV肠炎给予更昔洛韦治疗，溃疡未能治愈。尽管未检出结核杆菌、干酪样肉芽肿，抗结核特异性INF-γ阴性，但考虑肠结核的可能，给予诊断性抗结核药物治疗，4个月后行小肠镜检查确认小肠溃疡消失。

关键词 抗结核药 诊断性治疗 肠结核 小肠溃疡 原因不明

[1] 名古屋大学大学院医学系研究科消化器内科学
〒466-8560名古屋市昭和区鶴舞町65番地 E-mail : msaito@med.nagoya-u.ac.jp
[2] 名古屋大学医学部附属病院光学医療診療部

前言

近年随着患者高龄化、糖尿病、激素和免疫抑制剂的使用增加，日本肠结核有增加趋势。同时随着体检的普及，无症状病例的比例增加。肠结核内镜表现多种多样，确诊所必要的结核杆菌检出率低，是诊断困难的炎症性肠道疾病之一，所以临床实践中常常遇到不得不诊断性治疗的病例。本例发现小肠广泛网格状多发溃疡，因巨细胞病毒(cytomegalovirus，CMV）抗原阳性诊断为CMV肠炎，治疗效果不佳，遂考虑肠结核可能，通过给予诊断性治疗并确认内镜下治愈，结合文献复习，报告如下。

病例

患　者：女性，60多岁。

主　诉：腹泻。

家族史：无特殊。

既往史：糖尿病、高血压。

服药史：西格列汀（sitagliptin)、伏格列波糖(voglibose)、奥美沙坦酯（olmesartan)、氨氯地平(amlodipine)。

个人史：无饮酒吸烟史。

现病史：20×× 年4月上旬出现腹泻，4月下

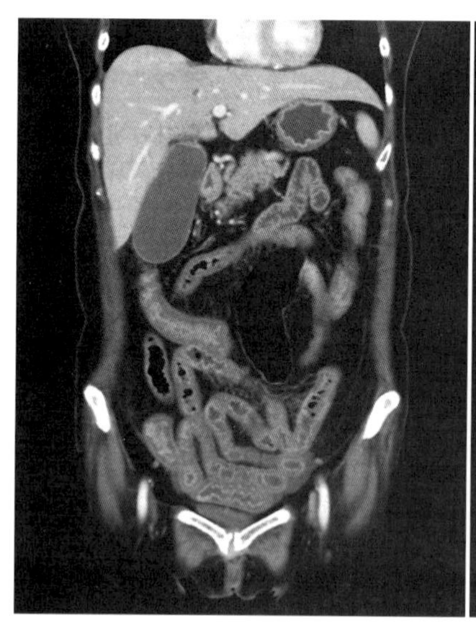
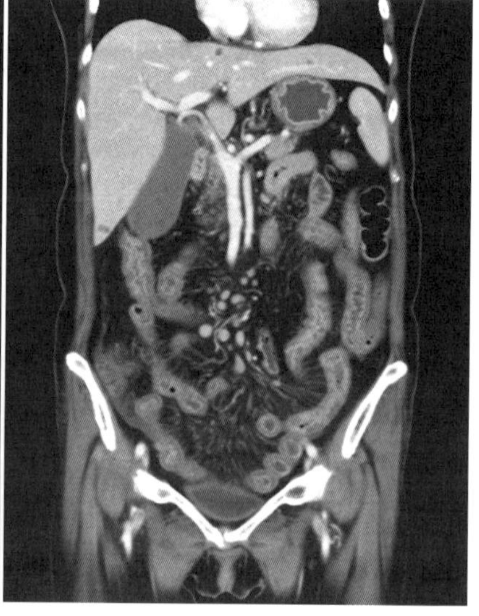

a | b

图1 腹部造影 CT 所见
a 可见盆腔内小肠壁增厚。
b 可见肠系膜淋巴结肿大和少量腹水。

旬就近就诊。腹部 CT 检查发现肠系膜淋巴结肿大，次日行结肠镜检查未发现异常。5 月中旬再次 CT 检查发现淋巴结肿大有改善倾向，腹泻有所好转，遂继续观察，5 月下旬腹泻加重，食欲不振，6 月上旬再次就诊。化验提示 CRP 23mg/dl，前降钙素阳性，疑为感染性肠炎而入院。开始给予禁食、补液、抗菌药物（头孢哌酮舒巴坦 3g/d）治疗，粪培养阴性，6 月上旬 CT 检查发现盆腔内小肠全周性肠壁增厚，肠系膜淋巴结肿大，少量腹水，同日行结肠镜检查，见回肠末端多发糜烂，盲肠、直肠见小糜烂，散在阿弗他溃疡。活检见隐窝脓肿，虽未见肉芽肿，仍怀疑克罗恩病，给予 5-ASA（美沙拉嗪，4g/d），抗生素换成磷霉素，2g/d。之后腹泻、高 C 反应蛋白（C-reactive protein，CRP）血症出现改善，CRP 未转阴。为进一步检查小肠，于 6 月中旬行小肠胶囊内镜检查，见全回肠区域多发糜烂、出血。CRP 也再次升高，6 月下旬开始给予泼尼松龙（30mg/d），为进一步小肠内镜精查于 6 月末转至笔者医院。

入院时体检：身高 144cm，体重 37.5kg，BMI 18.1，血压 94mmHg/57mmHg，脉搏 83 次 /min，体温 36.6℃，结膜轻度贫血，无黄染，浅表淋巴结未触及，胸部无异常，腹部平坦，软，肠鸣音正常，无压痛，水样便 5 次 /d。

入院前其他医院腹部造影 CT（图 1） 可见盆腔内小肠壁增厚和周围脂肪组织浓度增高（**图 1a**）。肠系膜淋巴结轻度肿大，少量腹水（**图 1b**）。

入院时血液检查所见（表 1） 白细胞 10 400/μl，CRP 0.74mg /dl，考虑轻微炎症反应，轻度贫血，低蛋白血症，低钾血症。抗核抗体为 320 倍高值，但未见提示胶原病的症状和体征。巨细胞病毒（CMV）抗原血症阳性，但阳性细胞数 1 个，故暂时认为无意义。抗结核特异性 INF-γ 阴性。

初次入院时双气囊小肠镜（double balloon enteroscopy，DBE）所见（经口和经肛，图 2） 经肛观察到下部空肠，后再经口插入中部空肠观察。中部空肠至回肠末端可见多发几乎全周性、连续性不规则网状、地图状溃疡，伴溃疡周围发红，黏膜呈水肿状，未见溃疡瘢痕，大肠未见异常。

病变部位的活检、黏膜培养、肠液培养和 PCR（聚合酶链反应）未见特殊异常。内镜表现有 CMV 肠炎或肠结核可能，遂将来院前因可疑克罗恩病而使用的泼尼松龙逐渐减量并停用。胸部 X 线检查和 CT 检查未见肺部病变。7 月上旬再次检查 CMV 抗

表1 入院时血液检查所见

血常规				肿瘤标志物	
WBC	10 400/μl	TP	4.6g/dl	CEA	2.8ng/ml
RBC	330 × 10^4/μl	Alb	2.3g/dl	CA19-9	34U/ml
Hb	9.7g/dl	BUN	5mg/dl	其他	
Ht	29.50%	Cr	0.36mg/dl	抗结核特异 INF-γ	(-)
Plt	47.7 × 10^4/μl	Na	138mEq	异尖线虫抗体 IgG/IgA	(-)
生化学		K	2.6mEq	抗 Hp 抗体	(-)
T-Bil	0.5mg/dl	Cl	97mEq	CMV 抗原	阳性（阳性细胞数 1 个）
AST	16 IU/L	CRP	0.74mg/dl	抗核抗体	320 倍
ALT	13 IU/L	HbA1c（NGSP）	6.00%	sIL-2 受体	303U/ml
LDH	180 IU/L				

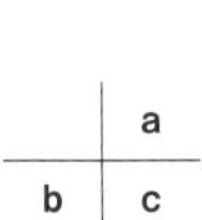

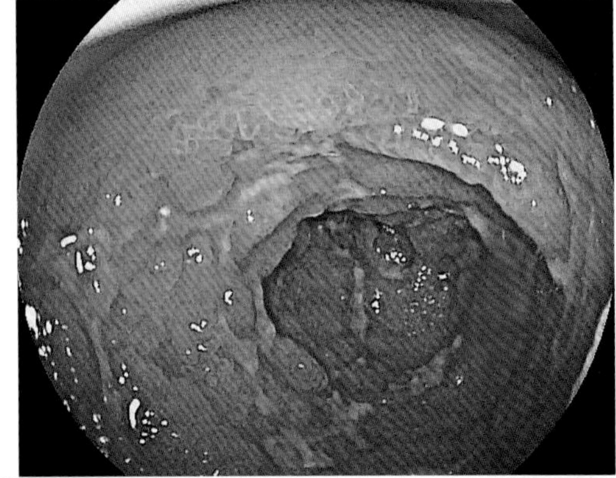

图2 初次住院时 DBE 像
a 中部空肠。见网格状溃疡。溃疡周围稍发红色调。
b 下部空肠。见全周性网格状溃疡，其间黏膜呈发红水肿状。
c 下部回肠。见网格状浅溃疡。

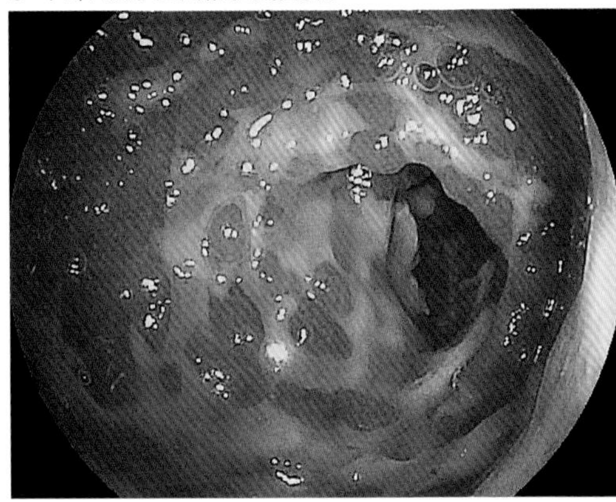

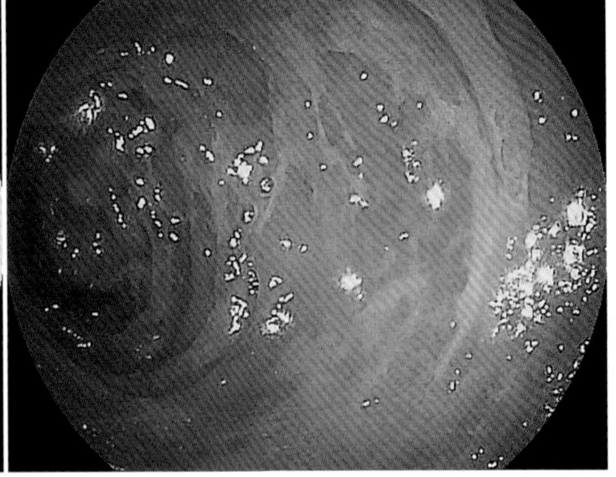

原血症发现抗原阳性细胞数升到 26 个，故诊断为 CMV 肠炎并给予更昔洛韦（每天 10mg/kg）治疗 2 周。腹泻有改善倾向。为判断疗效，7 月下旬行小肠胶囊内镜检查，见下部空肠至回肠末端溃疡的范围和数量有所减少，但仍残存较多不规则地图状溃疡（**图3**），黏膜红肿减轻。治疗有一定效果，但病变仍有残留，判断是因使用类固醇激素使 CMV 肠炎再活化，考虑到小肠溃疡的原因有肠结核的可能性，从 8 月上旬开始给予诊断性治疗，用 4 种抗结核药物〔每天利福平（rifampicin，RFP）300mg、异烟

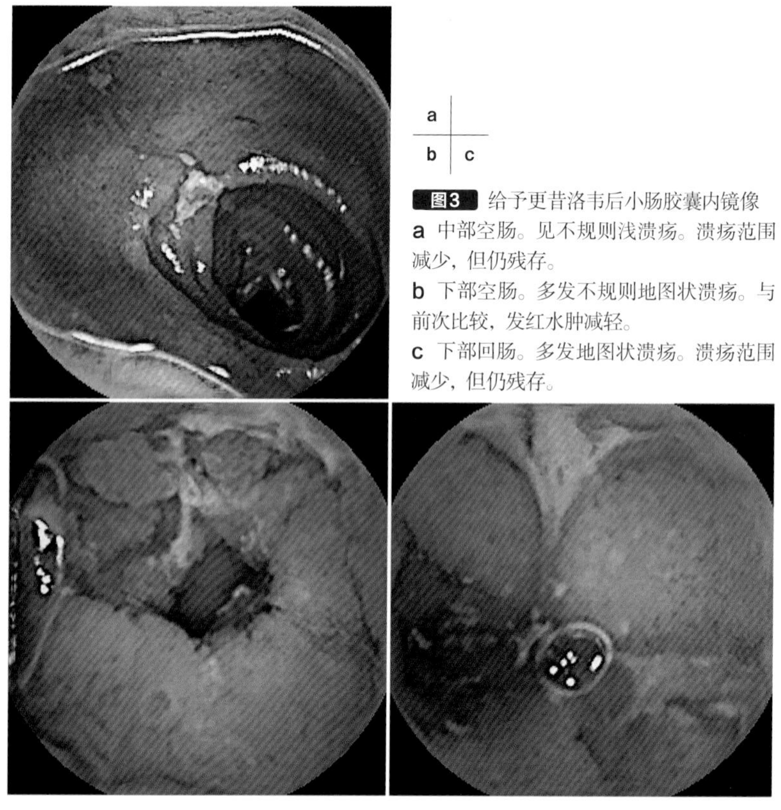

图3 给予更昔洛韦后小肠胶囊内镜像
a 中部空肠。见不规则浅溃疡。溃疡范围减少，但仍残存。
b 下部空肠。多发不规则地图状溃疡。与前次比较，发红水肿减轻。
c 下部回肠。多发地图状溃疡。溃疡范围减少，但仍残存。

肼（isoniazid，INH）300mg、吡嗪酰胺（pyrazinamide，PZA）0.8g 和乙胺丁醇（ethambutol，EB）750mg]。因出现高尿酸血症和肾损害，1 个月后停用 PZA 和 EB，继续用 REP 和 INH 两种药。为判定疗效，12 月中旬行 DBE 检查，先经肛检查，3 天后经口检查，观察全小肠，上次 DBE 所见的发红水肿、多发不规则地图状溃疡全部消失（**图 4**）。此后出现手足麻木，考虑为抗结核药物副作用，不得不在使用抗结核药 5 个月后停药。此后无症状再燃，半年后行小肠胶囊内镜检查，小肠病变未见复发，仍在随访中。

讨论

肠结核是人型结核杆菌（*Mycobacterium tuberculosis*）感染消化道及其附近淋巴组织引起以肠管炎症为主的疾病。按感染途径，因肺结核含结核杆菌的痰液吞咽至消化道，称为继发性肠结核，而其他脏器未见结核者称为原发性肠结核，后者在日本更常见[1]。日本自二战后到 20 世纪 80 年代，结核的患病人数有所减少，但 20 世纪 90 年代后期开始再度增加[2]，且随着高龄化以及激素、免疫抑制剂、抗癌药等的使用增加，今后恐怕还会增加。

肠结核的诊断，病理组织学上有必要从病变处检出结核杆菌、干酪样肉芽肿，但这并非易事[3]。即使未确定诊断，根据临床经过、特征性影像所见怀疑结核时，给予抗结核药诊断性治疗的情况亦不少见[4]。需与本病相鉴别的，有单纯性溃疡、肠道白塞氏病、克罗恩病、CMV 肠炎、NSAID（nonsteroidal anti-inflammatory drug）小肠黏膜损害等。这些疾病多以回肠病变为主，黏膜活检常常无阳性结果，因而难以确诊[5]。关于结核感染的检查

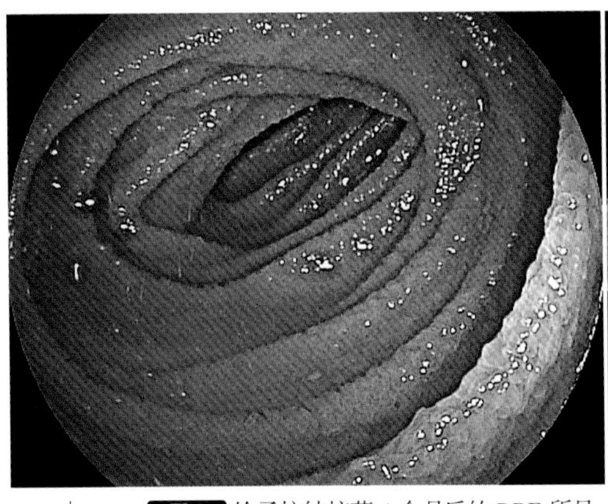
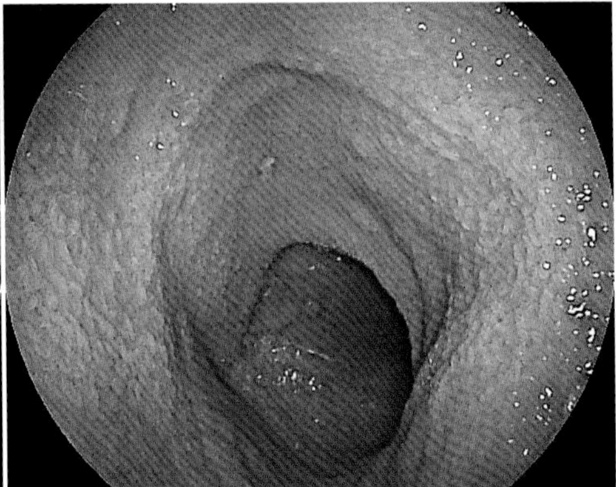

a | b **图4** 给予抗结核药 4 个月后的 DBE 所见
a 中部空肠。
b 上部回肠。溃疡消失。未见发红和水肿改变。

方法，近年报告了 INF-γ 游离试验的有用性[6-8]，也有假阴性的报告[9]。

本例有基础疾病糖尿病，但控制良好，既往无肺结核史，影像学无陈旧性肺结核所见。活检、各种培养、PCR 等未检出结核杆菌，抗结核特异性 INF-γ 阴性，但内镜发现以回肠为中心，到中部空肠广泛不规则浅网格状地图状溃疡，需与有多种病变形态的 CMV 肠炎相鉴别。入院后第二次测定 CMV 抗原血症阳性细胞数 26 个，综合症状和内镜表现，诊断为 CMV 肠炎，给予更昔洛韦治疗。但治疗停药后 4 天小肠胶囊内镜检查，见溃疡整体上减少，但仍有残留，治疗效果不十分理想。考虑是在基础疾病肠结核的基础上合并 CMV 肠炎，遂给予抗结核药诊断性治疗，4 个月后用内镜判断疗效确认溃疡治愈。

有报告认为更昔洛韦对 CMV 肠炎的疗效取决于宿主的免疫功能[10]。本例初期治疗时按克罗恩病给予激素，小肠镜检查后，逐渐减量，导致暂时性免疫功能下降，可能更昔洛韦起效需要一定时间。关于更昔洛韦治疗后，病变治愈所需时间尚无详细报告，但有报告确认治疗 4 个月后溃疡治愈[11]。

笔者认为，对于本例这种难以诊断、原因不明的小肠溃疡，需要鉴别的 CMV 肠炎、小肠结核、单纯性溃疡和克罗恩病等慢性炎症性肠病在治疗上不尽相同，疗效判断也需要一定时间。使用胶囊内镜等非侵袭性检查仔细观察疗效的同时，有时尽管难以确诊，但根据患者的病情，随机应变地更换治疗方案是非常必要的。

结语

报告了抗结核药诊断性治疗有效的小肠多发溃疡 1 例。肠结核的活检、培养等的诊断率低，对原因不明的小肠溃疡治疗效果欠佳时需考虑到肠结核的可能，同时有必要给予积极的诊断性治疗。

参考文献

[1] 垂水研一，藤田穣，眞部紀明，他. 感染性腸炎の最近の知見—腸結核. 胃と腸　43:1637-1644, 2008

[2] Yamane T, Umeda A, Shimao H. Analysis of recent cases of intestinal tuberculosis in Japan. Intern Med　53:957-962, 2014

[3] 荒木昭博，鈴木伸治，岡田英理子，他. 小さな小腸炎症性病変—小腸結核. 胃と腸　44:975-982, 2009

[4] 八尾恒良，櫻井俊弘，山本淳也，他. 最近の腸結核—10年間の本邦報告例の解析. 胃と腸　30:485-490, 1995

[5] 中村正直，大宮直木，廣岡芳樹，他. 炎症性疾患—腸結核. 臨消内科　28:953-958, 2013

[6] Tsubura E, Yamanaka M, Sakatani M, et al. A cooperative clinical study on the evaluation of an antibody detection test kit

(MycoDot Test) for mycobacterial infections. Cooperative Study Group for MycoDot Test. Kekkaku 72:611-615, 1997

[7] Mori T, Sakatani M, Yamagishi F, et al. Specific detection of tuberculosis infection: an interferon-gamma-based assay using new antigens. Am J Respir Crit Care Med 170:59-64, 2004

[8] Ravn P, Munk ME, Andersen AB, et al. Prospective evaluation of a whole-blood test using Mycobacterium tuberculosis-specific antigens ESAT-6 and CFP-10 for diagnosis of active tuberculosis. Clin Diagn Lab Immunol 12:491-496, 2005

[9] 中村正直, 大宮直木, 本田亘, 他. 小腸炎症性疾患—腸結核. 胃と腸 43:591-596, 2008

[10] 大川清孝, 上田渉, 佐野弘治, 他. 感染性腸炎の最近の知見—サイトメガロウイルス腸炎. 胃と腸 43:1653-1662, 2008

[11] 大門裕貴, 土居雅宗, 二宮風夫, 他. 小腸潰瘍の鑑別診断—治療前後の小腸病変を形態学的に詳細に評価しえたサイトメガロウイルス腸炎の1例. 胃と腸 49:1347-1354, 2014

Summary

Multiple Small Bowel Ulcers in the Small Bowel Improved by Diagnostic Treatment Using an Antituberculous Agent, Report of a Case

Masashi Saito[1], Masanao Nakamura, Osamu Watanabe, Takeshi Yamamura[2], Masanobu Matsushita[1], Arihiro Nakano, Hiroshi Oshima, Junichi Sato, Rinzaburo Matsuura, Kohei Funasaka[2], Eizaburo Ohno[1], Hiroki Kawashima, Ryouji Miyahara, Yoshiki Hirooka[2], Hidemi Goto[1]

A woman in her sixties with severe diarrhea and loss of appetite was admitted to our hospital. Computed tomography showed swelling of the mesenteric lymph nodes and thickening of the intestinal tract wall. Colonoscopy showed erosion of the terminal ileum. We performed capsule and balloon enteroscopy, and multiple meshed ulcers were observed from the middle jejunum to the terminal ileum. Biopsy of the terminal ileum erosions showed crypt abscesses. At first, Crohn's disease was suspected, and steroids were administered. However, the patient's condition worsened. Cytomegalovirus antigen levels were found to be positive in the blood ; therefore, cytomegalovirus enteritis was diagnosed. Although the patient was administered ganciclovir for 2 weeks, its effects were insufficient. There was no evidence of tubercle bacilli or a caseous granuloma ; *Mycobacterium tuberculosis*-specific INF-γ release assay was also negative. Therefore, intestinal tuberculosis was suspected, and diagnostic treatment with an antituberculous agent was initiated. We observed the disappearance of the small intestinal ulcers using balloon enteroscopy 4 months after the treatment.

[1] Department of Gastroenterology and Hepatology, Nagoya University Graduate School of Medicine, Nagoya, Japan

[2] Department of Endoscopy, Nagoya University Hospital, Nagoya, Japan

肠管病变高度急性期全周溃疡形成的回盲部结核1例

吉村 大辅[1]
永松 谅介
滨田 匠平
丸冈 谅平
落合 利彰
水谷 孝弘
森田 祐辅
西冈 慧
长﨑 洋司
仁保 宏二郎
岩尾 梨沙
北川 祐介
芥川 宗树
加藤 诚也[2]
梶谷 龟路[3]
松浦 弘
温霁峰　译

摘要● 60岁男性，由于连续3周右下腹痛及发热由当地医院介绍来笔者医院。血液检查提示炎症及胆道系统酶学检查结果增高，CT检查发现回肠末段局限性全周性管壁增厚。肠镜检查发现从回盲瓣到盲肠肠系膜测可见集簇糜烂及带状颗粒状粗糙黏膜，回盲瓣开放，一直到回肠末段连续的全周性溃疡。钡剂灌肠检查可见回肠末段的溃疡性病变，口侧边界清晰，边缘有增厚。活检可见上皮下以及溃疡底部有多发的小型肉芽肿，通过Ziehl-Neelsen染色（抗酸染色）可见较多抗酸杆菌，通过培养认定是结核杆菌。就肠结核的表现看有境界明确边缘增厚的全周性溃疡，但是不典型的是附近不伴有萎缩瘢痕带。在渗出性肉芽肿中大量的抗酸杆菌可确认肠管病变为高度急性期。

关键词　肠结核　带状溃疡　回肠溃疡

[1] 済生会福岡総合病院内科　〒810-0001 福岡市中央区天神1丁目3-46
E-mail : yoshimura1972@gmail.com
[2] 地址同上，病理診断科
[3] 地址同上，外科

前言

回盲部是肠结核的好发部位[1, 2]，根据其病程和经过，表现为以带状溃疡为代表的各种形态的溃疡、萎缩瘢痕带以及肠管的短缩和变形。在本文中笔者们报告回盲部呈现非典型的境界清晰的全周性溃疡性病变的肠结核病例。

病例

患　者：男性，60岁。

主　诉：腹痛、发热、体重减轻。

家族史：患者幼年时母亲患肺结核。

既往史：无。

个人史：吸烟到40岁，饮酒350ml/d。

药物史：无。

现病史：20×× 年1月上旬左右自觉右下腹疼痛，伴有间歇发热，体温38℃左右。就近医院对症治疗没有效果，从发病开始大约3周后于同年1月下旬被介绍来笔者医院，入院治疗。

现病史：身高172cm，体重55kg（2个月内体重减轻5kg），血压116/73mmHg，脉搏88次/min，呼吸16次/min，心音、呼吸音正常。腹部平坦，

表1 入院检查结果

WBC	10 000/μl	T-bil	0.4mg/dl
Neu	83%	AST	40 IU/L
Ly	7%	ALT	57 IU/L
Mono	9%	LDH	232 IU/L
Eo	1%	ALP	749 IU/L
RBC	452×10^4/μl	γ-GT	306 IU/L
Hb	12.8g/dl	Amy	71 IU/L
MCV	85.2fl	CRP	7.45mg/dl
MCHC	33.2%	ESR	41mm/h
Plt	36.8×10^4/ml	sIL-2R	1 473U/ml
Alb	3.0g/dl		

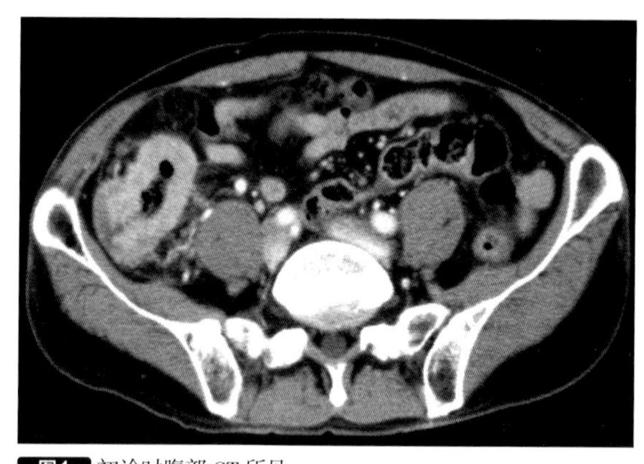

图1 初诊时腹部 CT 所见
回肠末段局限性全周性连续性肠管管壁增厚。

肠鸣音正常，右下腹有轻度疼痛，有压痛，无腹膜刺激征，未触及肿瘤。

入院时检查结果（表 1） ESR 41mm/h，CRP 7.45mg/dl，表现为中等程度的炎症，同时可以看到胆道系统酶学检查结果升高。

腹部 CT 所见（图 1） 回肠末段局限性全周性连续性肠管管壁增厚。没有明显的腹水及肠系膜淋巴结肿大。

X 线钡剂灌肠所见（图 2） 充盈像可见盲肠以回盲瓣为中心伸展不良，回盲瓣对侧边缘粗大锯齿样。回盲瓣开大，回肠末段管壁呈全周性向心性伸展不良、边缘不整，连续达到 5cm（**图 2a**）。气钡双重造影显示，盲肠以回盲瓣为中心肠管短轴方向伸展不良，同时可见细微的凹凸不平，稍稍注气可以见到伸展（**图 2b ~ d**）。回肠末段向心性区域性伸展不良，可以看到全周多发的中小充盈缺损（**图 2b ~ d**）。回肠病变的口侧边缘光滑而且边界清晰，微小的钡剂存留，呈现为低的环状透亮像（**图 2b ~ d**）。虽然阑尾直到根部都伸展不良，但是大量注气后仍有伸展性（**图 2c，d**）。

肠镜所见（图 3） 从以回盲瓣为中心的盲肠肠系膜侧，到阑尾开口，主要沿肠管短轴方向可见多发融合的糜烂以及颗粒状的粗糙黏膜，注气伸展易出血（**图 3a ~ c**）。回盲瓣开放，直到回肠末段可见全周性连续性溃疡（**图 3c，d**）。肠镜可以通过口侧，溃疡底部可见弥漫性白苔和平滑发红的凹凸不平混杂在一起（**图 3e，f**），与口侧回肠的分界清晰（**图 3g**）。结肠直肠的其他部位没有看到异常。

超声内镜（EUS）所见（图 4） 回肠末段管壁结构消失，呈现为全体不均匀的低回声。而且，在管腔侧可见散在点状白苔回声。

胶囊内镜小肠内镜检查所见 除回肠末段外，其他部位未见异常。

回盲部活检病理组织学所见（图 5） 回盲瓣伴有糜烂的颗粒状黏膜活检，可见大肠黏膜上皮下有较多的小型类上皮肉芽肿，周围伴有淋巴细胞浸润（**图 5a，b**）。回肠末段的溃疡底部活检可见成纤维细胞、毛细血管，在它们之间有中性粒细胞及淋巴细胞浸润，这些炎症细胞构成了渗出性肉芽肿（**图 5c，d**），通过 Ziehl-Neelsen 染色可以确认渗出物内主要是大量的抗酸杆菌（**图 5e**）。

入院后经过 入院后仍有腹痛，间断发热 38℃左右，炎症所见及胆道系统酶学检查结果持续上升。从影像学检查看，考虑是回肠末段全周性连续性管壁增厚并伴有单发性溃疡性病变。特别是回肠末段短轴向心性伸展不良，长径原封不动，不伴有口侧回肠的扩张，肠镜通过容易，而且口侧回肠钡剂充盈缺损像边界光滑明了，第一考虑和恶性淋巴瘤相鉴别。但是内镜检查回盲部活检可见类上皮肉芽肿及多数抗酸杆菌，活检标本培养得出肠

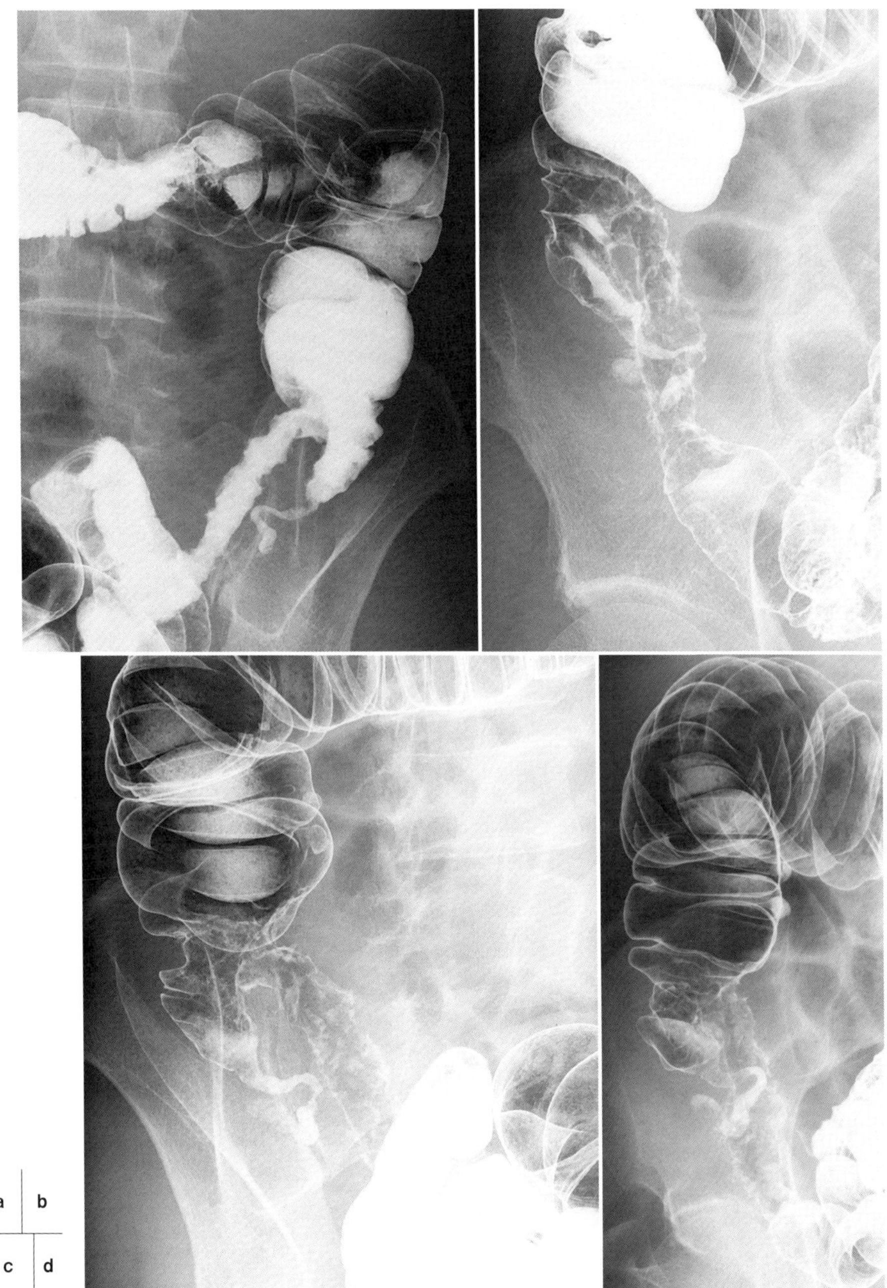

图2 结肠 X 线造影所见

a 俯卧位充盈像。盲肠以回盲瓣为中心伸展不良，回盲瓣对侧呈现边缘粗大的锯齿状图像。

b 仰卧位中等量空气的气钡双重造影像。回盲瓣被破坏，盲肠肠管沿短轴方向伸展不良。阑尾直到根部伸展不良。回肠末段全周性向心性管壁伸展不良和连续性边缘不整，口侧边缘光滑而且边界清晰，呈现为低的环状透亮像。

c 仰卧位大量空气的气钡双重造影像。回盲瓣周围可见带状伸展不良和不规则的钡剂存留，回肠末段大量注气仍有伸展，全周多发的中小充盈缺损。

d 第一斜位像，盲肠可见带状颗粒状黏膜，阑尾根部伸展。回肠末段的全周性溃疡口侧边界光滑清晰。

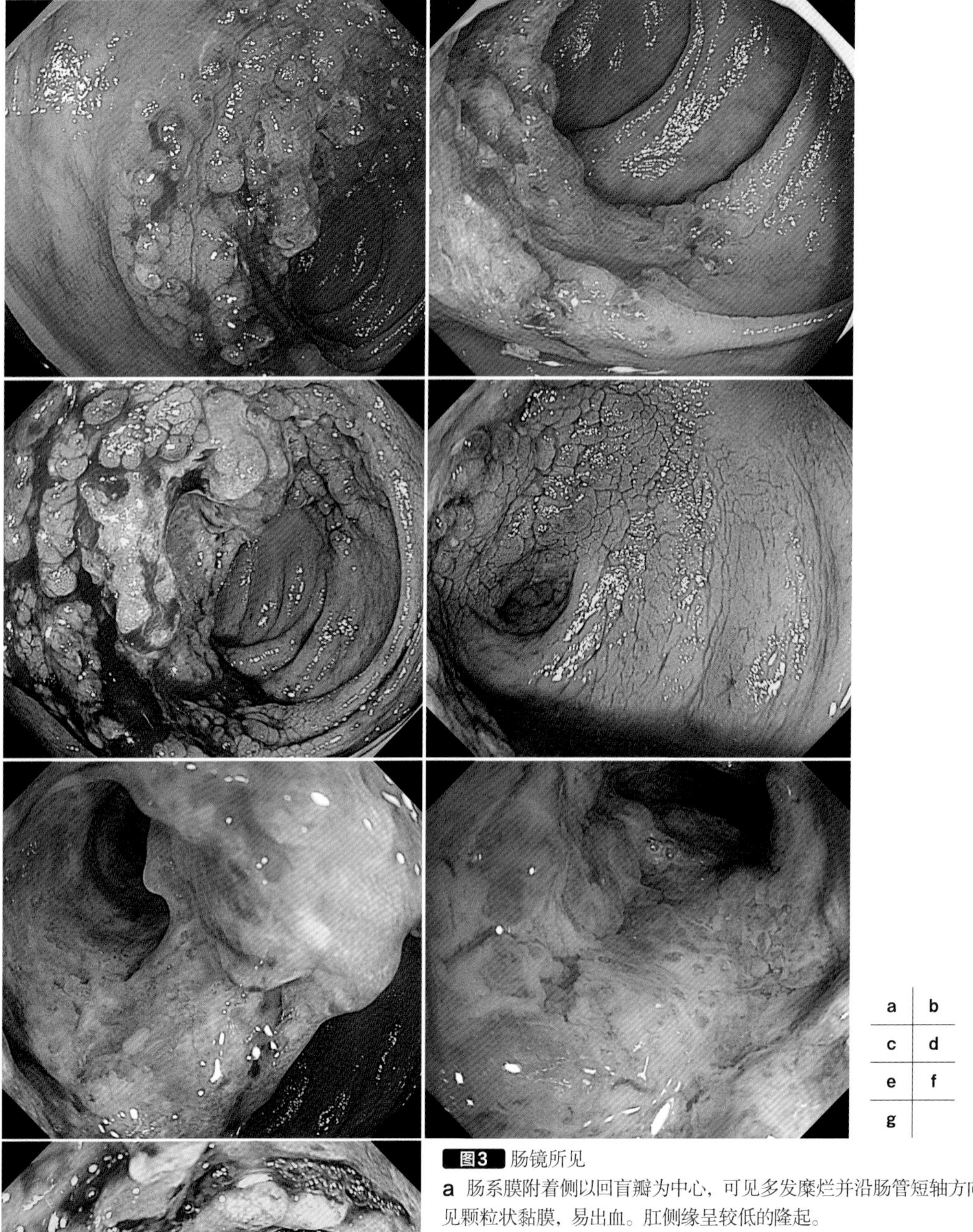

图3 肠镜所见

a 肠系膜附着侧以回盲瓣为中心，可见多发糜烂并沿肠管短轴方向融合，可见颗粒状黏膜，易出血。肛侧缘呈较低的隆起。

b 溃疡边缘呈明显的颗粒状凹凸不平。

c 靛胭脂染色可见回盲瓣周围约 1/2 周肠管短轴方向伸展不良，颗粒状黏膜染色后变得清晰了。

d 伸展不良和颗粒状黏膜一直延伸到阑尾开口。

e 回盲瓣被破坏开放，回肠末段全周性溃疡和白苔附着。

f 回肠末段肠镜可以通过，可见全周性连续性溃疡及白色渗出物，并可见平缓发红的肉芽样凹凸不平。

g 回肠末段溃疡的口侧边界清晰。

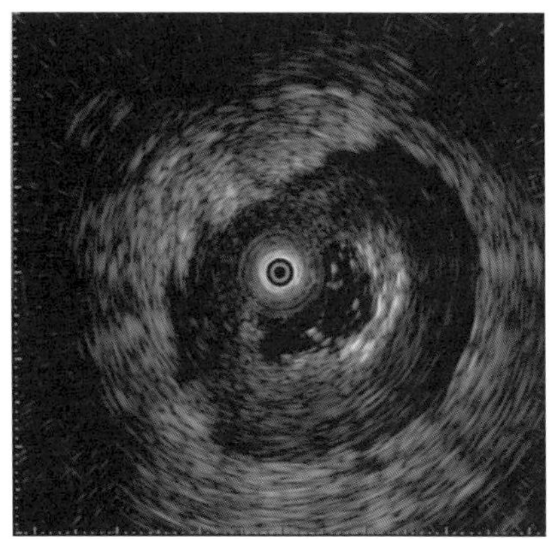

图4 EUS 所见（回肠末段，12MHz）
回肠末段管壁结构消失，呈现为全体不均匀的低回声。而且，在管腔侧可见散在点状白苔回声。

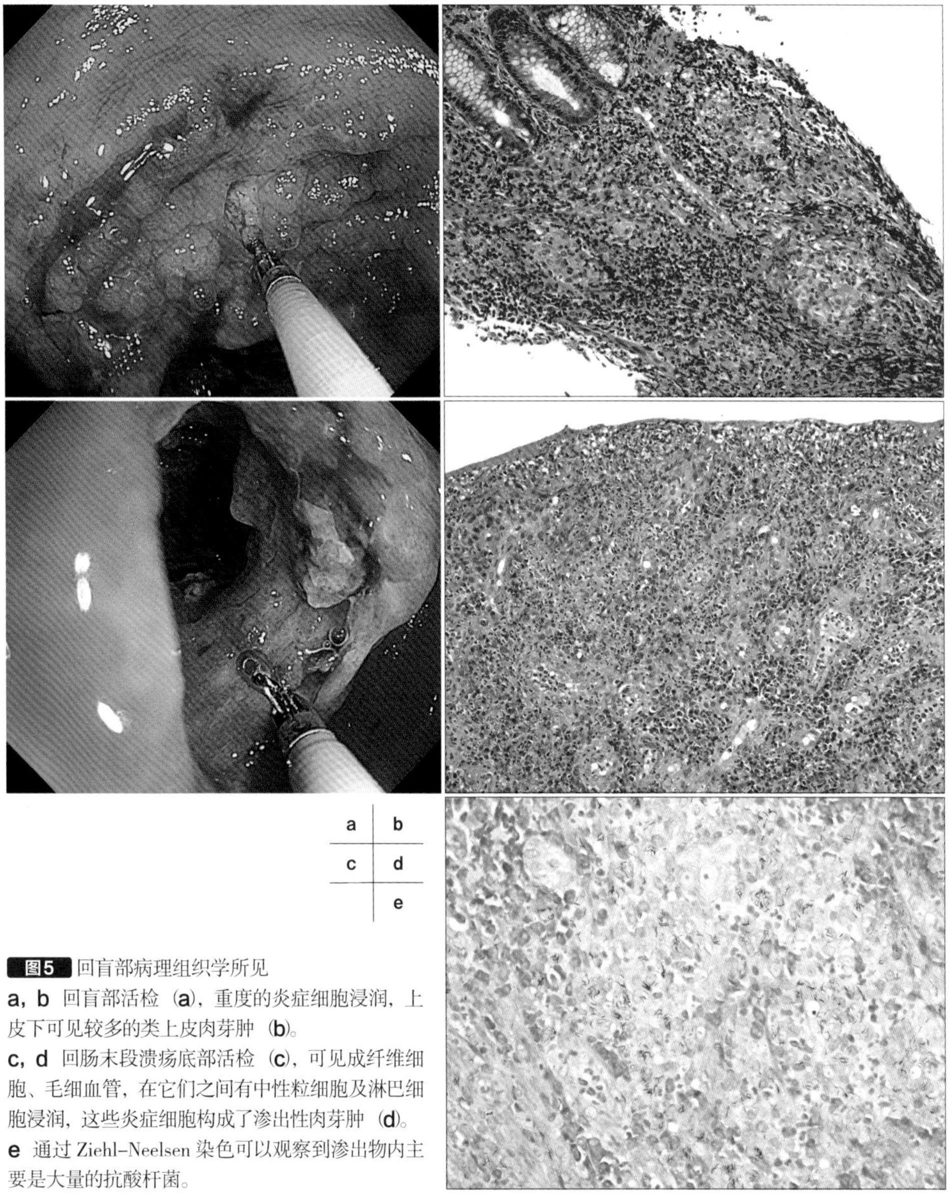

a	b
c	d
	e

图5 回盲部病理组织学所见

a，b 回盲部活检（**a**），重度的炎症细胞浸润，上皮下可见较多的类上皮肉芽肿（**b**）。

c，d 回肠末段溃疡底部活检（**c**），可见成纤维细胞、毛细血管，在它们之间有中性粒细胞及淋巴细胞浸润，这些炎症细胞构成了渗出性肉芽肿（**d**）。

e 通过 Ziehl-Neelsen 染色可以观察到渗出物内主要是大量的抗酸杆菌。

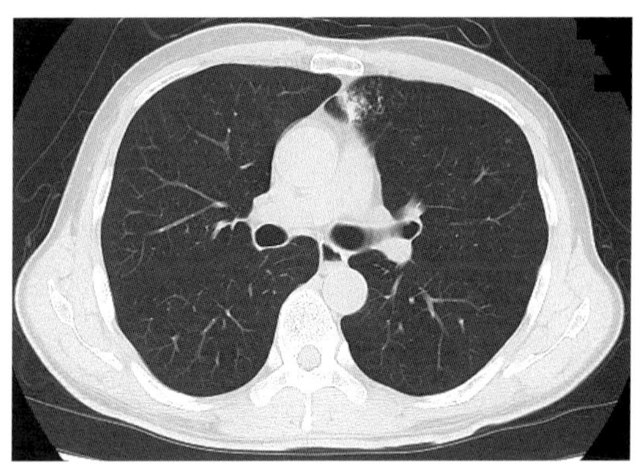

图6 肺 CT 所见
左肺舌叶可见微小浸润，周围可见结节影，提示为活动性肺结核。

表2 结核相关检查所见

检查	结果	
PPD	阴性	0mm × 0mm/5mm × 5mm
抗酸杆菌 DNA （回盲部活检，LAMP 法）	阴性	
抗酸杆菌培养 （回盲部活检，液体法）	阳性（1 周）	
抗酸杆菌培养 （痰培养，液体法）	阳性（4 周）	
结核杆菌 IGRA （T-SPOT 法）	阳性	

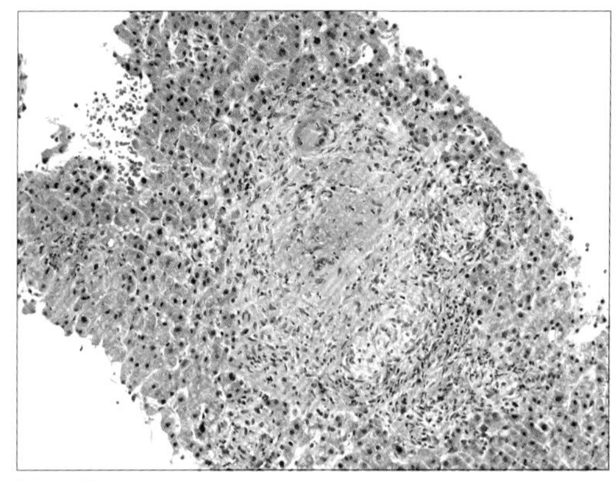

图7 肝活检病理所见
干酪样坏死伴类上皮肉芽肿，Langhans 巨细胞，周围淋巴细胞浸润。

结核的诊断。

入院时胸片检查未见异常，追加 CT 检查，在左肺舌叶可见微小的浸润影及周围的结节影(**图6**)。完全没有呼吸系统的症状，连续 3 天痰化验，虽然结核杆菌涂片检查阴性，但是痰培养 4 周后发现结核杆菌。外周血 IGRA（T-SPOT 法）检查也是阳性。HIV 抗原、抗体均是阴性。结核相关检查结果见**表 2**。

肝功胆道系统酶学检查结果上升通过 CT 和腹部超声检查都没能明确原因，于是进行了肝活检。肝组织内可见较多的肉芽肿，一部分内部可见干酪样坏死，伴有 Langhans 巨细胞，周围可见淋巴细胞浸润（**图 7**）。综上所述，诊断为肺结核、肠结核、肝结核。

由于肝功异常，没有使用吡嗪酰胺，开始应用异烟肼、利福平、链霉素，很快症状以及炎症所见还有胆道酶学检查结果异常就改善了。没有不良反应，患者出院继续治疗，治疗 4 个月后因为腹痛再来检查。CT 检查发现，回肠末段狭窄，口侧小肠弥漫性扩张，诊断肠梗阻急诊入院。胃肠减压管插入减压后症状减轻，口服法小肠透视可见病变管腔液体可以通过（**图 8**）。肠镜检查可见以回盲瓣为中心的糜烂消失，可以看到带状伸展不良、黏膜纠集、簇状的炎性息肉。回肠末段管腔都是白苔，影响观察，而且肠镜无法进入回肠（**图 9**）。继续进流食并口服抗结核药物，痰培养及便细菌培养均为阴性，在治疗 5 个月时做了回盲部切除手术。

切除标本肉眼所见（图 10） 回盲部管壁增厚，回肠末段 4cm 左右全周性溃疡导致的狭窄和皱襞集中。

病理组织学所见（图 11） 按道理说应该回盲部整段制作切片，在本病例中因为要探讨肠系膜和带状溃疡的关系，所以沿肠管短轴方向平行切割(**图 11a**)。回盲瓣附近（**图 11b，c**）到回肠末段(**图 11d，e**）肠系膜附着侧全层溃疡及瘢痕（深达肌层），可以看到高度的纤维化，瘢痕主要分布在肠

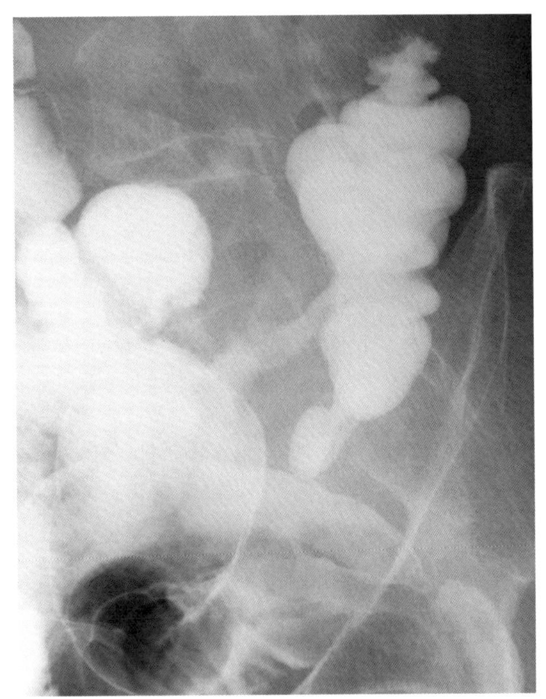

图8 抗结核药物治疗 4 个月后回盲部 X 线造影所见
口服法小肠镜透视可见尽管回肠末段高度狭窄，但液体可以通过。

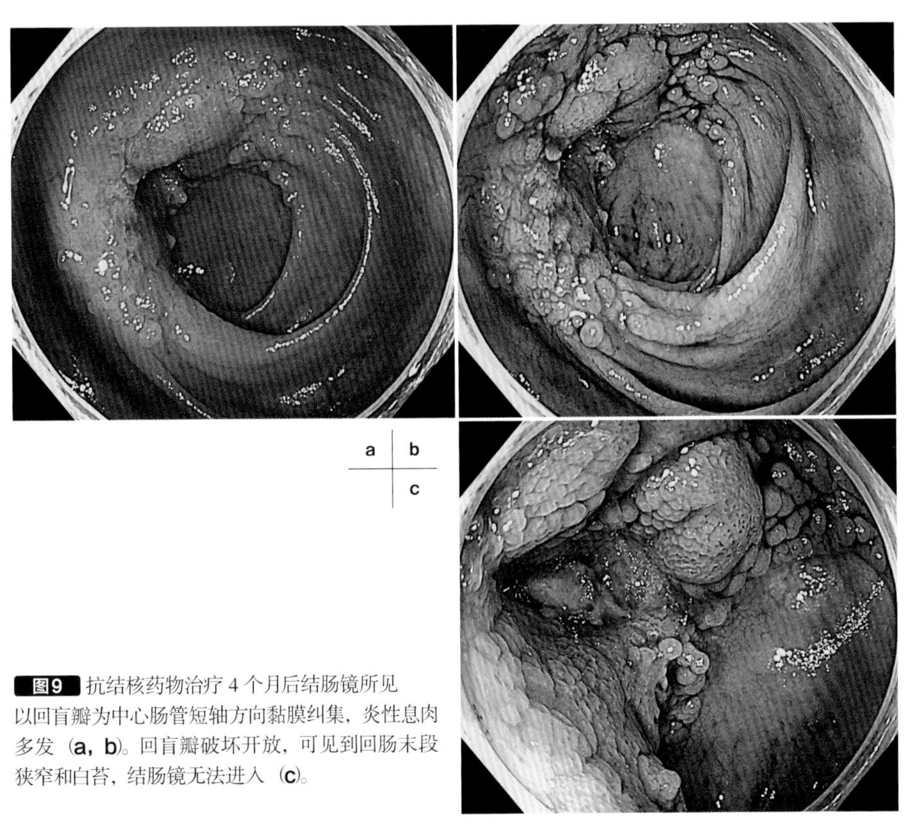

图9 抗结核药物治疗 4 个月后结肠镜所见
以回盲瓣为中心肠管短轴方向黏膜纠集，炎性息肉多发（**a，b**）。回盲瓣破坏开放，可见到回肠末段狭窄和白苔，结肠镜无法进入（**c**）。

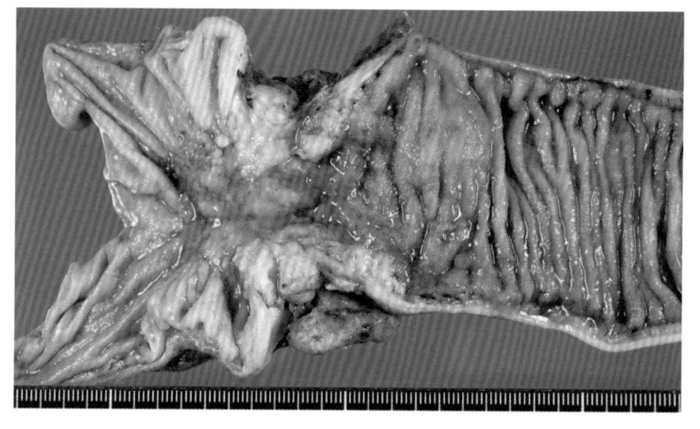

图10 回盲部切除标本肉眼所见
沿肠系膜对侧将肠管切开展平，可见回盲部肠壁肥厚，回肠末段 4cm 左右全周性溃疡导致的狭窄和皱襞集中。

系膜附着侧（**图11a**）。虽然没有看到干酪样坏死，但是可以看到结核性肉芽肿和淋巴细胞浸润（**图11f**），这提示活动性残存的病变。肉芽肿性病变和纤维化在阑尾根部仍然能够看到（**图11g，h**）。

术后经过 肠梗阻症状消失，继续抗结核治疗共 9 个月。术后 1 年 6 个月到现在症状没有再出现。

讨论

本病例在诊断肠结核时，发现也可能有肺结核、肝结核。然而，肠结核的诊断要根据病理学或传染病学的检查做出。虽然肠结核是好发部位在回盲部的溃疡性病变，但仅通过影像学诊断还是存在困难的。理由如下：①病变是单发的，不伴有萎缩瘢痕带和肠管短缩；②病变边缘微微隆起，特别是口侧边界清晰。由于回肠末段全周性溃疡伸展相对良好，所以否定了上皮性恶性肿瘤（癌）。笔者医院第一个列举出的鉴别诊断就是恶性淋巴瘤。以下省略本病例的形态病理学特征。

肠结核主要是咳痰咽下后，结核杆菌在消化管内播散，由于粪便容易滞留在回盲部，细菌进入黏膜表面附近的淋巴细胞[1]，干酪坏死和溃疡沿淋巴走行扩展，沿肠管短轴方向就形成了糜烂及溃疡[3]。典型的是在肠系膜对侧形成多发的浅溃疡[3-5]。本病例回肠末段全周性溃疡相当于带状溃疡，治疗后外科手术标本可见溃疡均到达肌层甚至更深，而且肠系膜附着侧占优势，这是不典型的。治疗前 EUS 示肠管管壁结构消失，管壁增厚，考虑肠壁全层受累。回肠末段活检发现，伴有渗出的肉芽肿中有很多的抗酸杆菌，认为是活动性很高的渗出期肠结核。本病例没有特别的应用免疫抑制剂的高危因素，从外科标本看肉芽肿周围可见淋巴细胞浸润，相较于宿主的问题，可能由于结核杆菌自身的感染性和组织障碍性高的原因导致了深溃疡的形成。X 线检查没有看到回盲部沿纵行方向的短缩，病变附近不伴有萎缩瘢痕带，因此推断本病变是感染初期，这也是通过图像诊断困难的主要原因。

溃疡的形态以黑丸[4]分类表示，边缘不平和平整的情况都存在[6]。有报道称溃疡性病变较大时边缘隆起较多[7]，本病例病变口侧为平滑的较低隆起，虽然不典型，笔者认为不能否定结核。

从回盲瓣到盲肠，①沿肠管短轴方向多发的融合的糜烂；②糜烂集中合并有颗粒样黏膜（抗结核治疗后成为簇状炎性息肉）；③以回盲瓣为中心的病变达到 1/2 环周，而且有显著的带状伸展不良；④直到阑尾根部都能看到伸展不良；⑤回盲瓣破坏开放，这是炎症性疾病，特别是提示了肠结核的镜下表现[8]。能够看到特异性以回盲瓣为中心的管壁增厚，注气伸展时易出血，笔者认为可能说明前面描述的结核杆菌组织损害性强。

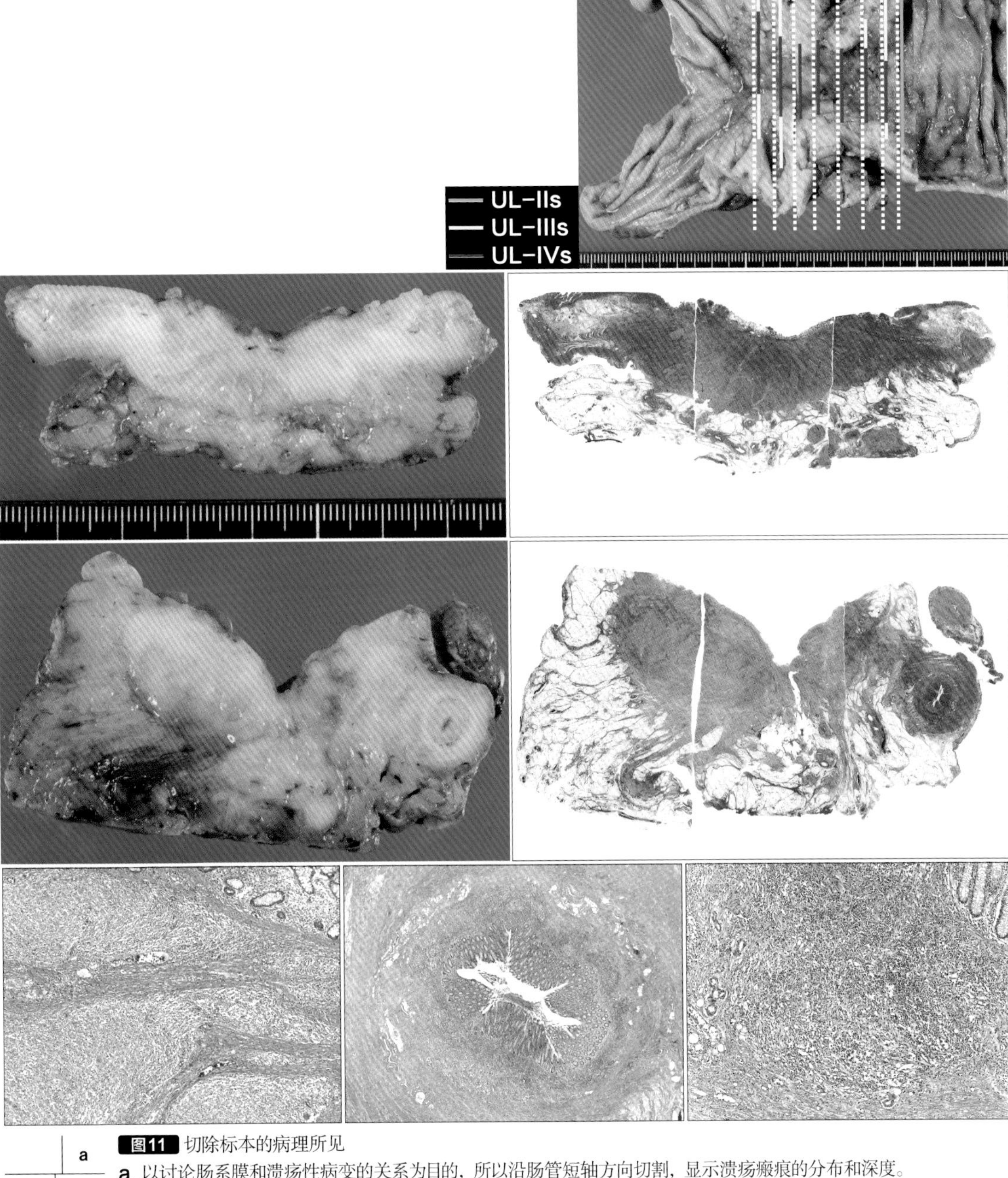

	a	
b	c	
d	e	
f	g	h

图11 切除标本的病理所见

a 以讨论肠系膜和溃疡性病变的关系为目的，所以沿肠管短轴方向切割，显示溃疡瘢痕的分布和深度。

b 图片 **a** 中① 回盲瓣近旁的切片。能够看到管壁增厚，以及主要位于肠系膜附着侧的全层纤维化。

c 同一视野，能够看到以肠系膜附着侧为中心的溃疡形成、全层管壁增厚，以及广泛的肉芽肿形成。

d **a** 图片中② 回盲瓣末段溃疡中央的切片，能够发现主要位于肠系膜附着侧的全层纤维化，以及阑尾管壁增厚。

e 同一视野中，全周性肠管全层被高度纤维化和肉芽肿所替换。

f 肉芽肿内部可以看到大量巨细胞、淋巴细胞浸润。

g，h 阑尾根部也是全周性管壁增厚和纤维化，可以发现较多的伴有 Langhans 巨细胞的肉芽肿。

有报道说，肠结核伴有活动性肺结核的患者约占20%[1, 2]。本病例CT检查示左肺舌叶末梢见微小病变，痰抗酸杆菌培养4周呈阳性。而且，肝病变活检可见类上皮肉芽肿，同时确认检出干酪样肉芽肿。显著的胆道系统酶学检查结果上升，通过抗结核治疗也迅速下降了，考虑可能合并了粟粒型肝结核的可能。笔者认为本病例的病理形态可能是，经呼吸道排出的少量结核杆菌被咽下后，到达回肠末段，在肠管内播散，形成初期急性感染性病变，再经过门静脉系统在肝内播散。

结语

这例回盲部结核的诊疗经验是回肠末段全周性带状溃疡形成，肠管病变处于感染非常早期。肠结核呈现出各种各样的形态，通过本病例的学习，我们要逐一寻找，和病理相对比，找到影像诊断的要点。

致谢
向对本文的病理学讨论提供重要意见的福冈大学筑紫医院病理部岩下 明德先生、福冈大学医学部病理学讲座二村 聪先生，在影像学诊断给予大力帮助的佐田医院名誉院长八尾 恒良先生、久留米大学医学部消化病中心鹤田 修先生、福冈山王医院消化内科小林 广幸先生致以诚挚的感谢。

参考文献

[1] Marshall JB. Tuberculosis of the gastrointestinal tract and peritoneum. Am J Gastroenterol 88:989-999, 1993
[2] 八尾恒良，櫻井俊弘，山本淳也，他. 最近の腸結核—10年間の本邦報告例の解析. 胃と腸 30:485-490, 1995
[3] 渡辺英伸，遠城寺宗知，八尾恒良. 腸結核の病理. 胃と腸 12:1481-1496, 1977
[4] 黒丸五郎. 腸結核症ノ病理解剖學的研究(第一回報告). 結核 10:196-211, 1932
[5] 田邊寛，池田圭祐，岩下明德. Crohn病と腸結核. 胃と腸 50:1762-1771, 2015
[6] 酒井義浩. 腸結核の内視鏡診断. 胃と腸 12:1637-1645, 1977
[7] 長廻紘，佐々木宏晃，青木暁，他. 大腸結核の内視鏡診断. 胃と腸 12:1623-1635, 1977
[8] 五十嵐正広，勝又伴栄，内藤吉隆，他. 大腸結核のX線および内視鏡診断. 胃と腸 30:515-524, 1995

Summary

Ileocecal Tuberculosis Presenting as an Atypical Girdle Ulcer Typically Recognized as Severe, Acute-phase Intestinal Tuberculosis, Report of a Case

Daisuke Yoshimura[1], Ryosuke Nagamatsu, Shohei Hamada, Ryohei Mauroka, Toshiaki Ochiai, Takahiro Mizutani, Yusuke Morita, Kei Nishioka, Yoji Nagasaki, Kojiro Niho, Risa Iwao, Yusuke Kitagawa, Muneki Akutagawa, Seiya Kato[2], Ryuji Kajitani[3],Hiroshi Matsuura

A 60-year-old male was referred to our hospital with a three-week history of fever, weight loss, and right, lower quadrant pain. Blood testing showed marked elevation of hepatobiliary enzymes, and moderate inflammation was observed. Computed tomography revealed diffuse thickening of the terminal ileum through the cecum. A barium enema study revealed that the oral margin of the ileal ulcerative lesion was sharp and the surrounding mucosa was slightly elevated. Endoscopic examination showed a girdle-shaped, coarse, granular surface with multiple aggregated erosions surrounding the deformed ileocecal valve and ulcerations over the entire circumference of the terminal ileum. Biopsy specimens of the ulcerative lesion revealed severe inflammation with multiple epithelioid granulomas, and numerous bacilli were observed on Ziehl-Neelsen staining. The culture of the biopsy specimens detected *Mycobacterium tuberculosis*. X-ray and endoscopic findings did not show the typical characteristics of intestinal tuberculosis, including healed ulcer scars, mucosal atrophy, and intestinal shortening. The findings in this case were suggestive of severe, acute-phase intestinal tuberculosis.

[1] Division of Gastroenterology, Saiseikai Fukuoka General Hospital, Fukuoka, Japan
[2] Division of Pathology, Saiseikai Fukuoka General Hospital, Fukuoka, Japan
[3] Division of Surgery, Saiseikai Fukuoka General Hospital, Fukuoka, Japan

1 例内镜下十二指肠和回盲瓣呈特征性改变的消化道非结核分枝杆菌病

永田 尚义[1]
猪狩 亨[2]
目崎 和久[3]
上村 悠[4]
大久保 荣高[1]
渡辺 一弘
櫻井 俊之
横井 千寿
秋山 纯一
冈 慎一[4]
宫 健 译

摘要●患者因为水样便、体重减轻而行内镜检查，在十二指肠和回盲瓣发现白色病变。经局部活检病理及培养诊断为鸟胞内分枝杆菌复合体（*Mycobacterium avium* complex，MAC）感染。消化道非结核分枝杆菌病在临床上非常罕见，但是对于未应用抗 HIV 药物、CD4 水平较低的 HIV 感染者，在行内镜检查时是一种应该被我们留意观察的疾病。

关键词 消化道非结核分枝杆菌病 鸟胞内分枝杆菌复合体（鸟胞内抗酸杆菌复合体） 后天性免疫缺陷综合征 慢性痢疾 内镜

[1] 国立国際医療研究センター消化器内科 〒162-8655 東京都新宿区戸山1丁目21-1
[2] 同 中央検査部病理検査部門
[3] 同 中央検査部微生物検査部門
[4] 同 Aids Clinical Center（ACC）

前言

非结核分枝杆菌病（nontuberculous mycobacteria，NTM）多是由鸟胞内抗酸杆菌复合体（*Mycobacterium avium* complex，MAC）感染所致，是在恶性疾病的化疗或者艾滋病（acquired immunodeficiency syndrome，AIDS）患者等严重的免疫功能低下状态时容易发生的机会性感染。虽说一般认为多从人体与外界的门户如呼吸道和消化道入侵，但对于该疾病消化内镜下表现方面的相关报道极少，所以并不为我们所认知。本文将向大家介绍 1 例在艾滋病基础上内镜下呈特征性改变的消化道 NTM 病。因为同一病例已经在某英文杂志上发表[1]，所以略去详细的临床信息，本文仅针对消化道病变进行简要说明。

病例

患 者：男性，30 多岁，日本人。

因为干咳在当地医院就诊，诊断为 HIV（human immu nodeficiency virus）感染。之后因为持续的倦怠感、水样便、体重减轻（3 个月 5kg）而转入笔者医院。入院时 CD4 值为 12cells/μl，HIV-RNA 值为 9.7×10^5copies/ml。

胃镜所见：食管中下段念珠菌感染（**图 1a**）。胃黏膜呈萎缩性改变（**图 1b，c**）。十二指肠球部无明显异常（**图 1d**）。十二指肠角的肛侧黏膜可见散在白色的小隆起（**图 2a**）。进入降部后可见小隆起更加密集，几乎覆盖黏膜（**图 2b，c**）。靛胭脂染色后可见这些白色小隆起之中有部分黏膜发红（**图 2d**）。对白色小隆起取活检，病理 HE 染色可见明显的巨噬细胞聚集，并见大量的抗酸杆菌（**图 3a**）。同部位黏膜组织培养也检出了 MAC。然而在食管、胃窦、十二指肠球部的活检却没有发现抗酸杆菌。

肠镜所见：回盲瓣上唇部分黏膜发白（**图 4a**）。该部位的活检病理 HE 染色可见肠黏膜上皮排列

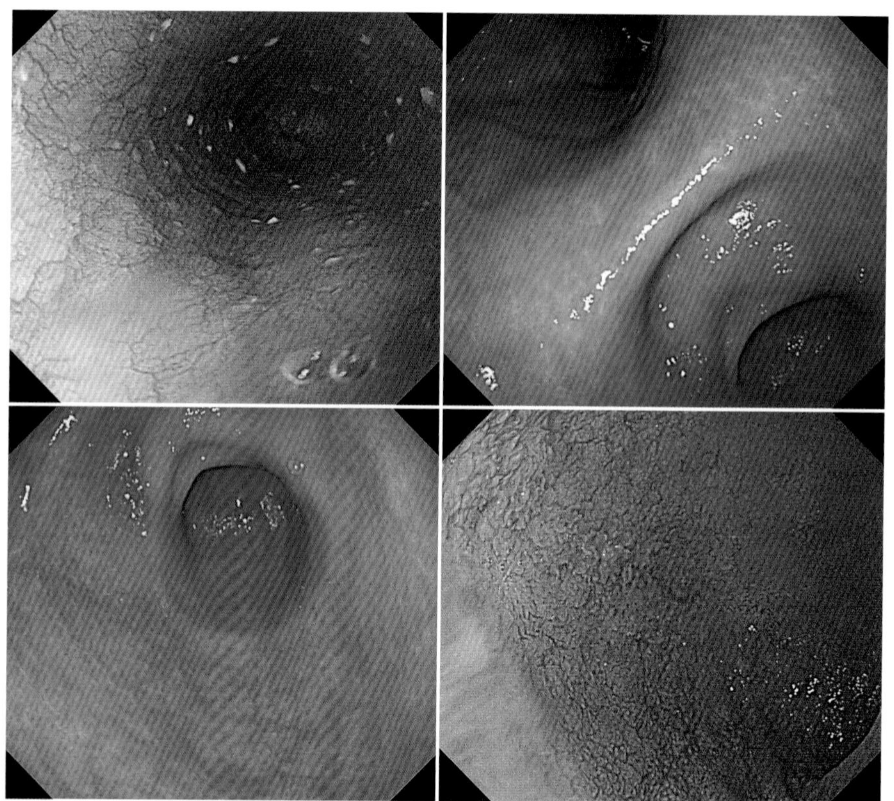

a	b
c	d

图1 胃镜图

a 食管中下段可见白色小斑点。

b, c 胃角胃窦可见轻度胃黏膜萎缩。

d 十二指肠球部未见异常。

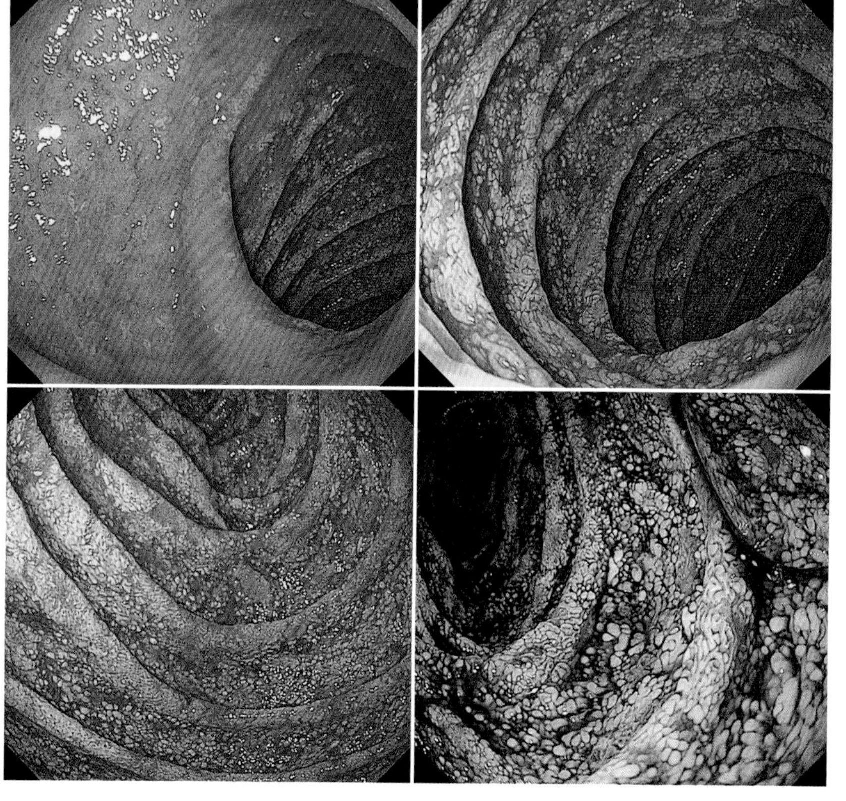

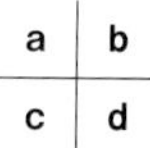

图2 胃镜图

a 十二指肠角的肛侧黏膜散在白色小隆起。

b, c 十二指肠降部小隆起更加密集，呈“碎雪样”覆盖于黏膜表面。

d 十二指肠降部靛胭脂染色图。可见白色小隆起的中间有局部黏膜发红。

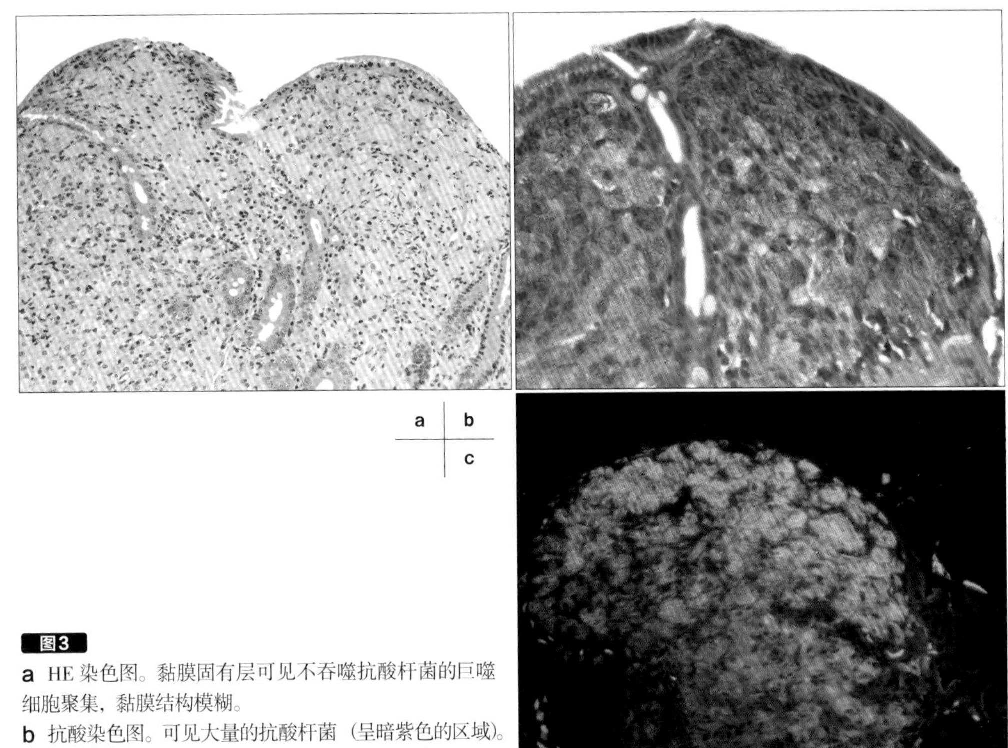

图3

a HE 染色图。黏膜固有层可见不吞噬抗酸杆菌的巨噬细胞聚集，黏膜结构模糊。

b 抗酸染色图。可见大量的抗酸杆菌（呈暗紫色的区域）。

c 金胺染色图。可见大量的抗酸杆菌（呈绿色的区域）。

紊乱及明显的巨噬细胞聚集。抗酸染色和金胺染色都可以看到大量的抗酸杆菌（**图3b，c**）。而升、横、降、乙状结肠和直肠黏膜均未见明显异常（**图4b～d**），在上述各个部位活检也未能找到抗酸杆菌。

本病例在十二指肠和结肠黏膜以外的部位如肺、血液、骨髓等处也检出了MAC，最终诊断为播散性MAC病。

讨论

NTM病是除结核杆菌群或者说结核杆菌之外分枝杆菌病的总称。因为有已经分型的结核分枝杆菌，所以曾经也将之称为非结核分枝杆菌。NTM有100多种分类，艾滋病患者继发NTM的80%是MAC感染。MAC是由鸟分枝杆菌（*M. avium*）和胞内分枝杆菌（*M. intracellulare*）组成，鸟分枝杆菌在艾滋病患者的播种性MAC病中占95%以上[2]。除MAC感染之外占第二位的NTM是堪萨斯分枝杆菌（*Mycobacterium kansassii*），其余的NTM极为罕见[2]。NTM一般存在于土壤或水中，通过呼吸道或者消化道侵入人体。目前尚未发现人与人之间传播[3]。艾滋病患者的播种性MAC病通常在CD4 < 50cells/μl时发病[4]。以前仅见于预后不良的患者，而在抗HIV药物HAART（highly active anti-retroviral therapy）问世后，其发病率已经显著降低，生存率也得到了明显的改善[5]。但是，像本病例这样未使用HAART的HIV感染者，CD4显著降低，痢疾伴体重减轻，还是应该警惕消化道NTM病的可能[6]。

MAC消化内镜下表现的相关报道非常少见，Sun等[7]搜集整理了55例报道，结果提示病变部位在十二指肠的频率最高（76%），之后依次是直肠（24%），末端回肠（6%），结肠（6%），食管（4%），空肠（2%），胃（2%）。内镜下表现多种多样，白色多发隆起频率最高（38%），以后依次是正常黏膜（36%），溃疡（11%），发红（13%），水肿（11%），黏

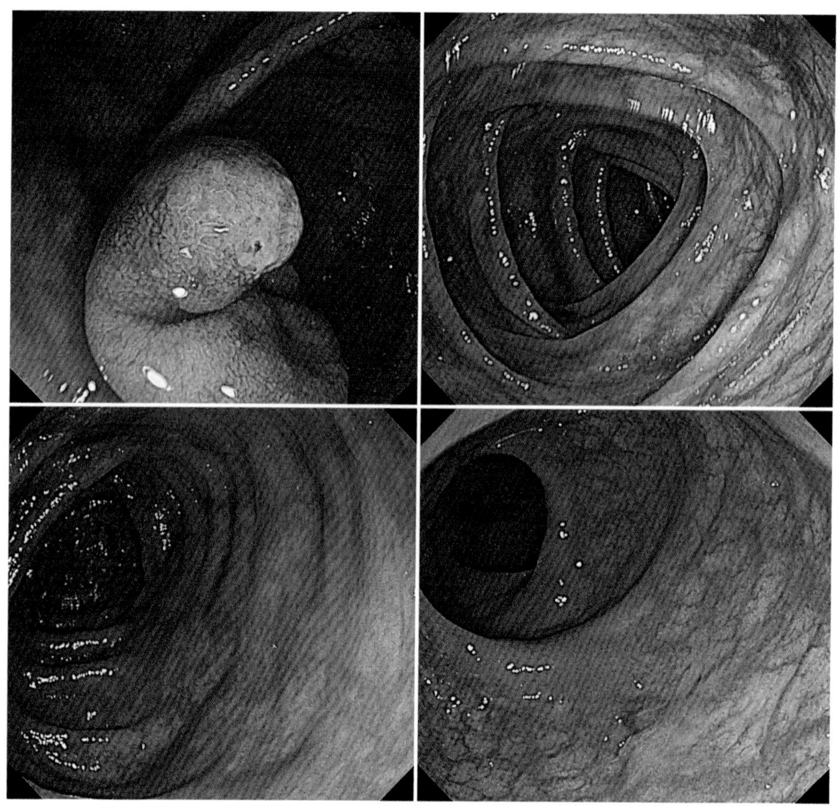

图4 肠镜图
a 回盲瓣上唇可见黏膜局部发白，靛胭脂染色后可见与周围黏膜有明显分界。
b～d 横结肠到直肠黏膜无异常。

膜脆弱（11%），血管透过影消失（9%），糜烂（4%），结节的愈合（4%），狭窄（2%），阿弗他（2%）。从本病例的病理中可以看出，黄白色的结节是包含大量菌胞体而弥漫性扩张的巨噬细胞。另一方面，除MAC之外，巨细胞病毒、结核、隐孢子虫、阿米巴（特别是男性同性恋间性交者）等在CD4水平低下的艾滋病患者中也可能引发消化道疾病[8-10]。所以在这些免疫功能低下的艾滋病患者发生痢疾时，在行肠镜检查的同时，也有必要行胃镜检查。另外，在内镜检查时还可以详细地观察黏膜，并在包括正常黏膜的部位活检，再对活检组织追加培养，以及给予相应的特殊染色等，这些能够确定病原体的手段对于诊断也非常重要[8-10]。

结语

由于HAART面世之后艾滋病患者的预后明显改善，机会性感染的发生和死亡数也显著减少[11]。相对地，与艾滋病无关的恶性肿瘤、心脏病、肝炎等病因所导致的死亡率不断上升[11]。因此，内镜科医生诊断机会性感染的机会逐渐减少。对于未应用HAART的患者或者CD4水平低下的HIV感染者，应该注意不要漏诊MAC感染导致的消化道病变。

参考文献

[1] Ishikane M, Tanuma J. Mycobacterium avium complex enteritis in HIV-infected patient. IDCases 1:22-23, 2014
[2] Horsburgh CR Jr, Selik RM. The epidemiology of disseminated

nontuberculous mycobacterial infection in the acquired immunodeficiency syndrome (AIDS). Am Rev Respir Dis 139:4-7, 1989

[3] Gruft H, Falkinham JO 3rd, Parker BC. Recent experience in the epidemiology of disease caused by atypical mycobacteria. Rev Infect Dis 3:990-996, 1981

[4] Hsieh SM, Hung CC, Chen MY, et al. Clinical features and outcome in disseminated mycobacterial diseases in AIDS patients in Taiwan. AIDS 12:1301-1307, 1998

[5] Palella FJ Jr, Delaney KM, Moorman AC, et al. Declining morbidity and mortality among patients with advanced human immunodeficiency virus infection. HIV Outpatient Study Investigators. N Engl J Med 338:853-860, 1998

[6] Horsburgh CR Jr. Mycobacterium avium complex infection in the acquired immunodeficiency syndrome. N Engl J Med 324:1332-1338, 1991

[7] Sun HY, Chen MY, Wu MS, et al. Endoscopic appearance of GI mycobacteriosis caused by the Mycobacterium avium complex in a patient with AIDS: case report and review. Gastrointest Endosc 61:775-779, 2005

[8] Werneck-Silva AL, Prado IB. Role of upper endoscopy in diagnosing opportunistic infections in human immunodeficiency virus-infected patients. World J Gastroenterol 15:1050-1056, 2009

[9] Feasey NA, Healey P, Gordon MA. Review article: the aetiology, investigation and management of diarrhoea in the HIV-positive patient. Aliment Pharmacol Ther 34:587-603, 2011

[10] Nagata N, Shimbo T, Sekine K, et al. Combined Endoscopy, Aspiration, and Biopsy Analysis for Identifying Infectious Colitis in Patients With Ileocecal Ulcers. Clin Gastroenterol Hepatol 11:673-680, 2013

[11] Smit C, Geskus R, Walker S, et al. Effective therapy has altered the spectrum of cause-specific mortality following HIV seroconversion. AIDS 20:741-749, 2006

Summary

Endoscopic Appearance of Gastrointestinal Nontuberculosis Mycobacteria, Report of a Case

Naoyoshi Nagata[1], Toru Igari[2], Kazuhisa Mezaki[3], Haruka Uemura[4], Hidetaka Okubo[1], Kazuhiro Watanabe, Toshiyuki Sakurai, Chizu Yokoi, Jyunichi Akiyama, Shinichi Oka[4]

Due to symptoms of watery diarrhea and weight loss, upper and lower gastrointestinal endoscopy were performed, which revealed whitish elevated lesions in the duodenum and at the ileocecal valve. Histopathology and culture from biopsy specimens showed *Mycobacterium avium* complex-related gastrointestinal lesions. Although gastrointestinal non-tuberculosis mycobacteria is rare in the gastrointestinal tract, clinicians should keep this in mind during endoscopy, particularly in HIV-infected patients with prior-anti-retroviral therapy or low CD4 counts.

[1] Department of Gastroenterology, National Center for Global Health and Medicine, Tokyo

[2] Laboratory Testing Department, National Center for Global Health and Medicine, Tokyo

[3] Clinical Microbiology Department, National Center for Global Health and Medicine, Tokyo

[4] Aids Clinical Center, National Center for Global Health and Medicine, Tokyo

早期胃癌研究会病例

髓外胃浆细胞瘤 1 例

滨本 英刚[1]　长南 明道[2]　松田 知己
中堀 昌人　石桥 润一　三岛 利之
三宅 直人　高林 广明　佐藤 俊
远藤 希之[3]
孙晓梅　译

早期胃癌研究会症例（2015年2月度）
[1] 仙台厚生病院消化器内視鏡センター
（現　手稲渓仁会病院消化器病センター）
〒980-0873 仙台市青葉区広瀬町 4-15
E-mail : h_hide_25@kch.biglobe.ne.jp
[2] 仙台厚生病院消化器内視鏡センター
[3] 地址同上，病理診断・臨床検査科

摘要●患者男，60 岁，在当地医院行胃镜检查后介绍来笔者医院。内镜所见为胃体下部小弯侧一处界限不清晰、大小约 10mm 的白色扁平病变。NBI 放大内镜观察显示病变处 white zone 呈现乳头状、颗粒状构造，可见异型的微小血管增生，EUS 提示第二层增厚，为了明确诊断施行了 ESD。结果病理组织学显示黏膜固有层内浆细胞弥漫增生，免疫组化染色显示 IgA，κ 链的单克隆增殖，诊断为胃浆细胞瘤，因 Hp 阳性，除菌治疗后随访观察中。

关键词　髓外胃浆细胞瘤　NBI 放大内镜　超声内镜　ESD　MALT 淋巴瘤

前言

胃原发浆细胞瘤非常罕见，占髓外浆细胞瘤的 5% 左右[1]，我们此次报道的病例是在术前行 NBI (narrow band imaging) 放大内镜检查、超声内镜检查 (endoscopic ultrasonography，EUS) 的基础上，施行了内镜下黏膜下层剥离术 (endoscopic submucosal dissection，ESD) 切除病灶后，确诊了髓外胃浆细胞瘤的病例。

病例

患　者：男性，60 岁。

主　诉：无。

既往史、嗜好、家族史：无特殊。

现病史：在当地医院诊断为萎缩性胃炎，每年一次胃镜检查 (esphagogastroduodenoscopy，EGD) 随访观察中。20×× 年的 EGD 发现胃体下部小弯侧一处病变，活检后，为进一步诊治入院。

入院时体征　身高 167.3cm，体重 71.7kg，血压 150mmHg/86mmHg，脉搏 67 次 /min，体格检查未见其他异常所见。

初次就诊辅助检查所见 (表 1)　尿抗 Hp (*Helicobacter pylori*) 抗体阳性，尿素呼气试验阳性。

胃 X 线造影所见　仰卧位第 2 斜位显示胃体下部小弯可见 1cm 大小的钡剂沉积、显示平坦的病变 (**图 1a**)，境界不明显，表面细小颗粒样改变，未见明显的凹凸、结节所见 (**图 1b**)。

普通胃镜、色素胃镜所见　普通胃镜见萎缩黏膜的背景下，胃体下部小弯可见白色扁平隆起

表1 初次就诊时辅助检查所见

血液检查	
WBC	5 100/μl
RBC	500×10^4/μl
Hb	15.2g/dl
MCV	87fl
MCH	30.4pg
MCHC	34.9%
Plt	21.5×10^4/μl
白细胞分类	
中性粒细胞	59%
淋巴细胞	31.5%
单核细胞	6%
嗜酸细胞	2.8%

嗜碱细胞	0.7%
生化检查	
T-Bil	0.96mg/dl
AST	26 IU/L
ALT	36 IU/L
LDH	161 IU/L
ALP	206 IU/L
γ-GTP	25 IU/L
TP	7.4g/dl
Alb	4.8g/dl
A/G 比	1.8
BUN	14.6mg/dl
Cre	0.93mg/dl

Na	141mEq/L
K	4.8mEq/L
Cl	107mEq/L
AMY	99 IU/L
CRP	0.04mg/dl
CEA	1.4ng/ml
CA19-9	4.6U/ml
传染病检查	
HBsAg	(–)
HCVAb	(–)
HIV 判定	(–)
尿中抗 *H. pylori* 抗体	(+)
尿素呼气试验	(+)

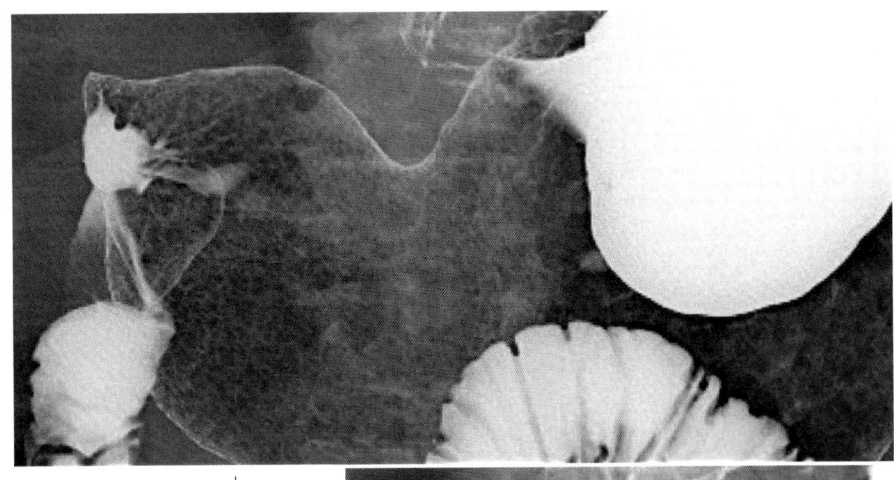

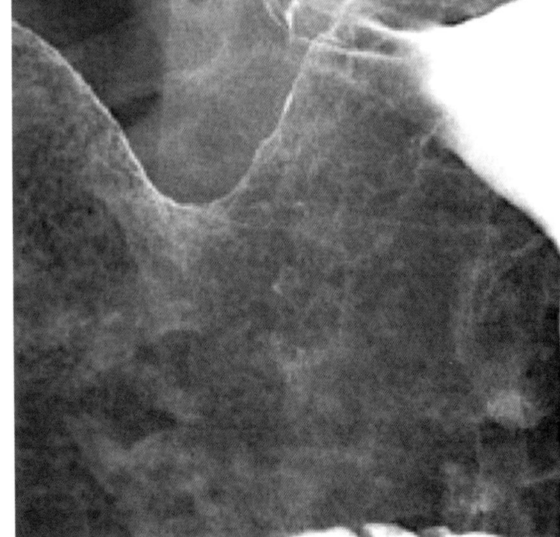

图1 胃 X 线造影所见

a 仰卧位第 2 斜位气钡双重造影所见。胃体下部小弯可见一处 1cm 左右平坦病变。

b 病变部分放大所见。界限略显不清，内部未见凹凸不整。

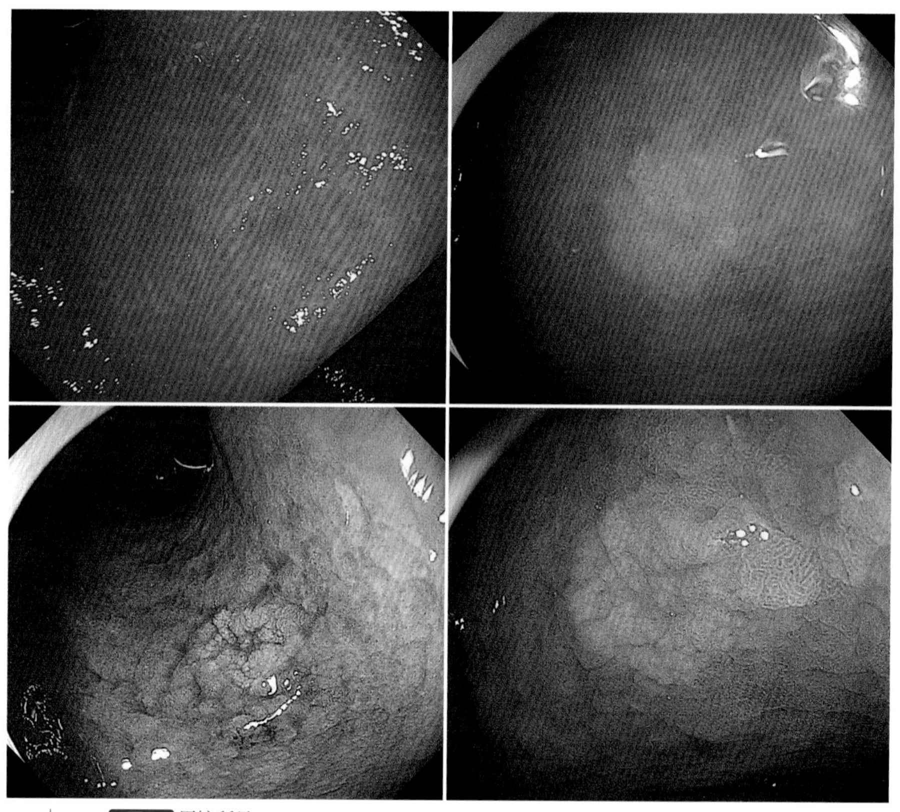

图2 胃镜所见

a, b 普通胃镜所见。胃体下部小弯见 10mm 大小白色扁平隆起病变，部分界限不清晰。

c 靛胭脂喷洒所见。病变内部可见细颗粒状结构呈现白色区域，病变隆起部分界限略不清晰。

d 醋酸·靛胭脂·水冲洗法所见。靛胭脂附着未被洗脱。

（**图 2a**），病变界限比较明了，但是后壁侧可见几处界限稍不清晰的部分（**图 2b**）。靛胭脂喷洒后，见病变呈现发白、细小颗粒状结构（**图 2c**）。醋酸·靛胭脂喷洒·水洗法显示病变表面附着薄层未洗脱的靛胭脂液（**图 2d**）。

NBI 放大内镜及醋酸喷洒所见 按照八木分类的 B-3~ A-1 的萎缩黏膜内呈现白色的病变区域（**图 3a**），WZ（white zone）显示乳头状、颗粒状结构，未见糜烂。微小血管呈现蛇形屈曲、粗细不等，loop pattern 轻微增生（**图 3b**），病变后壁无法确定 DL（demarcation line）（**图 3c**）。醋酸喷洒 NBI 放大观察，未见微小黏膜结构的融合和消失，呈现出腺管开口伴有细微的乳头状、颗粒状结构的改变（**图 3b**）。

EUS 所见 小探头超声扫查（20MHz miniature ultrasonic probe）第 2 层见均一的低回声区域，相同部位的背景黏膜增厚，但清晰地保存了第 1 层和第 3 层结构（**图 4**）。

活检病理诊断结果 腺上皮隐窝下的黏膜固有层内可见大量含有丰富的嗜酸性胞体的细胞聚集，免疫组化染色显示 CD68 阴性，PASA-P 染色疑诊无黏液的颗粒细胞瘤（**图 5**）。内镜诊断上为了与 MALT（mucosa-associated lymphoid tissue）淋巴瘤、浆细胞瘤、组织细胞增生症等疾病相鉴别进行了活检，结果是颗粒细胞瘤。颗粒细胞瘤的典型肉眼形态为伴有中心部凹陷的黏膜下肿瘤（submucosal

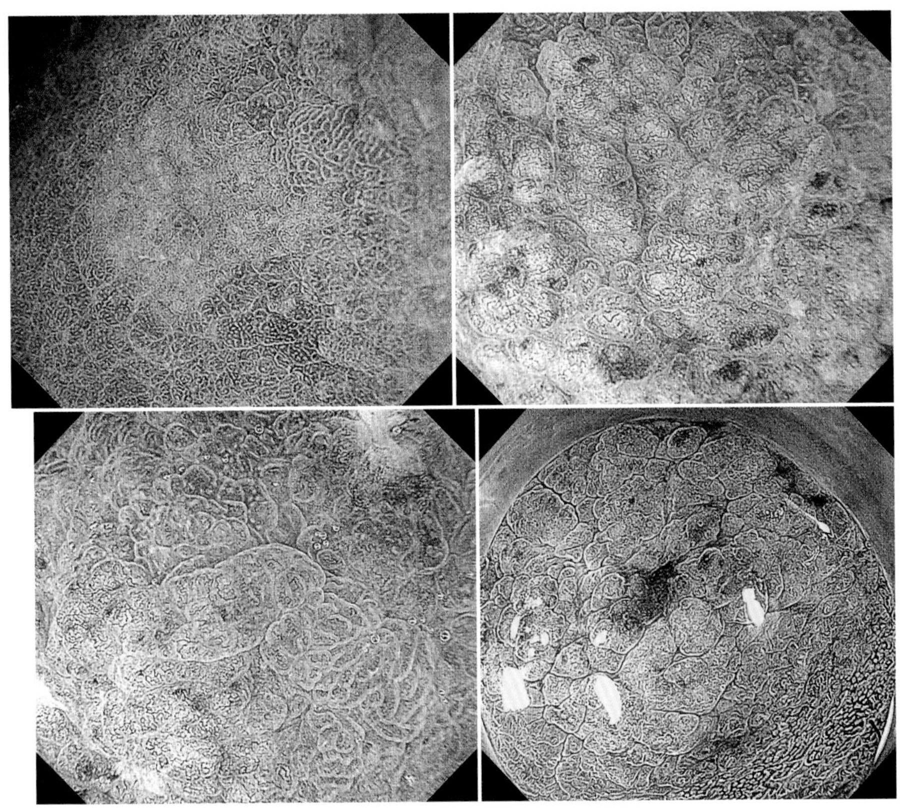

a	b
c	d

图3 NBI 放大内镜所见

a 低倍放大所见。病变与背景黏膜相比呈现白色区域。

b 高倍放大所见（病变内部）。病变内部的 WZ 呈现颗粒状、乳头状结构，内部的细微血管呈现比背景黏膜明显，但是较少见到屈曲蛇形、粗细不等的血管。

c 高倍放大所见（病变后壁侧）。DL 不清晰。

d 醋酸喷洒 NBI 放大内镜所见（低倍放大、病变内部）。未见表面细微结构的消失及融合，可见清晰的颗粒状、乳头状结构。

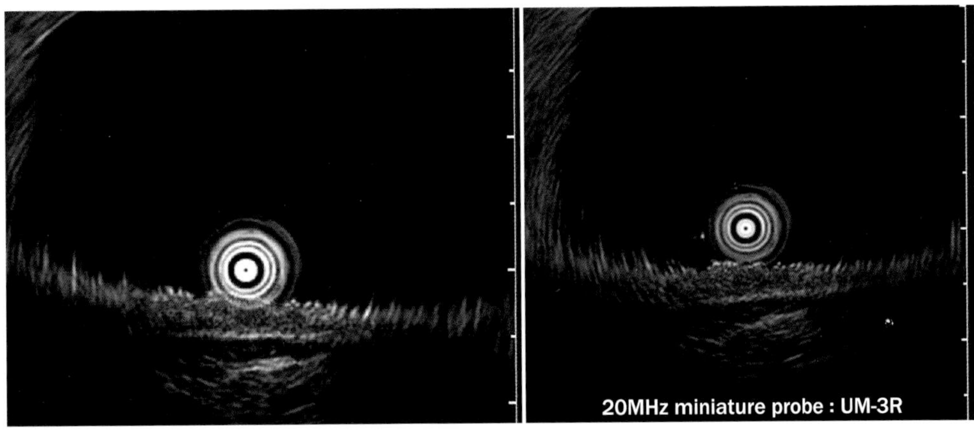

a	b

图4 超声内镜所见

可见第 2 层主体为均一的低回声区，虽然第 2 层的厚度增加了，但是第 1、第 3 层保存了原有结构。

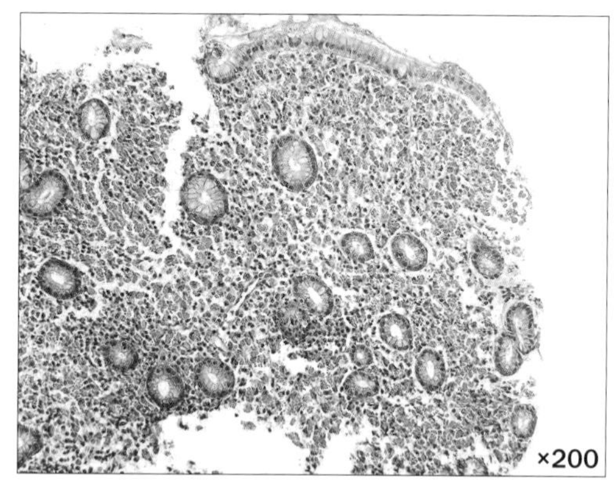

图5 活检标本所见
可见黏膜固有层内富含嗜酸性胞体的细胞聚集，疑诊浆细胞瘤。

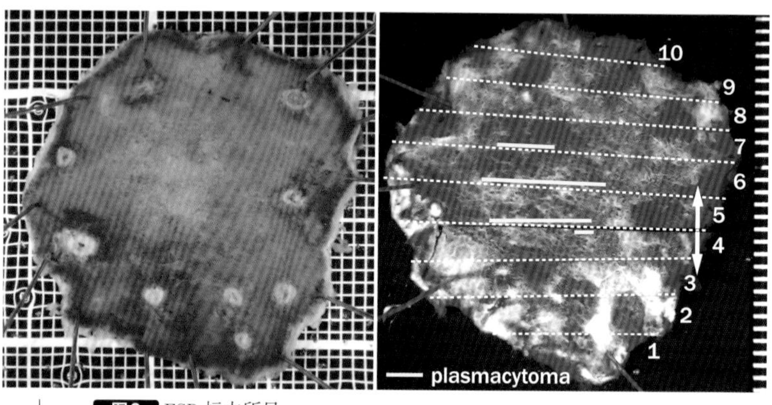

a | b **图6** ESD 标本所见
a 新鲜切除标本所见。标本大小 30mm×30mm，病变大小 12mm×9mm。可见病变部分白色、界限不清晰的区域。
b 标记图所见。标本上白色点线为切割线，标记图为黄线所示浆细胞瘤所在的区域，诊断为局限于黏膜固有层的浆细胞瘤。

tumor, SMT）样病变，经常被称作“大臼齿样”所见等。而本病变的肉眼形态显示表面细小颗粒状的褐色扁平隆起，与典型的颗粒细胞瘤的形态具有很大的差别[2]。因此，在与患者充分沟通并取得患者同意的基础上，决定行诊断性的 ESD 治疗，对病变部位实施了整块切除。

切除标本肉眼所见 标本的直径 30mm×30mm，病变部分呈现发白、界限不十分清晰的区域（**图 6a**），标本如**图 6b** 所示切割成 10 块。

病理组织学所见 与新鲜切除标本的褪色区域的范围一致。黏膜固有层充满富含嗜酸性胞体的类圆形细胞，背景黏膜的隐窝间部分相对稍扩大，隐窝破坏少见，未见 LEL（lymphoepithelial lesion）、CCL（centrocyte-like cell）（**图 7**）。免疫组化染色显示类圆形细胞 CD79α（+），CD20（–），CD68（–），判断其为浆细胞（**图 8a～c**）。IgA 染色所见为胞体内强阳性，IgM 弱阳性，IgG 阴性，诊断为 κ 链单克隆增殖而来的浆细胞瘤（**图 9a～f**）。此外，阿辛蓝 PAS 染色、CKAE1/3 染色、p53 均为阴性，Ki-67 阳性的上皮细胞密集区域位于腺体的颈部，另外，类圆形细胞的 Ki-67 标记率极低，不足 1%（**图 9g**）。

此外，由于 NBI 放大内镜检查可见病变内部蛇形迂曲、粗细不等的细 loop 样血管增生，因此比

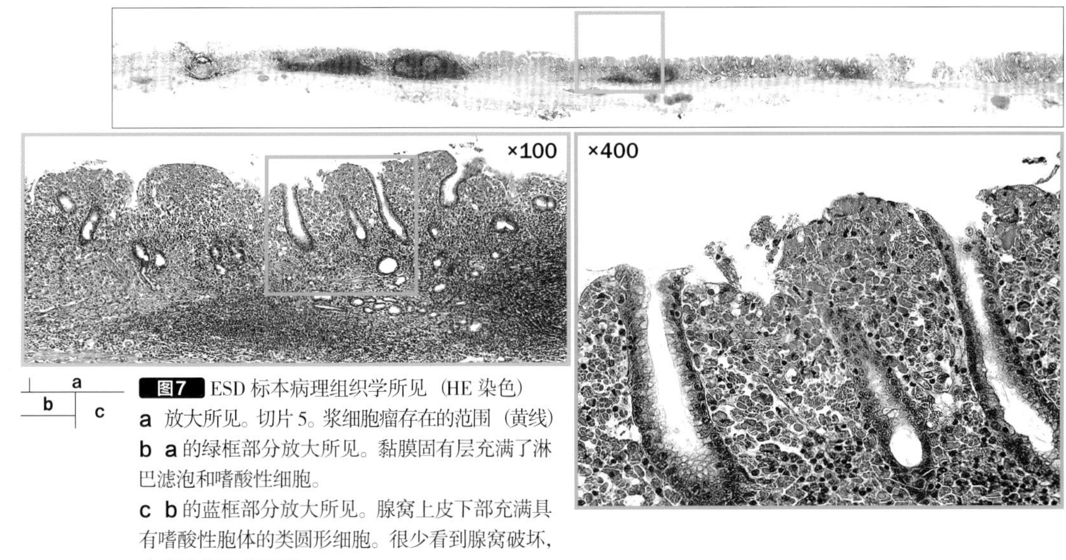

图7 ESD 标本病理组织学所见（HE 染色）

a 放大所见。切片 5。浆细胞瘤存在的范围（黄线）

b **a** 的绿框部分放大所见。黏膜固有层充满了淋巴滤泡和嗜酸性细胞。

c **b** 的蓝框部分放大所见。腺窝上皮下部充满具有嗜酸性胞体的类圆形细胞。很少看到腺窝破坏，也未见 CCL 和 LEL。

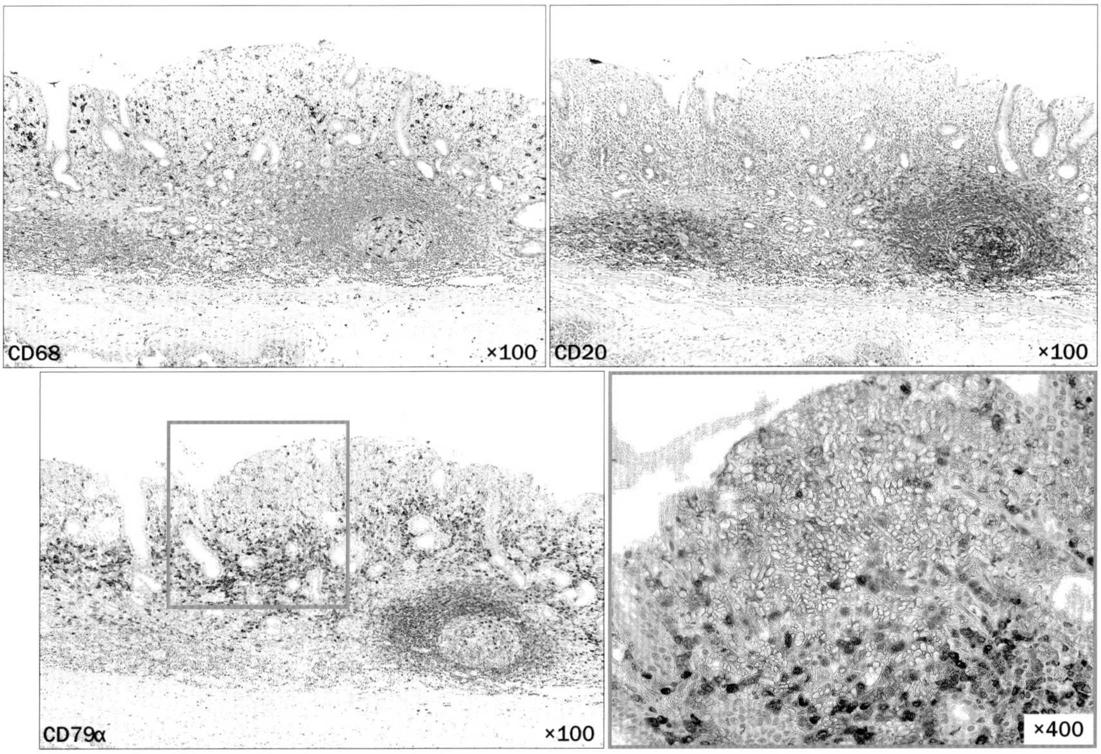

图8 免疫组织化学染色所见

a～c 类圆形细胞 CD79α（+），CD20（–），

d **c** 的橙色框部分的放大所见。显示 CD79α（+）。

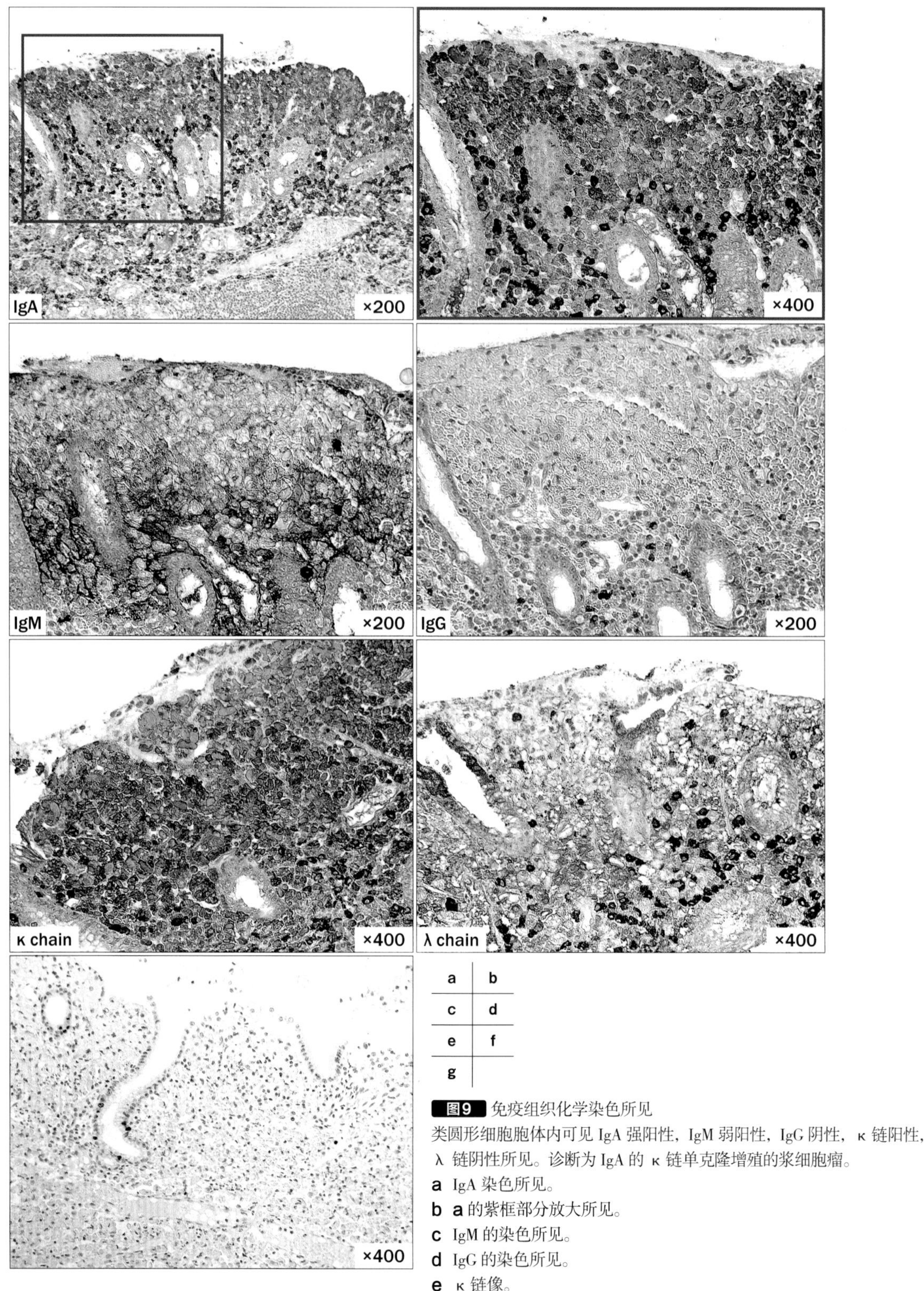

图9 免疫组织化学染色所见

类圆形细胞胞体内可见 IgA 强阳性，IgM 弱阳性，IgG 阴性，κ 链阳性，λ 链阴性所见。诊断为 IgA 的 κ 链单克隆增殖的浆细胞瘤。

a IgA 染色所见。

b **a** 的紫框部分放大所见。

c IgM 的染色所见。

d IgG 的染色所见。

e κ 链像。

f λ 链像。

g Ki-67 染色所见。类圆形细胞的 Ki-67 的标记率 1% 以下。

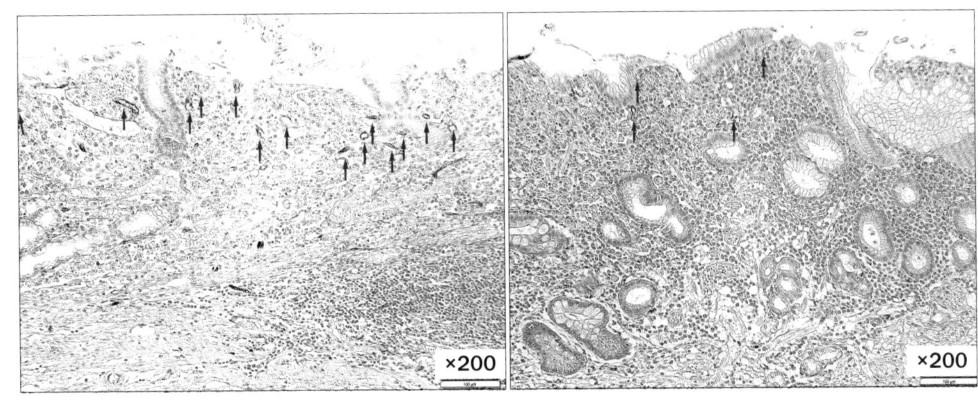

h | i

图9

h, i 利用CD34染色进行血管的研究（红箭头显示上皮下毛细血管）。肿瘤部分显示隐窝间部分的上皮下毛细血管增生，直径为13~19μm（**h**）。非肿瘤部分隐窝间部分的上皮下毛细血管直径为10μm以下（**i**）。

较研究了其与背景黏膜内的血管数量和血管直径。具有代表性的切片5追加了CD34染色，比较了腺上皮下方200μm以内的血管数（**图9h，j**）。病变内部的血管数量增加，血管直径在13~19μm之间，而背景黏膜的血管直径均在10μm以下，而且数量也很少。与NBI放大观察到的病变内部细小血管增生是一致的。

与标记图对比 在等距离切割标本上标记了浆细胞瘤的范围（**图10a**），病变的大小为12mm×9mm，局限于黏膜固有层。将切割后的标记图放大像（**图10b**）、NBI放大观察的中倍放大像（**图10c**）、高倍放大像（**图10d**）旋转45°，使方向一致，NBI放大像确认的特征性结构，与ESD时的标记对比的结果显示，白色的乳头状、颗粒状结构的范围与病变部位是一致的，考虑这种乳头状、颗粒状结构是隐窝间部分扩大了的腺上皮。

ESD术后随访良好，之后患者还接受了骨髓穿刺、PET-CT（positron emission tomography with computed tomography）、增强CT等检查，没有发现其他部位的髓外病变，血清免疫球蛋白分类、IL-2R也正常，尿中、血中β_2微球蛋白、尿中Bence Jones蛋白也阴性，诊断为局限于胃部的髓外浆细胞瘤。与患者沟通后，在Hp根除治疗后，进行了内镜检查和PET-CT检查，随访1年，目前未见复发。

讨论

浆细胞瘤是B淋巴细胞系最终分化细胞——浆细胞由来的肿瘤，髓外浆细胞瘤不含肿瘤性浆细胞之外的淋巴系肿瘤细胞。Dolin[3]等提出将浆细胞瘤分为多发性骨髓瘤、孤立性骨髓瘤、浆细胞性白血病、髓外浆细胞瘤等4类，髓外浆细胞瘤中消化道原发约10%[4]，胃原发浆细胞瘤少见，只占5%左右。

内镜下肉眼形态被Remingio等[5]分为4类，① nodular type；② infiltrative type；③ ulcerative type；④ polypoid type，木村等[6]在此分类基础上又加上了⑤表层浸润型superficial type，这个5型分类法被广泛应用。以往认为最多的肉眼型为表层浸润型（40%），其次为nodular type（23%），但近年报道了许多早期发现的病例呈现多样化表现。另外，黏膜水肿、白色、褪色、凹凸不平、颗粒状、界限不清晰是内镜所见特征。它的色调由固有层monoclonal增殖的浆细胞瘤的免疫球蛋白的量所决

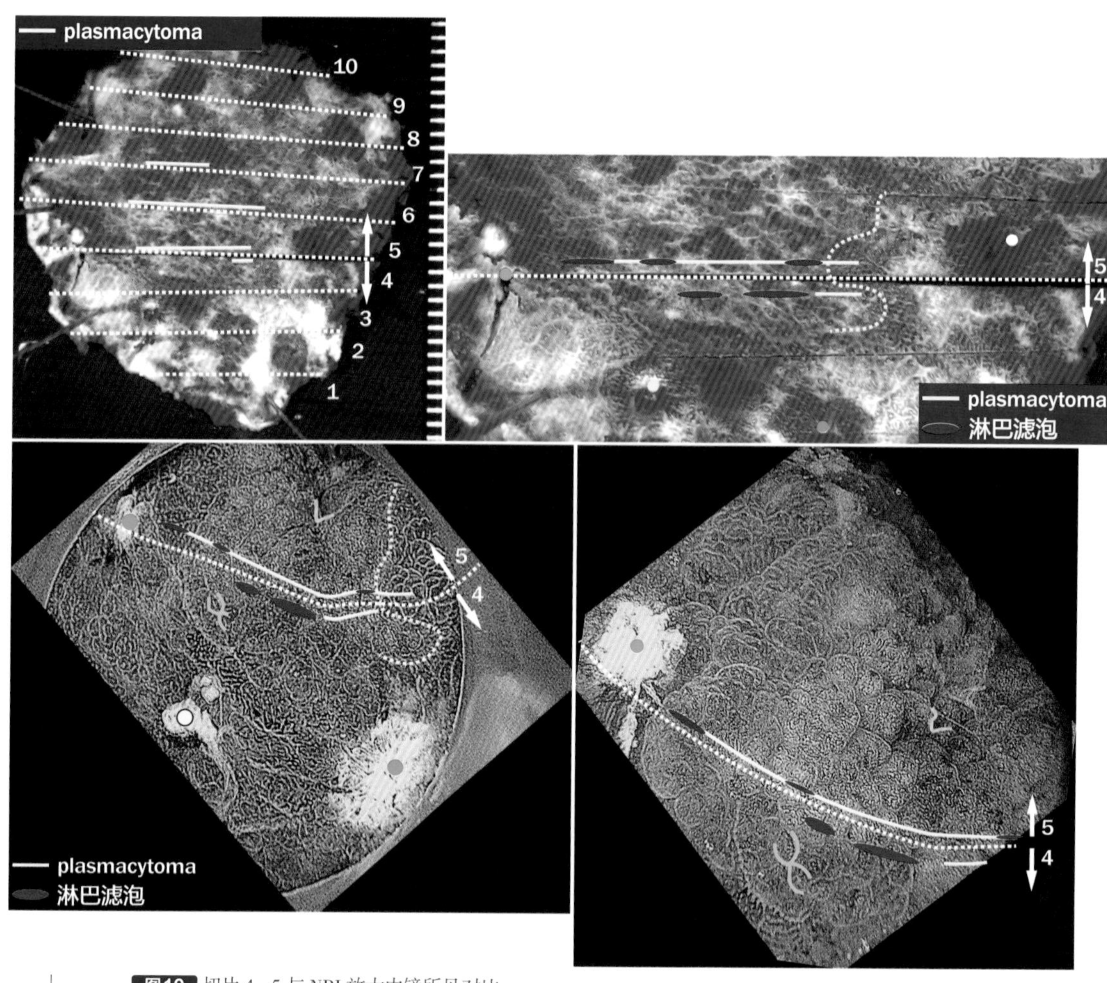

图10 切片 4，5 与 NBI 放大内镜所见对比

a～c ESD 标本的切割与标记（**a**）。切片 4，5 的标记（**b**），淋巴滤泡为红圈，浆细胞瘤在黏膜固有层分布区域为黄线部分，NBI 中倍放大所见（**c**）。ESD 时的标记（蓝圈、黄圈、绿圈）与甲基紫染色浅着色部分的界限（黄点线），以及特征性的沟状结构（蓝色点线和粉色线）、表面结构（黄绿线）相对应。

d NBI 高倍放大所见。白色调区域与浆细胞瘤存在的范围大致一致。

定[7]，白色调的亮度与胞体内含有免疫球蛋白的浆细胞分布的厚度相关[8, 9]。另外，浆细胞瘤对固有腺体的破坏较小，表层糜烂、发红较少[10]。本例病例为均一的白色调，表面未见细小黏膜构造的融合和消失，考虑为对胃固有腺体破坏性较低的浆细胞瘤的特征，可以通过 NBI 放大内镜检查确认。

本病通过病理诊断必须证明有免疫球蛋白的单克隆增殖才能确诊。金子[11]等报道证实了免疫球蛋白的单克隆增殖占 86.8%（33/38 例），其中重链以 IgM 型最多，其次为 IgA 型、IgG 型，轻链为 κ 链 54.5%，λ 链 45.6%，没有固定的倾向。另外，也有报道浆细胞瘤中具有 MALT 淋巴瘤特征的 CCL、LEL 的病例，MALT 淋巴瘤中的 40% 具有向浆细胞分化倾向[12]。有报道认为，MALT 淋巴瘤和浆细胞瘤有可能是类似疾病，浆细胞瘤中含有 MALT 淋巴瘤高度分化的部分[13, 14]，由于两种疾病的治疗方法是不同的，因此有无 CCL、LEL 就显得尤为重要。本例病例中未确认 CCL、LEL，因此诊断为浆细胞瘤。

关于治疗方针，原则上按照胃癌的治疗方针，施行包括淋巴结廓清术在内的病灶完全切除术，外科切除占93.7%，其中淋巴结转移占22.8%，其他脏器转移占14%。未完全切除病例根据不同深度追加放疗或化疗[15]。深度T1b（SM）的8例中虽然确认有1例淋巴结转移[16]，但是也有报告Hp根除治疗后缓解的病例[4, 17]，以及通过ESD切除后缓解的病例[18, 19]。本例病例深度达黏膜固有层，虽然选择了根除治疗，但是，今后有必要进行严密的随访观察。

国内报道的胃原发早期病例全部生存中，预后良好，但是进展病例5年内半数死亡，预后不良[15]，特别是也有报道固有肌层深部浸润病例中，42.8%的病例术后1年内复发[20]。针对早期病例、较小病变可以进行ESD、EMR（endoscopic mucosal resection）等局部治疗或Hp根治治疗，但是其长期预后尚不明确，有必要通过严密的随访观察积累病例。

结语

笔者收治了1例髓外胃浆细胞瘤，普通胃镜观察呈现白色颗粒状、界限不清晰的病变，NBI放大内镜可见病变处血管增生，保存了腺上皮结构，但界限不清晰。病变处血管异型少见，但可见细小血管增生，考虑这些所见可以作为浆细胞瘤鉴别诊断的标志性所见。

参考文献

[1] Harris NL, Jaffe ES, Stein H, et al. A revised European-American classification of lymphoid neoplasms: A proposal from the international lymphoma study group. Blood 84:1361-1392, 1994

[2] 小澤俊文, 和知栄子, 海上雅光. 非典型的なEUS像を呈し, 固有筋層に浸潤した小型の胃顆粒細胞腫の1例. Gastroenterol Endosc 53:3286-3294, 2011

[3] Dolin S, Dewar JP. Extramedullary plasmacytoma. Am J Pathol 32:83-103,1956

[4] Godard JE, Fox JE, Levinson MJ. Primary gastric Plasmacytoma. Am J Dig Dis 18:508-512,1973

[5] Remingio PA, Klaum A. Extramedullary plasmacytoma of stomach. Cancer 27:562-568, 1971

[6] 木村昌之, 林伸行, 榊原真肇, 他. 表層浸潤型のIgM産生胃形質細胞腫の1例. Gastroenterol Endosc 30:3132-3137, 1988

[7] 細川治, 海崎泰治. 形質細胞腫. 八尾恒良(監). 芳野純治, 小山恒男, 岩下明德(编). 胃と腸アトラスI—上部消化管, 2

临床概括

小山 恒男（佐久综合医院佐久医疗中心内镜科）

像这样褪色、表面区域样图形、平坦的隆起型病变，通常观察会认为是胃腺瘤。但是NBI（narrow band imaging）放大所见却有很大的不同，胃腺瘤表面可见比较规整的villi或者pit样的表面结构，也可见轻度的血管异型。此外，胃腺瘤的界限也较明显。但是，本病例肿大的villi样结构的内部可见未形成网格状（network）的不规整血管结构，另外，肿大的villi样结构的内部可以透见白色物质。而且，病变的界限不清晰。这些所见显示了非肿瘤性的腺管残留，间质内有细胞浸润。

MALT（mucosa-associated lymphoid tissue）淋巴瘤、未分化癌等病变会因间质内肿瘤细胞浸润，呈现褪色，另外，还可见未形成网格的异常血管。但是，MALT淋巴瘤的特征是破坏腺管（lymphoepitheliallesion），破坏现存腺管，形成糜烂。另外，未分化癌由于浸润腺体的颈部，破坏非肿瘤腺管而呈现凹陷。

另一方面，本例病例为平坦隆起型病变，未见糜烂，较好地保留了表面结构，显示腺管未被破坏，间质内肿瘤细胞增殖，这些所见是可以否定MALT淋巴瘤和未分化癌的内镜所见，由此推测，可能为plasmacytoma或者histiocytosis等疾病。

早期胃癌研究会提出本病例的时候，笔者如前所述那样详细地读取了影像资料。要时刻提醒自己注意内镜所见反映了怎样的组织学所见，因此经常一边推测组织学所见，一边认真读取影像资料尤为重要。

版. 医学書院, pp 239-240, 2014
[8] 時山裕, 柳井秀雄, 松元祐輔, 他. 白色斑状の胃小区強調像を呈した胃形質細胞腫の1例. Gastroenterol Endosc 38: 2427-2435, 1996
[9] 矩照幸, 馬場忠雄, 下條宏光, 他. 早期髄外性胃形質細胞腫の1症例. Gastroenterol Endosc 35:1860-1867, 1993
[10] 奥田俊之, 海崎泰治, 細川治, 他. 早期胃形質細胞腫の1例. 胃と腸 42:1921-1928, 2007
[11] 金子文秀, 成田和美, 竹川博之, 他. IgG-λ 型M蛋白血漿を呈した胃形質細胞腫の1例. 最新医 40:628-635, 1985
[12] 海崎泰治, 細川治, 藤井丈士, 他. 形質細胞への高度な分化を示した胃MALT型リンパ腫の1例. 胃と腸 31:1515-1520, 1996
[13] Issacson P, Wright DH. Malignant lymphoma of mucosa-associated lymphoid tissue. A distinctive type of B-cell lymphoma. Cancer 52:1410-1416, 1983
[14] Weber DM, Dimopoulos MA, Anandu DP, et al. Regression of gastric lymphoma of mucosa-associated lymphoid tissue with antibiotic therapy for *Helicobacter pylori*. Gastroenterology 107: 1835-1838, 1994
[15] 西岡涼子, 島田信也, 藤田学, 他. 表層性髄外性胃形質細胞腫の1例. 消外 23:381-387, 2000
[16] 北村文近, 安田邦彦, 近石登喜雄. リンパ節転移を伴ったsm胃形質細胞腫の1例. 癌の臨 38:1262-1266, 1992
[17] Minami T, Nishimura S, Asagoe K, et al. Primary gastric plasmacytoma at an early stage: unremarkable effect of eradication of *Helicobacter Pylori*. Intern Med 4:370-372, 2003
[18] Shimizu K, Michida T, Nishimura Y, et al. Endoscopic resection of gastric plasmacytoma. Dig Endosc 14:119-122, 2002
[19] 小野尚子, 桂田武彦, 武田宏司, 他. 胃形質細胞腫の1例. 臨消内科 20:1729-1732, 2005
[20] Kurihara N, Kubota T, Otani Y, et al. Gastric plasmacytoma: report of a case. Surg Today 26:632-634, 1996

Summary

Early-stage Extramedullary Gastric Plasmacytoma, Report of a Case

Hideтaka Hamamoto[1], Akimichi Chonan[2], Tomoki Matsuda, Masato Nakahori, Jyunichi Ishibashi, Toshiyuki Mishima, Naoto Miyake, Hiroaki Takabayashi, Syun Sato, Mareyuki Endo[3]

A 6-year-old man underwent upper gastrointestinal tract endoscopy at a nearby hospital and was referred to our department after a lesion was detected. A poorly-marginated white flat elevation, with a diameter of 10mm, was detected at the lesser curvature of the lower body of the stomach. Magnifying endoscopy with narrow band imaging showed the white zone of the lesion with a papillary and granular structure and atypical microvascular proliferation, whereas endoscopic ultrasound indicated thickness in the second layer. To make a definitive diagnosis, endoscopic submucosal dissection was performed. Histopathological examination revealed diffuse plasma cell proliferation in the lamina propria, whereas immunohistological examination showed monoclonal proliferation of immunoglobulin A and the κ -chain. Based on these findings, he was diagnosed with early-stage extramedullary gastric plasmacytoma. Moreover, a positive result was obtained on *Helicobacter pylori* testing, and eradication therapy was performed. His clinical course is currently being monitored.

[1] Department of Gastroenterology, Teinekeizinkai Hospital, Sapporo, Japan
[2] Digestive Endoscopic Center, Sendai Kousei Hospital, Sendai, Japan
[3] Department of Pathology, Sendai Kousei Hospital, Sendai, Japan

早期胃癌研究会病例

横结肠外生长的巨大肿瘤，MALT 淋巴瘤 1 例

长末 智宽[1]　藏原 晃一　八板 弘树
川崎 启介[1, 2]　大城 由美[3]　河内 修司[1]
森下 寿文　久能 宜昭　阿部 洋文
原田 英　岩崎 一秀　渕上 忠彦
冯　卓　译

早期胃癌研究会症例(2014年12月度)
[1] 松山赤十字病院胃腸センター
〒790-8524 松山市文京町1番地
E-mail：t51003068@yahoo.co.jp
[2] 岩手医科大学内科学講座消化器内科消化管分野
[3] 松山赤十字病院病理診断科

摘要● 60 多岁男性患者，从 2013 年 11 月中旬左右开始出现频繁的水样腹泻及腹胀感，来笔者医院胃肠中心就诊。大肠内镜检查以及灌肠 X 线造影检查发现横结肠从肝曲到中段轻度肠腔形态不佳，并伴有全周弥漫性的粗大颗粒样黏膜改变，可见部分纵行溃疡形成。腹部造影 CT 检查可见腹腔内肿瘤导致的 20cm 大小的造影效果减弱，在横结肠内部形成。从肠镜下取活检组织结果来看，诊断为横结肠 MALT 淋巴瘤。显示为明确的肠外生长，X 线造影所见和内镜观察结果很有趣，提示为大肠 MALT 淋巴瘤的病例，参考文献进行报告。

关键词　**大肠　恶性淋巴瘤　MALT 淋巴瘤　腔外生长　灌肠 X 线造影检查**

前言

MALT（mucosa-associated lymphoid tissue）淋巴瘤是以慢性炎症为背景，在结外器官形成的由黏膜相关淋巴组织（MALT）边缘 B 细胞发展而来的恶性程度较低的一类淋巴瘤[1]。在全消化道都可发生，其中胃较好发，大肠 MALT 淋巴瘤则较为罕见[2]。

此次笔者将这 1 例明确肠外生长，呈现出有趣 X 线显影、内镜所见的横结肠 MALT 淋巴瘤的病例进行报告。

病例

患　者：60 多岁，男性。

主　诉：腹胀，腹泻。

既往史：前列腺肥大。

家族史：无特殊。

生活史：吸烟 30 支 /d，至今 40 年；饮酒 100ml/d。

现病史：从 2013 年 11 月中旬左右开始出现频繁的水样腹泻及腹部胀满感，来胃肠中心就诊。腹部造影 CT 检查可见右上腹巨大肿瘤占位，为进一步详查收治入院。

入院时现状　身高 159.5cm，体重 61.3kg，体温 36.0℃。黄疸，无贫血。浅表淋巴结（-）。腹部膨隆明显，肠鸣音减弱。

血液检查所见（表 1）　血小板轻度升高，其他无明显异常。生化检查显示轻度的炎症反应上升（CRP 0.54mg/dl）。肿瘤标志物 CA19-9 升高，

表1 血液检查

血常规		生化检查		血清免疫检查	
WBC	8 590/μl	TP	7.5g/dl	CRP	0.54mg/dl
Neut	76.8%	Alb	4.8g/dl	抗 HP-IgG 抗体	阳性
Lymp	14.8%	T-Bil	0.4mg/dl	肿瘤标志物	
Mono	6.9%	AST	15 IU/L	CA19-9	181.2U/ml
Baso	0.8%	ALT	13 IU/L	CEA	4.3ng/ml
Eosin	0.7%	LDH	229 IU/L	可溶性 IL-2 受体	4 585U/ml
RBC	4.0×10^6/μl	BUN	19.8mg/dl		
Hb	12.1g/dl	Cr	0.89mg/dl		
Hct	27.6%	Na	138mEq/L		
Plt	28.0×10^4/μl	K	4.1mEq/L		
		Cl	107mEq/L		
		Ca	9.4mEq/L		

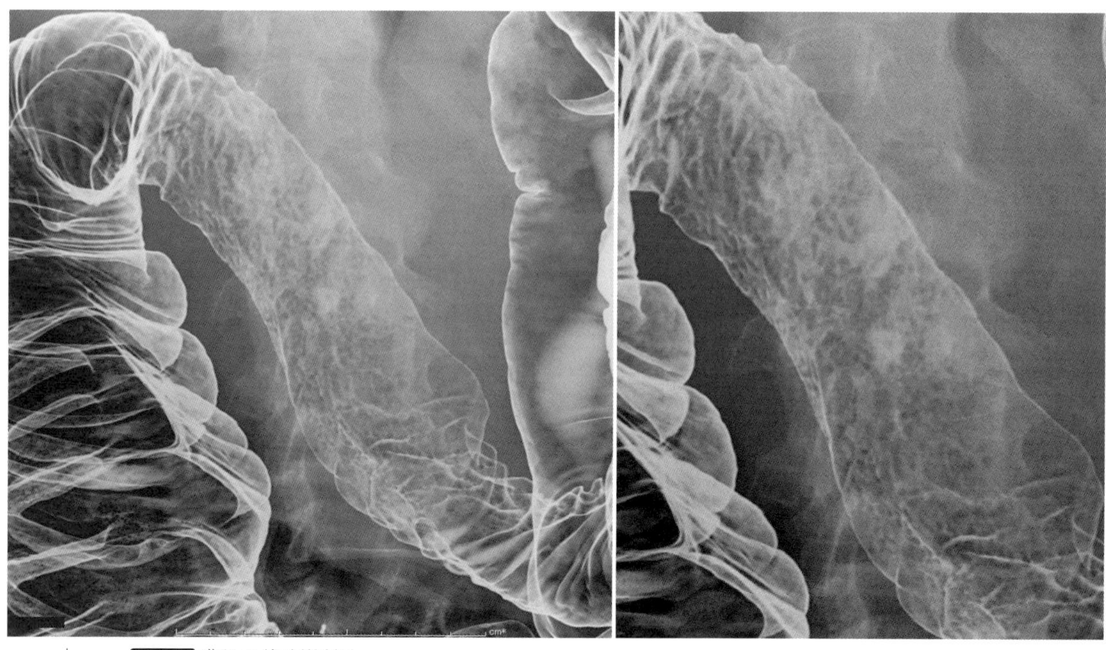

a | b

图1 灌肠 X 线造影所见

a 近端横结肠的结肠袋消失并呈现铅管样，同时伴轻度伸展不佳。

b 病变中央的扩大图像。可见全周性、弥漫性的颗粒状黏膜。部分疑似纵行溃疡。

181.2U/ml；可溶性 IL-2（白细胞介素 2）受体上升显著，4 585U/ml。

灌肠 X 线造影所见 近端横结肠整个区域内结肠袋消失，轻度的肠壁伸展不良并伴铅管样改变（**图 1a**）。该区域内的黏膜呈现为全周性、弥漫性的颗粒样黏膜模式，可见部分纵行溃疡（**图 1b**）。病变范围的口侧和肛侧两端，可见各个肿大、聚集的横向皱褶（**图 1c，d**）。另外，近端横结肠和升结肠有受到来自肠外挤压的表现。此外，由于肠腔外头侧方向为中心的该区域缺乏肠道气体，呈现毛玻璃

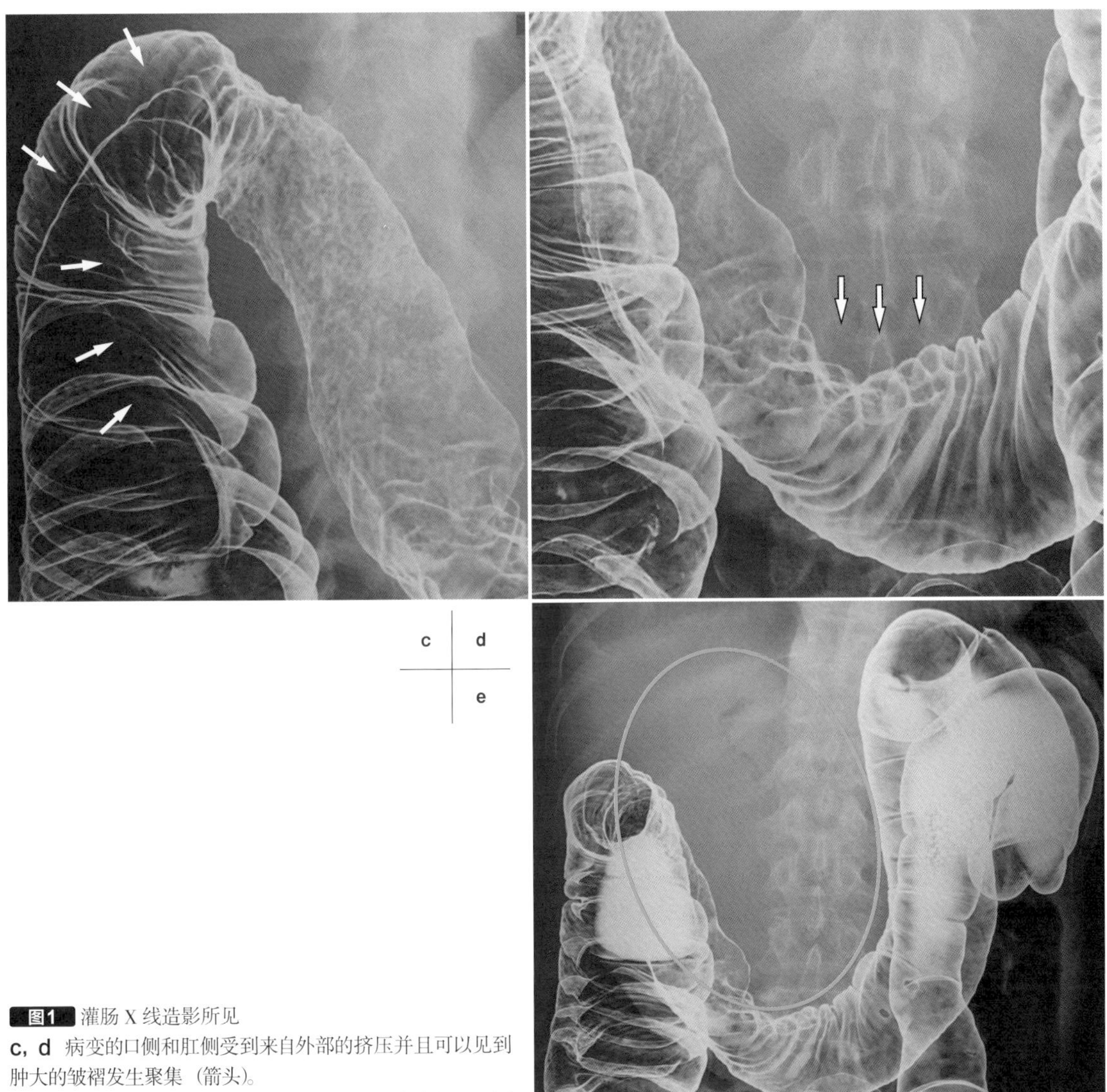

图1 灌肠 X 线造影所见
c，d 病变的口侧和肛侧受到来自外部的挤压并且可以见到肿大的皱褶发生聚集（箭头）。
e 由于病变的头侧肠道气体缺乏，呈现为毛玻璃状（蓝圈处），疑似肿瘤存在。

状，造成近端横结肠原发的全周性的肿瘤病变以肠系膜附着侧为优势生长至肠外，使得肿瘤在近端横结肠和升结肠间形成肠腔外压（**图 1e**）。

大肠内镜所见 可见近端横结肠有轻度伸展不良和全周性的粗大颗粒状黏膜（**图 2a，b**），口侧以及肛侧可见到肿大的横褶发生聚集（**图 2c~e**）。接近后顶时多只见到正常腺管的扩张，黏膜表面被很好保持，此时怀疑是来自黏膜下的变化。可见到一部分纵行的溃疡，包含溃疡边缘在内，病变内未见到明显的上皮性肿瘤的表现（**图 2f，g**）。

超声内镜所见（图 3） 可以见到第 3 层稍稍低回声性的明显增厚。

腹部造影 CT 所见（图 4） 可见到腹腔内 20cm 大的造影效果缺少的肿瘤表现，内部可见横

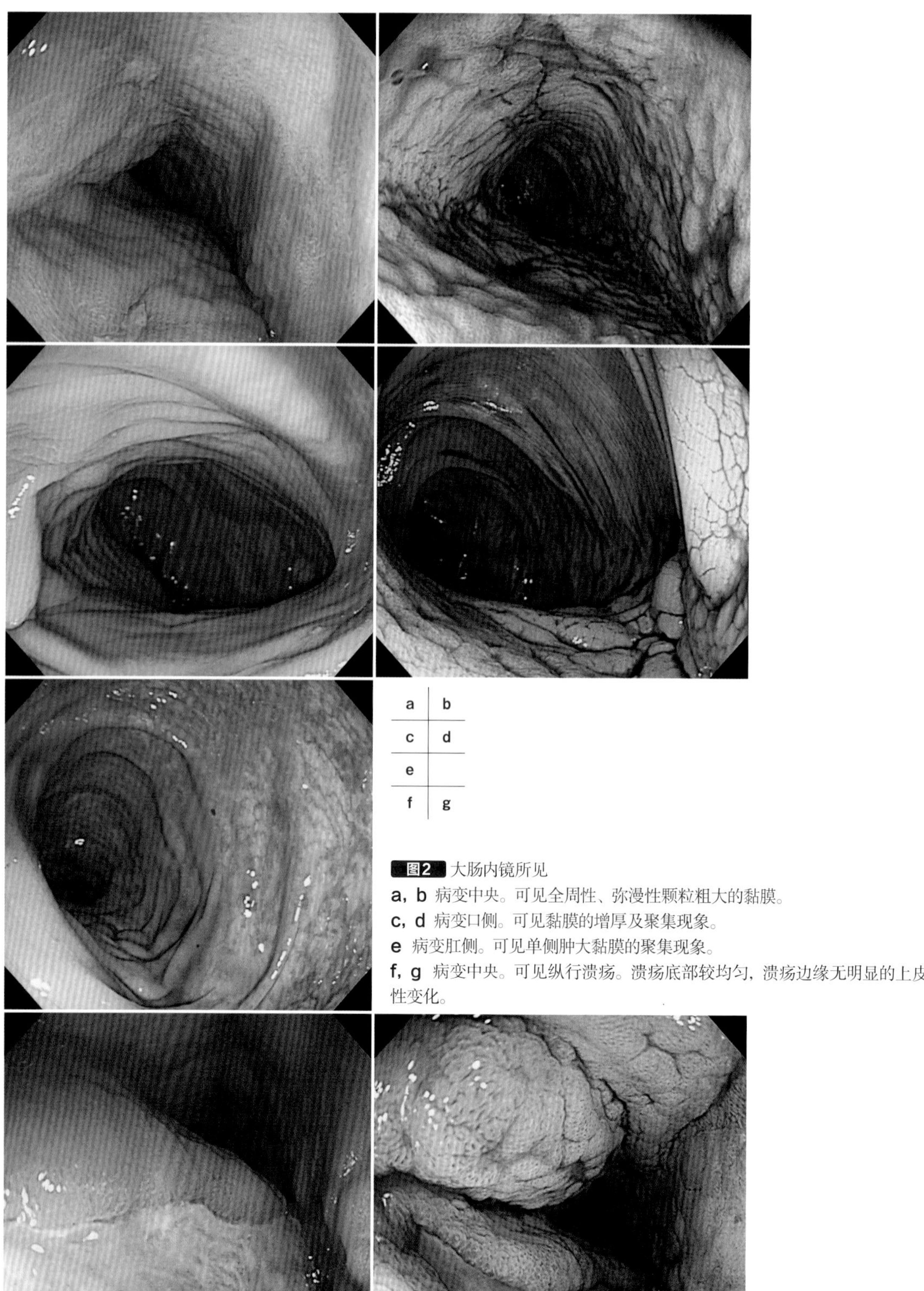

a	b
c	d
e	
f	g

图2 大肠内镜所见

a，b 病变中央。可见全周性、弥漫性颗粒粗大的黏膜。

c，d 病变口侧。可见黏膜的增厚及聚集现象。

e 病变肛侧。可见单侧肿大黏膜的聚集现象。

f，g 病变中央。可见纵行溃疡。溃疡底部较均匀，溃疡边缘无明显的上皮性变化。

结肠走行。怀疑向胰脏浸润。

FDG-PET(fluorodeoxyglucose-positron emission tomography) 所见（图 5） 横结肠可见肿瘤伴 SUV6 程度的 FDG 集聚，未见到明显的其他病变。

组织病理学所见 活检组织的 HE 染色可见，拥有明亮细胞体的小型～中型的异型淋巴球密集增殖，伴 LEL (lymphoepithelial lesion) 形成（**图 6**）。免疫组化染色为 CD20 阳性，CD3、CD5、CD10、CD56 阴性，Cyclin D1 阴性，Ki-67 标识率为 10%

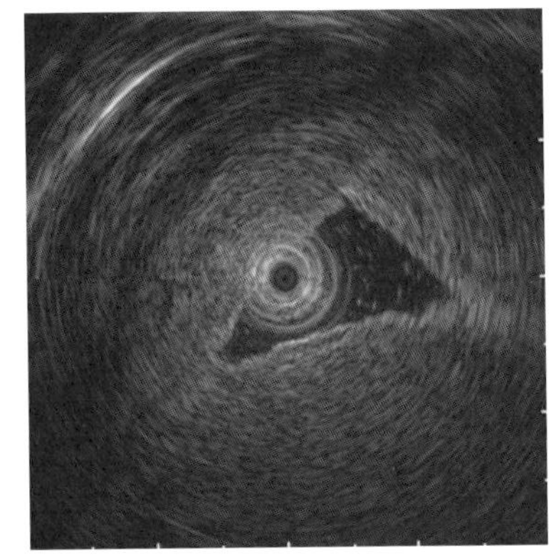

图3 可见第 3 层明显增厚，内部预判有均一的低回声性肿瘤

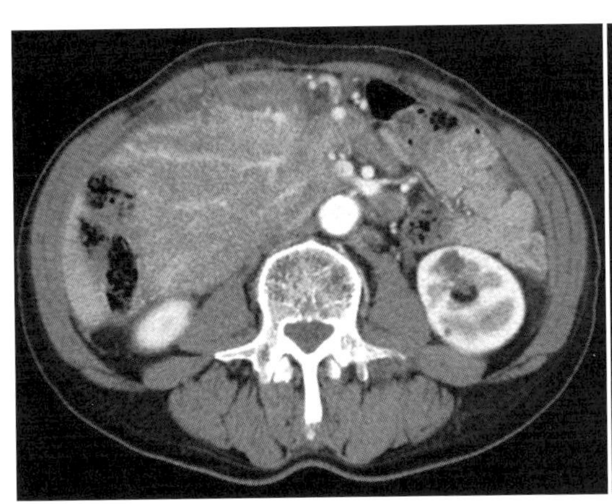

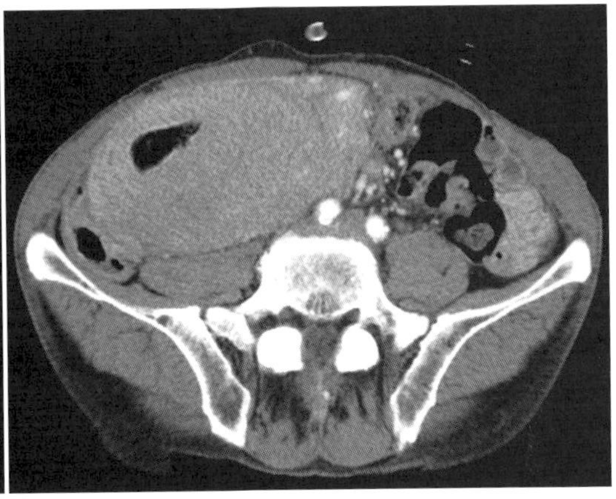

a | b **图4** 腹部造影 CT 所见
可见 20cm 大的造影效果缺少、CT 值均一的肿瘤，内有横结肠走行。

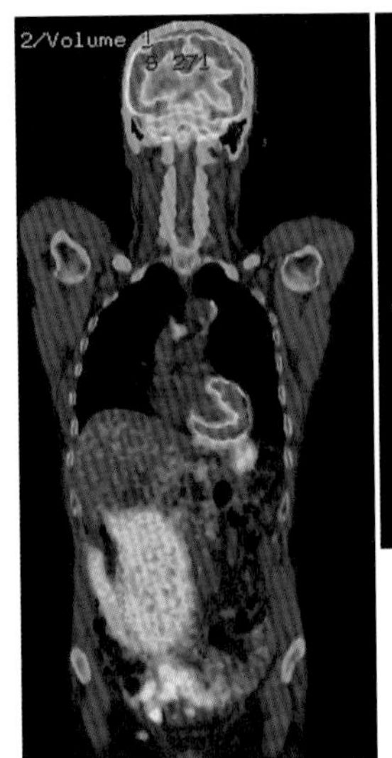

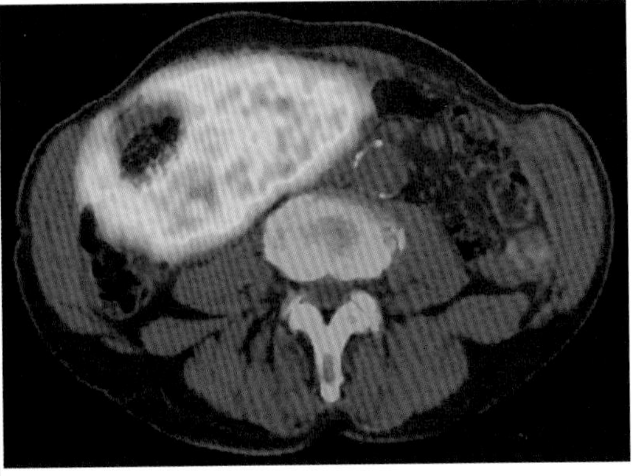

a | b **图5** FDG-PET 所见
横结肠可见肿瘤伴 SUV6 程度的 FDG 集聚，未见其他有意义的集聚。

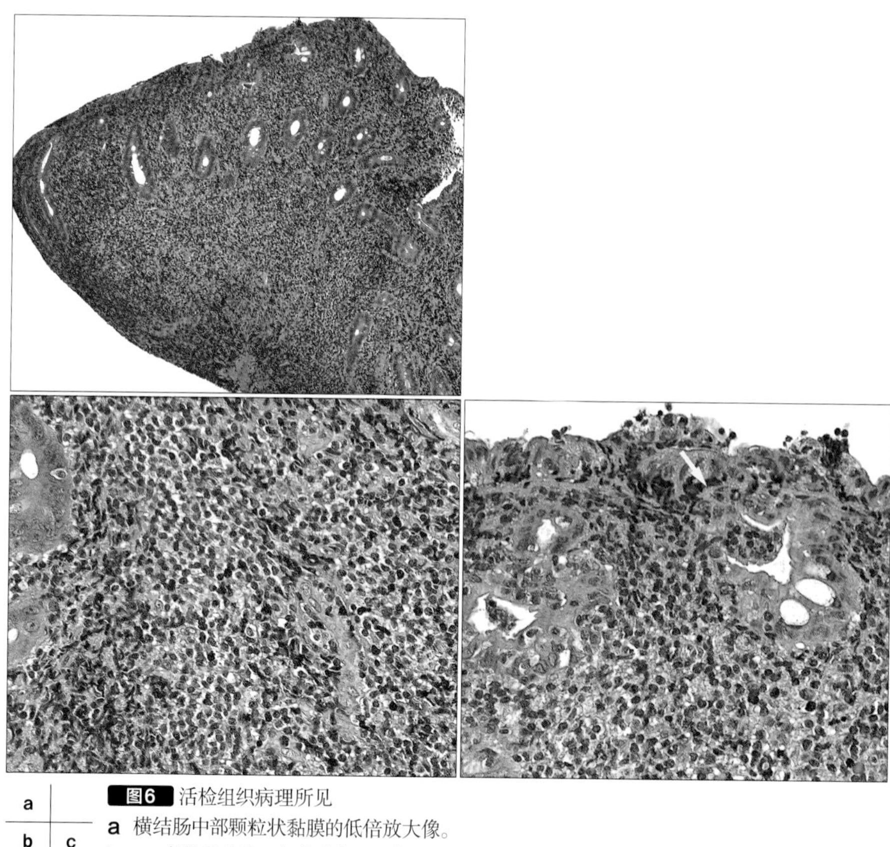

图6 活检组织病理所见

a 横结肠中部颗粒状黏膜的低倍放大像。

b, c 高倍放大像。拥有明亮细胞体的小型～中型的异型淋巴球密集增殖，部分形成 LEL（箭头）。

（**图 7**）。FISH（fluorescence in situ hybridization）法为 t（11；18）/*API2–MALT1* 遗传基因转录为阴性（**图 8**）。综上所述，诊断是明确的肠外生长性横结肠原发 MALT 淋巴瘤，Lugano 国际会议分类 Stage Ⅱ E 期。

治疗经过 采用苯达莫司汀盐酸 + 利妥昔单抗的双联疗法（BR 疗法）以及 Hp（*Helicobacter pylori*）根除疗法（阿莫西林 1500mg/d，克拉霉素 800mg/d，埃索美拉唑镁水合物 40mg/d，口服 1 周）。治疗 8 个月后的腹部造影 CT 检查显示肿瘤明显缩小，横结肠肠壁只见一点增厚（**图 9**）。灌肠 X 线造影检查显示与治疗前相比，近端横结肠的肠外挤压消失了，肠管的狭窄同样减轻。该区域内的黏膜层全周、弥漫性的颗粒状黏膜形态消失，呈现出萎缩瘢痕样改变（**图 10**）。大肠内镜检查显示颗粒状黏膜消失，可见溃疡瘢痕化改变（**图 11**）。从各处采集的黏膜活检也未见 MALT 淋巴瘤，判断为 CR。之后，停止治疗观察随访，目前治疗结束后 2 年，未见复发。

讨论

MALT 淋巴瘤是根据 1983 年 Isaacson[3] 所提倡的疾患概念里，根据感染和自我免疫反应，伴随着慢性持续性炎症继发的 MALT 恶性淋巴瘤的一个疾病单位。大多数消化道 MALT 淋巴瘤原发于胃，大肠原发的 MALT 淋巴瘤相对来说比较少见[2]。在胃这一方面，由 Hp 引起的慢性胃炎占大多数[4]。肠道原发的 MALT 淋巴瘤中，没有特定明显的病

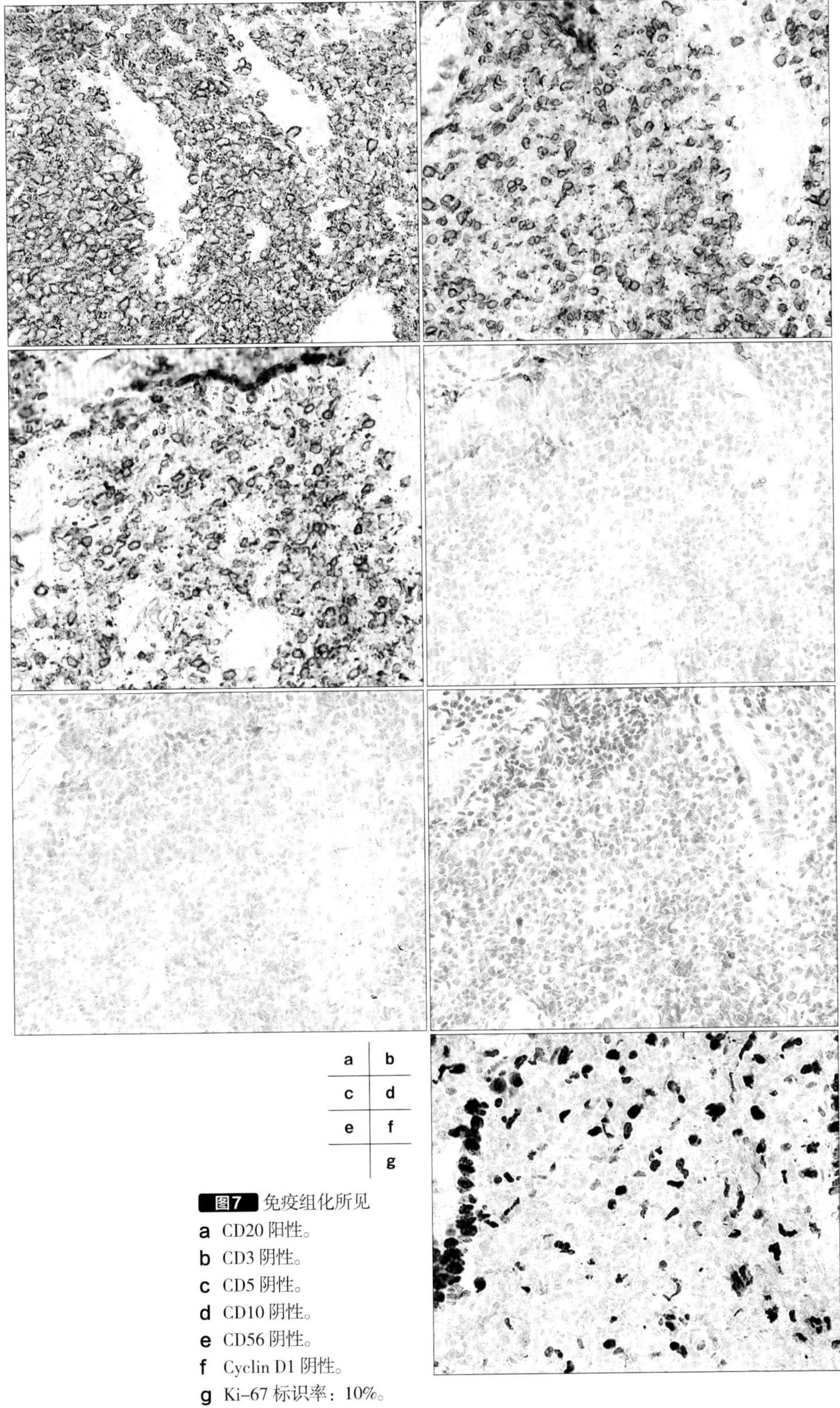

图7 免疫组化所见

a CD20 阳性。
b CD3 阴性。
c CD5 阴性。
d CD10 阴性。
e CD56 阴性。
f Cyclin D1 阴性。
g Ki-67 标识率：10%。

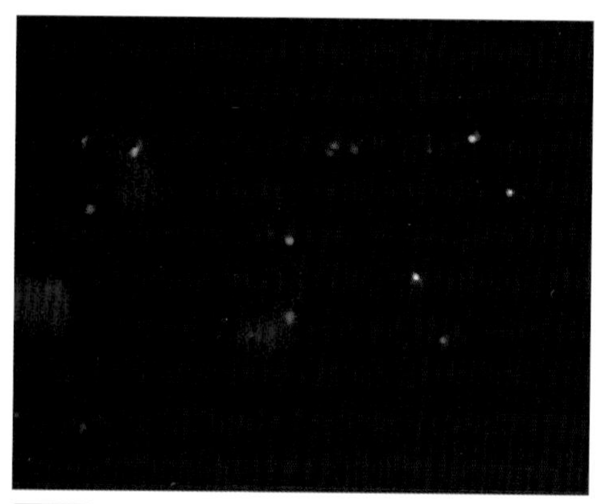

图8 FISH 法所见
未见表示 *API2–MALT1* 遗传基因转录的分离信号。

因[5]。味冈等[6]揭示了大肠黏膜经常引起抗原刺激的原因是肠内细菌和肠管内容物及其分解产物，暗示了 MALT 的再发生和它作为根源的 MALT 淋巴瘤的发生。

在大肠原发的恶性肿瘤中，恶性淋巴瘤占了 0.2% 左右的比例，其中 MALT 淋巴瘤占了 42.1% ~64.4%[7]。在 Hirasaki 等[8]报道的 23 例结肠 MALT 淋巴瘤的研究中，盲肠、升结肠 10 例，横结肠 4 例，降结肠 4 例，乙状结肠 7 例，横结肠原发是比较少的。另外，关于结肠原发 MALT 淋巴瘤的肉眼类型，Nakamura 等[9]的报告中提到 50%~60% 为隆起型，弥漫型和混合型也能见到，溃疡型则很少见。本病例是 1 例近端横结肠原发的全周性弥漫型 MALT 淋巴瘤，以在肠系膜附着侧为优势，形成肠外生长肿瘤的病例。用《医学中央杂志》及 PubMed 对“大肠 MALT 淋巴瘤”“管外性发育”“colon”“MALT lymphoma”关键字检索后，管外性形成的巨大肿瘤，呈现为弥漫型的结肠 MALT 淋巴瘤报告仅有 1 例，在 2010 年 Ikuta 等[10]报告的，和该病例在内镜、X 线造影及 CT 中的表现十分类似。

胃 MALT 淋巴瘤的局限期，很多时候是把 Hp 根除治疗作为第一选择，在大肠 MALT 淋巴瘤方面，自 Matsumoto 等[11]报道的根除治疗以来，各处都可以看见同样的报告。另外，2010 年在日本苯达莫司汀盐酸盐被认可是复发或者难治性低恶性程度 B 细胞性非 Hodgkin 淋巴瘤和曼特尔细胞淋巴瘤的适应证，单剂疗法和 BR 疗法在临床被广泛使用[12]。与 R–CHOP 疗法相比，BR 疗法带来的掉发、血液毒性、感染、末梢神经损伤、口腔溃疡等不良反应的情况较少[13]。本例也是 Hp 感染的病例，由于形成很大的肿瘤，所以根除治疗和 BR 疗法并用，不至于产生大的不良反应。和已有的报告相比，显示了非典型的 X 线造影像、内镜像以及发育形式。并且，可以通过追踪这个治疗过程中的 X 线造影所见和内镜所见来作为珍贵的病例。

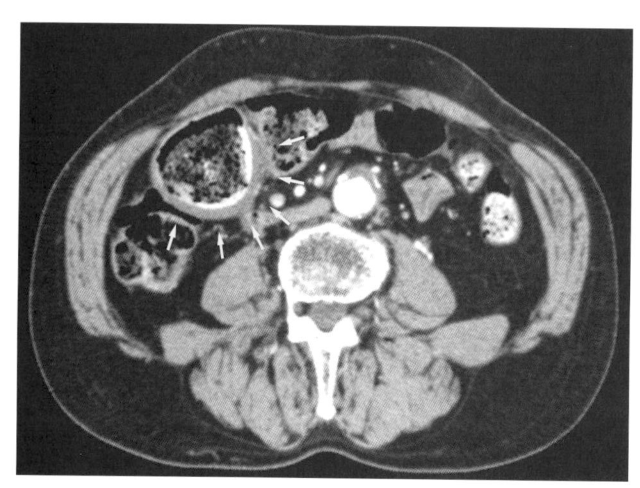

图9 治疗 8 个月后的腹部造影 CT 所见
可见横结肠肠壁仅有一点增厚和钙化（箭头），肠外生长的肿瘤几乎消失。

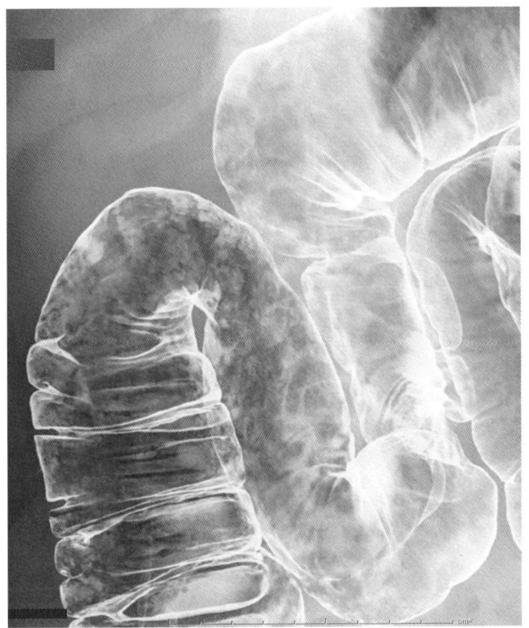

图10 治疗 8 个月后的灌肠 X 线造影所见
近端横结肠的肠外挤压消失了，肠管的狭窄同样减轻。颗粒状黏膜形态消失，呈现出萎缩瘢痕样改变。

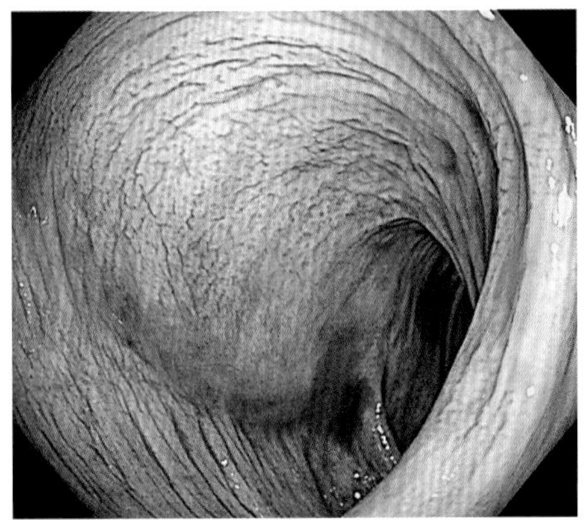

图11 治疗 8 个月后的大肠内镜所见
黏膜的增厚改善，只见到轻度的黏膜粗糙，溃疡完全瘢痕化。

结语

报告了 1 例肠外生长形成巨大肿瘤的横结肠 MALT 淋巴瘤病例。像本病例所呈现发育形态的大肠 MALT 淋巴瘤的报告极少，今后继续进行病例积累是很有必要的。

参考文献

[1] Isaacson PG, Chott A, Nakamura S, et al. Extranodal marginal zone B-cell lymphoma of mucosa-associated lymphoid tissue (MALT lymphoma). In Swerdlow SH, Campo E, Harris NL, et al (eds). World Health Organization Classification of Tumors: WHO Classification of Tumours of Haematopoietic and Lymphoid Tissues, 4th ed. IARC, Lyon, pp 214-217, 2008
[2] 万波智彦，藤原恵子，大藤嘉洋，他. 微小な直腸MALTリンパ腫の1例. 胃と腸 42:1417-1425, 2007
[3] Isaacson PG, Wright DH. Malignant lymphoma of mucosa-associated lymphoid tissue. Cancer 52:1410-1416, 1983
[4] Hussell T, Isaacson PG, Crabtree JE, et al. The response of cells from low-grade B-cell gastric lymphomas of mucosa-associated lymphoid tissue to *Helicobacter pylori*. Lancet 342:571-574, 1993
[5] 渡辺伸和，武内俊，猪野満，他. 上行結腸原発低悪性度MALTリンパ腫の1例. 日消外会誌 34:1660-1664, 2001
[6] 味岡洋一，渡辺英伸，丸田和夫，他. 大腸にMALT組織，MALTリンパ腫は存在するか？ 胃と腸 33:483-484, 1998
[7] Shepherd NA, Hall PA, Coates PJ, et al. Primary malignant lymphoma of the colon and rectum. A histopathological and immunohistochemical analysis of 45 cases with clinicopathological correlations. Histopathology 12:235-252, 1988
[8] Hirasaki S, Endo H, Nishina T, et al. Mucosa-associated lymphoid tissue lymphoma occurring in the transverse colon. Dig Endosc 15:219-223, 2003
[9] Nakamura S, Matsumoto T, Iida M, et al. Primary gastrointestinal lymphoma in Japan: a clinicopathologic analysis of 455 patients with special reference to its time trends. Cancer 97: 2462-2473, 2003
[10] Ikuta K, Fujiya M, Ueno N, et al. Atypical mucosa-associated lymphoid tissue lymphoma in the transverse colon associated with macroglobulinemia. Intern Med 49:677-682, 2010
[11] Matsumoto T, Iida M, Shimizu M, et al. Regression of mucosa-associated lymphoid-tissue lymphoma of rectum after eradication of *Helicobacter pylori*. Lancet 350:115-116, 1997
[12] 伊豆津宏二. B細胞リンパ腫に対する最新の薬物抗体療法. 医と薬学 72:607-613, 2015
[13] Rummel MJ, Niederle N, Maschmeyer G, et al. Bendamustine plus rituximab versus CHOP plus rituximab as first-line treatment for patients with indolent and mantle-cell lymphomas: an open-label, multicentre, randomized, phase 3 non-inferiority trial. Lancet 381:1203-1210, 2013

Summary

Characterization of Atypical Mucosa-associated Lymphoid Tissue Lymphoma Based on Diffuse and Extreme Wall Thickening in the Transverse Colon, Report of a Case

Tomohiro Nagasue[1], Koichi Kurahara, Hiroki Yaita, Keisuke Kawasaki[2], Yumi Oshiro[3], Shuji Kochi[1], Toshihumi Morishita, Nobuaki Kuno, Hirohumi Abe, Akira Harada, Kazuhide Iwasaki, Tadahiko Fuchigami

We present an atypical case of primary gastrointestinal MALT (mucosa-associated lymphoid tissue) lymphoma in the transverse colon. A man in his 60s was admitted to our hospital due to abdominal distension. Computed tomography showed diffuse and extreme wall thickening in the transverse colon. Furthermore, colonoscopy showed diffuse, large granular mucosa with ulcers in the transverse colon. Barium enema revealed the disappearance of haustra and irregularities on the transverse colon surface. The lesion was diagnosed as MALT lymphoma based on pathological examination of the biopsied specimen. We performed chemotherapy and *Helicobacter pylori* eradication therapy ; the patient achieved complete remission and has been in good condition without any evidence of recurrence.

[1] Division of Gastroenterology, Matsuyama Red-cross Hospital, Matsuyama, Japan

[2] Division of Gastroenterology, Department of Internal Medicine, Iwate Medical University, Morioka, Japan

[3] Department of Pathology, Matsuyama Red-cross Hospital, Matsuyama, Japan

编辑后记

八尾 隆史　顺天堂大学研究生院医学研究科人体病理生理学

作为发达国家的日本，患结核病的人也不在少数，即使是现在，也偶尔会遇到消化道结核的病例。《胃与肠》自 1995 年以来只出过一本《肠结核》特辑。笔者认为从消化道结核的诊断及治疗出发，很有必要了解近期消化道结核的发生频率、罹患部位、X 线或内镜图像等临床征象。此外，作为结核病的辅助诊断方法，除结核菌素试验以外，γ 干扰素释放实验（interferon-gamma release asssay，IGRA）的应用也在逐渐增多，而新的细菌鉴定法也正在开发过程中，对这些检测方法的临床应用意义笔者很有兴趣。

在序中，消化道结核领域第一人的八尾恒良先生从最近 13 年来的病例报告入手，对病例中发现的问题、影像诊断的现状、活检诊断等方面进行了剖析解说。在论文中小林先生分析了对从 1995 年八尾先生开始收集病例以来，消化道结核病的演变过程，指出大肠的发病例数有所减少，而小肠却有所增加，肠道原发结核病减少到 30% 左右，其中，超过一半的病例是通过手术证实的，究其原因，其中 90% 都是小肠病变。因此，小肠检查对结核的诊断和治疗是非常重要的。

有关图像诊断方面，平井先生在论文中就有关小肠病变，几乎在所有的病例中都可以看到小病灶（阿弗他溃疡、糜烂、淋巴滤泡样隆起）的存在，环形溃疡等活动性溃疡的发生频率也非常高，并呈现多种多样的形态表现。前畠先生在论文中提到大肠病变中不规则形溃疡、环形溃疡及糜烂等活动性病灶的情况很多见，而轻微的活动性病灶只占到 10% 左右，诊断非常困难。

大川先生在论文中叙述了在并发结核病或有潜在结核病的患者中使用生物制剂的相关问题，对这些高危因素进行了介绍，并对给药的注意事项、肠结核确诊或疑诊病例的一些具体的治疗方针、治疗药物的副作用及其处理方法、并发症等进行了解说。

在专题病例部分，针对胃结核，粟粒样结核、NTM 病例、高度急性期病例、HIV 感染者的非结核性抗酸杆菌感染病例等都给出了清晰的影像，并提供了各种各样的消化道结核及相关病例的资料。

确诊结核病，最重要的就是检出结核杆菌，用活检组织进行培养、PCR 法，抗酸染色法结核杆菌的检出率并不高，而这一现象在很多论文中也都有提到，因此强调辅助诊断方法（结核菌素试验、IGRA）是非常必要的。此外，在清水先生的论文中提到目前结核菌素试验已经快速被 IGRA 所替代，并对结核菌素试验和 IGRA 的意义进行了解说。大楠先生的论文中，应用最新引进的自动基因检测系统和质量分析装置，对应用目前的方法诊断困难的结核杆菌菌株可进行快速准确的鉴定，可提高诊断率，并同时给出适当的治疗方法。

田边先生在论文中提到，针对结核的病理诊断，肉芽肿或结核杆菌的检出率并不高，要充分了解结核与克罗恩病之间不仅干酪样坏死不同，而且肉芽肿的病理组织学图像也是不同的，更强调了对不同的脏器要把握其特征性改变。结合病理组织学所见和临床征象，进行综合鉴别诊断非常必要。

小林先生、大川先生、田边先生的论文中也涉及与肠结核相关的大肠癌的有关内容，大肠癌在右侧结肠多见，肉眼分型 2 型比较少见，不典型增生占到 30% 左右，推测观察到萎缩瘢痕部位是癌变的发生地。

在本书中提到了结核病的临床表现与过去有所不同，因病变多种多样而诊断困难的病例依然存在，同时展示了辅助诊断方法的变化、新的细菌鉴定法的实用性、治疗的细致化等有关消化道结核的诊治现状，进而，强调了目前应用越来越多的生物制剂在使用中的注意事项、肠结核鉴别诊断的重要性等。虽然目前辅助诊断方法及结核杆菌鉴定法在不断进步，但是消化道结核的 X 线诊断、内镜诊断的重要地位依然是不可替代的，在本书中刊载的很多临床影像资料对今后病例的诊断和鉴别诊断具有非常实用的价值。

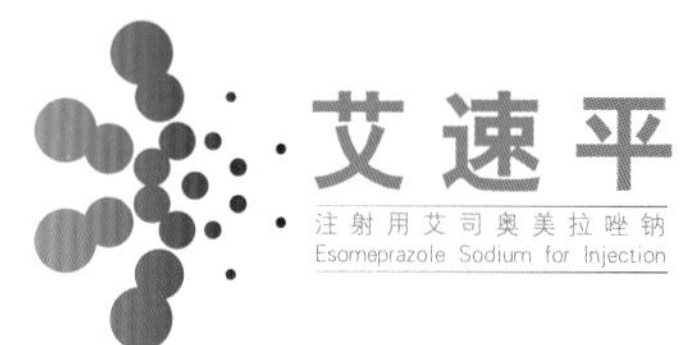

强效持久抑酸

更高标准 更值得信赖

防治急性上消化道出血的一线选择

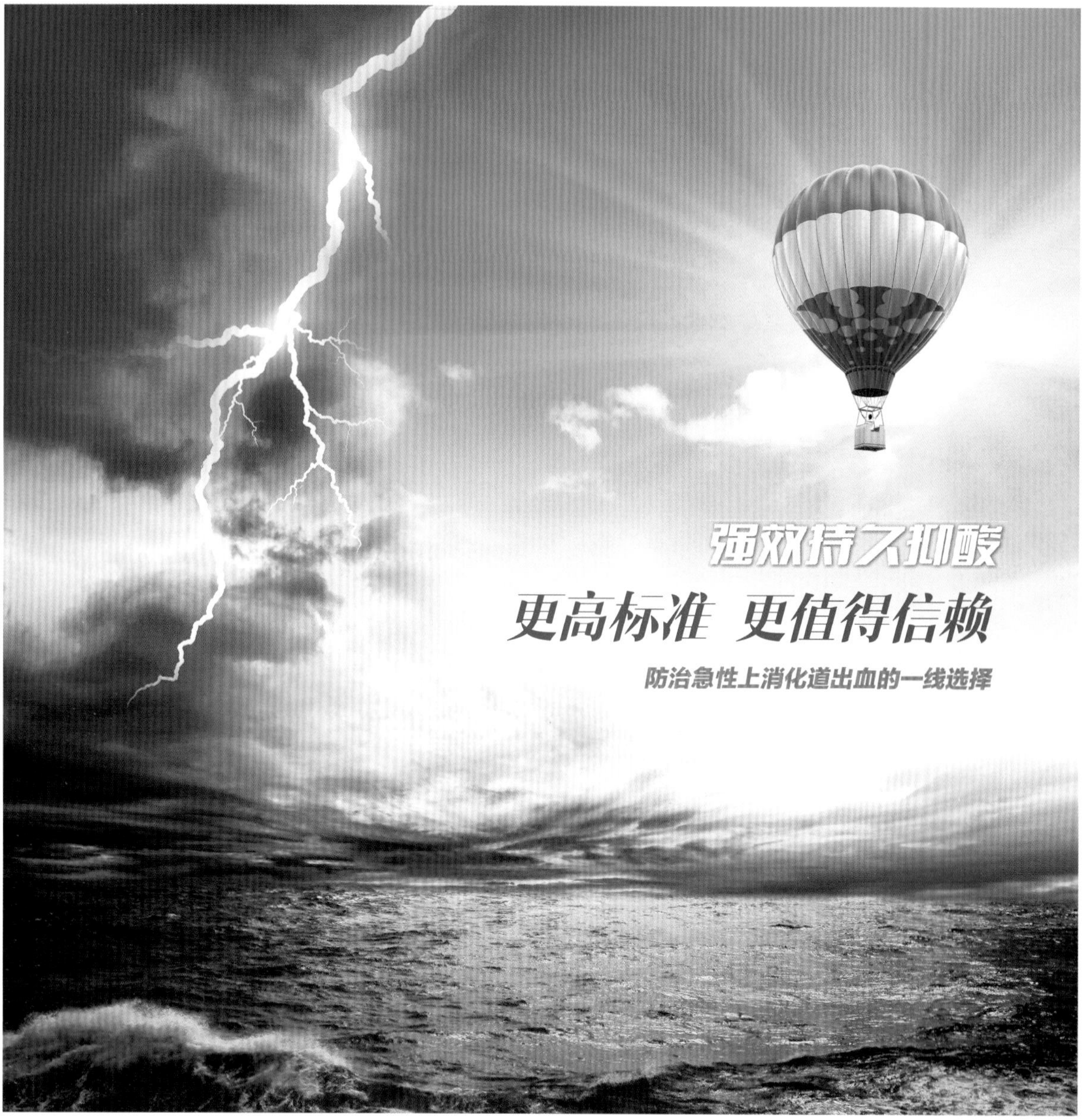

艾速平简要处方资料

【成　　分】本品主要成分为艾司奥美拉唑钠。辅料为依地酸二钠、氢氧化钠。

【规　　格】1.20mg（按 $C_{17}H_{19}N_3O_3S$ 计）；2. 40mg（按 $C_{17}H_{19}N_3O_3S$ 计）。

【适 应 证】1.作为当口服疗法不适用时，胃食管反流病的替代疗法。
2.用于口服疗法不适用的急性胃或十二指肠溃疡出血的低危患者（胃镜下Forrest分级IIc-III）。

【用法用量】1.对于不能口服用药的胃食管反流病患者，推荐每日1次静脉注射或静脉滴注本品20～40mg。反流性食管炎患者应使用40mg，每日1次；对于反流疾病的症状治疗应使用20mg，每日1次。本品通常应短期用药（不超过7天），一旦可能，就应转为口服治疗。
2.对于不能口服用药的Forrest分级IIc-III的急性胃或十二指肠溃疡出血患者，推荐静脉滴注本品40mg，每12小时1次，用药5天。

【包　　装】中性硼硅玻璃管制注射剂瓶。1支/盒，10支/盒。

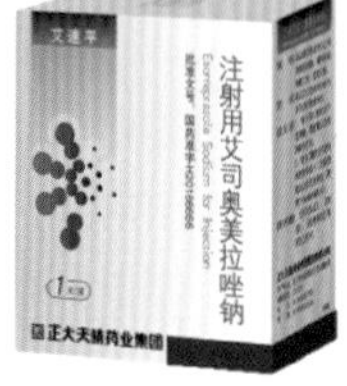

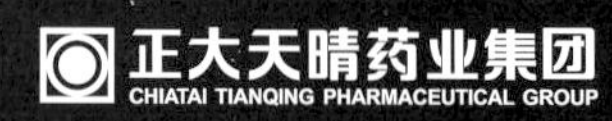

@ HTTP://WWW.CTTQ.COM　健康咨询热线: 800 828 5598